Haftungsausschluss

Alle Ratschläge in diesem Buch wurden vom Autor und vom Verlag sorgfältig erwogen und geprüft. Eine Haftung des Autors oder des Verlags und seiner Beauftragten für Personen-, Sach- und Vermögensschäden ist jedoch ausgeschlossen.

Dieses Buch präsentiert Methoden, Meinungen und Vorstellungen des Autors und soll den Leser vor allem in die Lage versetzen, Behandlungen und Diagnosen rund um das Knie selbst besser zu verstehen, und ihn durch Information unterstützen, individuell richtige Entscheidungen zu treffen. Das Buch oder einzelne Teile davon ersetzen aber nicht die individuelle ärztliche Beratung.

Autor und Verlag des Buches erbringen keine medizinischen, gesundheitlichen oder fachlichen Leistungen. Bei Vorerkrankungen oder beim Auftreten von Komplikationen sollte der Leser in jedem Fall einen Arzt konsultieren, bevor Empfehlungen oder Übungen aus diesem Buch umgesetzt oder fortgesetzt werden.

Prof. Dr. Hanno Steckel

NICHT ÜBERS KNIE BRECHEN

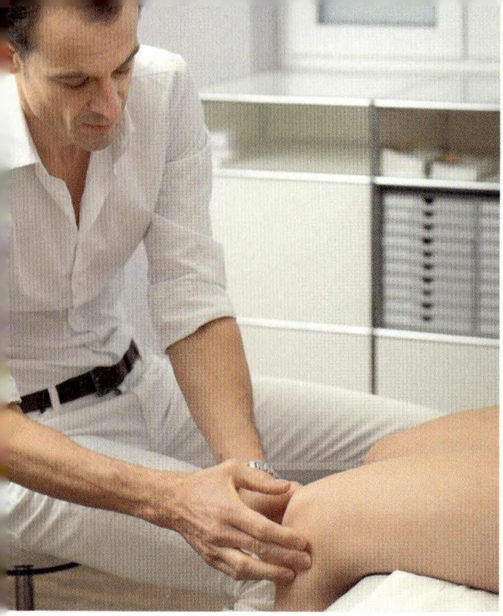

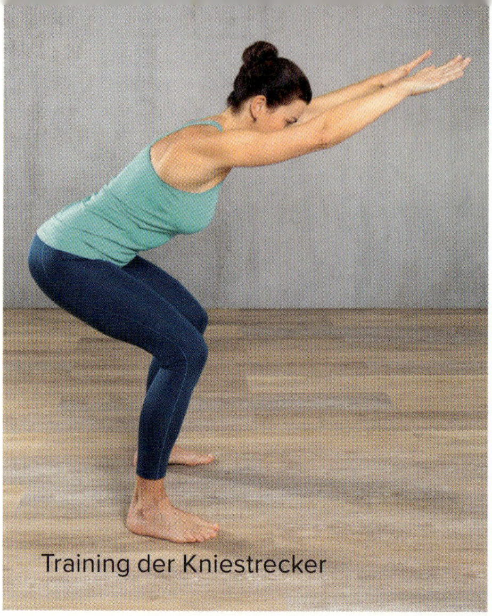

Training der Kniestrecker

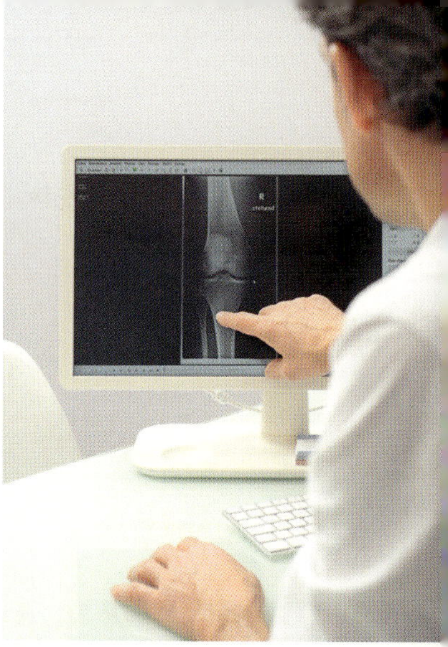

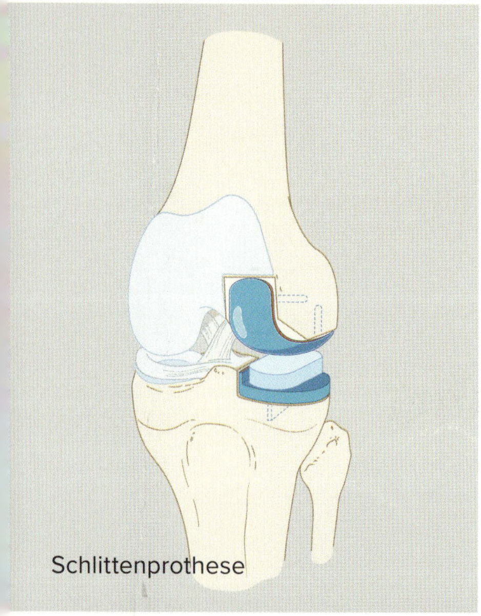

Schlittenprothese

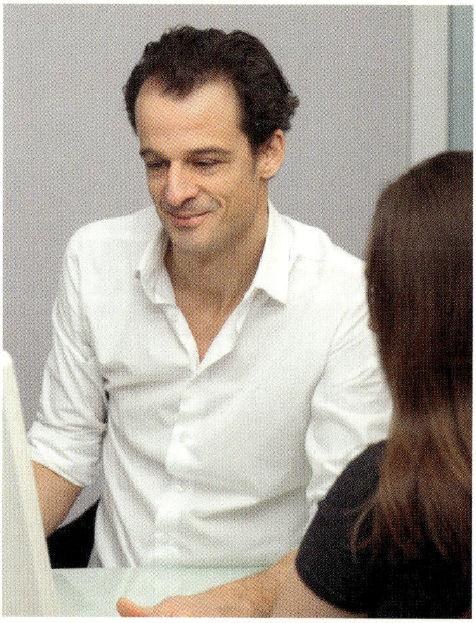

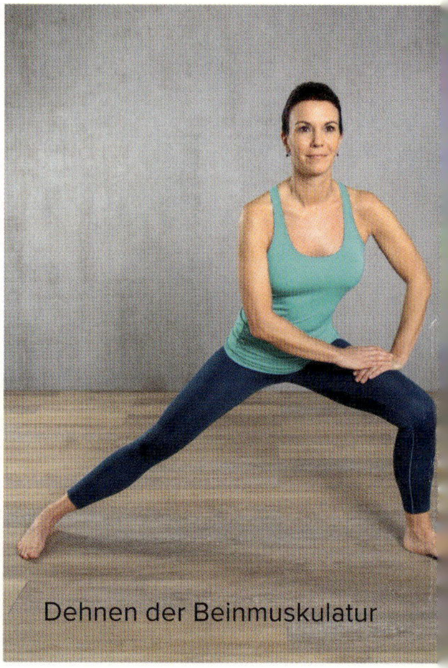

Dehnen der Beinmuskulatur

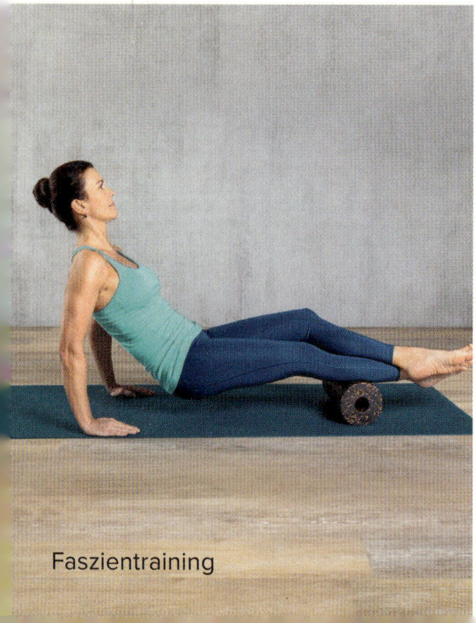

Faszientraining

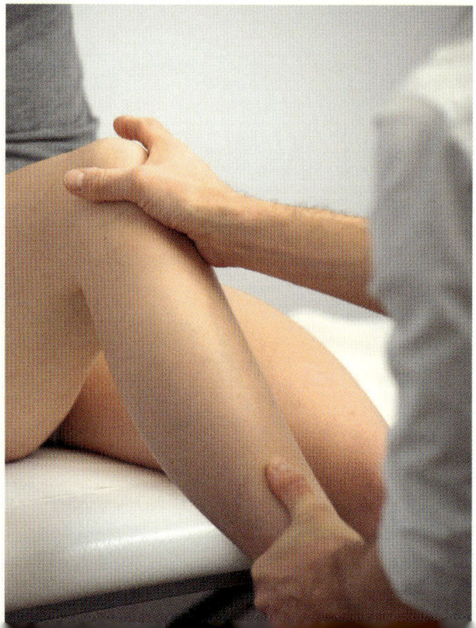

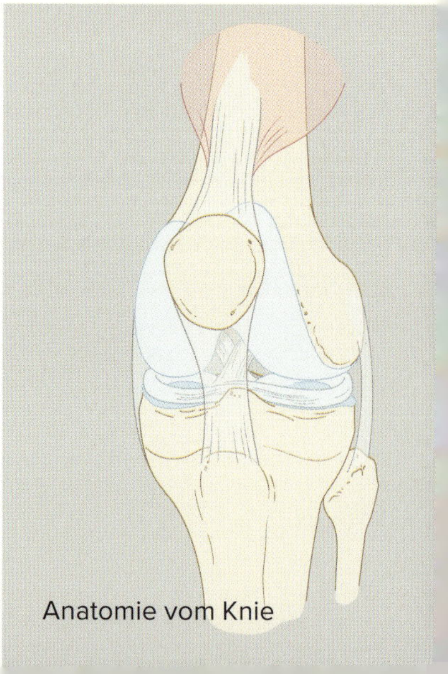

Anatomie vom Knie

KAPITEL 3

KAPITEL 4

KAPITEL 5

KAPITEL 6

Bestandsaufnahme

In Deutschland werden inzwischen mehrere Hunderttausend Kniegelenke pro Jahr operiert, Tendenz steigend. Die Ursachen sind angeborene Fehlstellungen, Verletzungen und Verschleiß. In meiner täglichen Praxis stellen sich den Patienten sowie mir immer wieder die gleichen entscheidenden Fragen:

- **Ist eine Operation des Kniegelenks wirklich notwendig?**
- **Kann eine Operation vermieden werden?**
- **Was sind die Alternativen?**

Arthrose ist die weltweit häufigste Gelenkerkrankung – sie ist eine Volkskrankheit! Bei einer Arthrose wird der Knorpel des Gelenks zerstört und die umgebenden Strukturen wie Knochen, Muskeln und Gelenkkapsel werden geschädigt. Das charakteristische Merkmal einer Arthrose ist Schmerz, was langfristig zu Arbeitsunfähigkeit, Invalidität und Frühberentung führen kann. Betroffen von einer Arthrose sind in erster Linie Knie-, Hüft-, Schulter- und Wirbelgelenke. Ab dem 60. Lebensjahr leiden etwa ein Drittel aller Männer und etwa die Hälfte aller Frauen an einer Arthrose.

Im Jahr 2016 sind nach Angaben der Bertelsmann-Stiftung in Deutschland etwa 170.000 künstliche Kniegelenke eingesetzt worden. Auch wenn verschiedene Faktoren – zum Beispiel der steigende Altersdurchschnitt der Bevölkerung in Deutschland – Gründe für den Anstieg der Gesamtzahlen liefern, so lassen diese doch aufhorchen. Die Betroffenen sind dabei immer jünger. Die Zahl der künstlichen Kniegelenke stieg zum Beispiel bei den unter 60-Jährigen um 31 Prozent. Auch bei der Implantation eines künstlichen Kniegelenks sind 20 Prozent der Patienten noch unter 60 Jahren.[1]

Welche Behandlung ist empfehlenswert und welche können Sie sich besser sparen?

Erschwerend kommt hinzu, dass fast jeder fünfte Patient mit dem Ergebnis einer Kniegelenkprothese nicht 100-prozentig zufrieden ist. Solche Zahlen sprechen entweder für einen Heilungsverlauf unterhalb der persönlichen Erwartungen oder für ein nicht optimales Operationsergebnis. Die Krankenkassen und auch die medizinischen Gesellschaften befürworten deshalb das Einholen einer Zweitmeinung vor der Implantation eines künstlichen Kniegelenks. Hier und bei schwerwiegenden Kniebeschwerden generell sind aus meiner Sicht Arzt und Patient gefragt, sich intensiv und sorgsam mit dem Krankheitsbild, den individuellen Prognosen, den persönlichen Erwartungen und vor allem auch mit der Lebenssituation des Betroffenen auseinanderzusetzen.

In acht Kapiteln erfahren Sie alles über die Faszination, das Leiden und die Behandlung dieses komplizierten Gelenks. Typische Beschwerden, Verletzungen und Verschleißerscheinungen werden zur Sprache gebracht und Tipps gegeben, wie man diesen vorbeugen kann. Das Buch beantwortet Fragen, die Sie Ihrem Arzt stellen sollten. Und es erklärt, warum der Operateur mit dem Ergebnis oft zufriedener ist als der Patient. Welche Behandlung ist empfehlenswert und welche können Sie sich besser sparen? Was sind die Kriterien für eine Operation? Das Buch ist Orthopädie zum Anfassen – unter der Vorstellung: Was würde ich meinen Freunden für eine Behandlung empfehlen? Ich wünsche Ihnen eine aufschlussreiche Lektüre!

Hanno Steckel

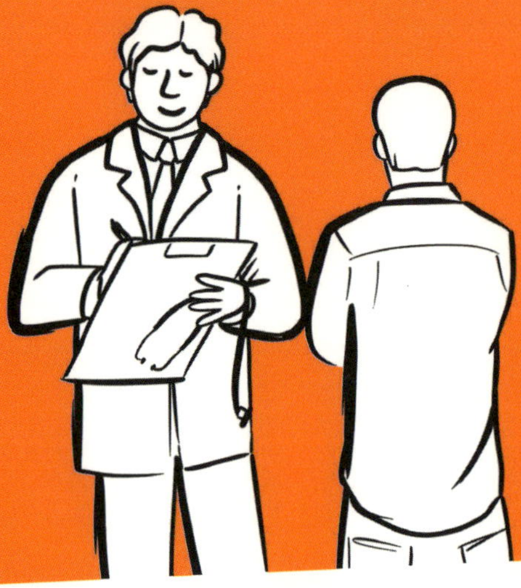

KAPITEL 1

Berliner Sprechstundengespräche

In meiner Sprechstunde geht es zunehmend um Zweitmeinungen. Dieses Buch soll sicher nicht die Zweitmeinung oder den Arztbesuch ersetzen, sondern Sie, den Patienten, in die Lage versetzen, das Gespräch in der Sprechstunde optimal zu führen, sich über die eigene Situation, über Ihre Vorstellungen und Erwartungen klar zu werden und die richtigen Fragen zu stellen. Dieses Buch soll für Sie eine Orientierungshilfe im Durcheinander der verschiedenen Meinungen und Darstellungen in Presse und Internet sowie im persönlichen Gespräch sein.

Die Patienten kommen mit den verschiedensten Empfehlungen von ihrem Hausarzt oder Physiotherapeuten. Aber sie kommen auch mit Empfehlungen von Freunden oder immer häufiger von „Dr. Google". Letztere decken sich selten mit den Ergebnissen von Untersuchungen und verunsichern so eher. Was für den Nachbarn oder einen unbekannten Blogger die ideale Therapie war, kann für den Betroffenen genau die falsche Behandlungsform sein. Das Internet, das World Wide Web, wird unter Medizinern schon als World Wide Worry bezeichnet, da es vermehrt Ängste und Befürchtungen hervorruft.

Vermutlich bin ich auf verlorenem Posten, wenn ich Ihnen hier bereits abrate, im Internet selbst auf die Suche nach einer geeigneten Behandlung zu gehen. Wenn Sie sich aber tiefer in das Buch eingelesen haben, werden Sie verstehen, dass viele Faktoren gravierenden Einfluss auf die letztendliche Behandlung und Therapieform haben, und es wird Ihnen helfen, mit Ihrem Arzt den richtigen Weg zu finden. Alter, Geschlecht, Konstitution, Beruf, Freizeitaktivitäten, Vorerkrankungen, Fehlstellungen, Ursachen der Beschwerden, individuell empfundene Einschränkung und Schmerzempfinden sind nur einige Kriterien, die individuell zu einem anderen Ergebnis führen können. Sie haben hier also mehr Variablen als auf einem Lottoschein.

Auch auf der Seite der Behandlungsformen ist die Zahl der Möglichkeiten beeindruckend, allein etwa ein Dutzend grundlegend unterschiedliche Operationen werden in diesem Buch beschrieben, die Zahl der konservativen Ansätze ist nicht geringer.

Vor jeder Operation sollte, wenn medizinisch sinnvoll und möglich, ein konservativer Behandlungsversuch stehen.

Ob es bei Ihnen die Operation wird oder eine konservative Behandlung Aussicht auf Erfolg haben kann, wird sich erst nach gründlicher Untersuchung und intensiven Gesprächen mit Ihrem Arzt zeigen, denn jede Diagnose kann immer nur für einen Menschen richtig sein. Als ich vor zehn Jahren von meiner Oberarzttätigkeit in der Klinik in die Praxis wechselte, musste ich einige Bereiche der konservativen Therapie zum Teil erst erlernen, da in der Klinik ein Schwerpunkt auf der operativen Tätigkeit lag. Ich war anfangs verwundert, wie viele Patienten mit wirklich gravierenden Röntgenbildern gut mit konservativer Therapie zurechtkamen. Es gibt eine Vielzahl von konservativen Maßnahmen, die für das Kniegelenk geeignet sind. Die Zunahme der Knieoperationen ist ein Alarmsignal im Gesundheitswesen. Vor jeder Operation sollte, wenn medizinisch sinnvoll und möglich, ein konservativer Behandlungsversuch stehen.

Jede dritte der mir vorgestellten Knie-Operationen lehne ich ab!

Die Patienten kommen zum Orthopäden, weil sie Schmerzen haben, so weit, so einfach. Der Weg aus dem Schmerz jedoch sieht meist etwas schwieriger aus. So fallen mir immer wieder Patienten auf, die bereits mit der Vorstellung kommen, was für eine Therapie sie möchten. Andere wissen von anderen Arztbesuchen schon, dass sie eigentlich eine Operation brauchen, wollen das aber nicht wahrhaben. Wieder andere suchen verzweifelt nach einem Ausweg, um durch immer neue Arztbesuche an einem künstlichen Gelenk vorbeizukommen.

Diese Stereotypen erlebe ich fast täglich mehrfach in der Praxis, sie sind mir menschlich verständlich. Ein solches Szenario sieht beispielsweise so aus: Ein dynamischer älterer Herr Anfang 70 betritt flott das Sprechzimmer. Dabei sehe ich schon die stark ausgeprägten O-Beine, noch bevor mir der Herr einen dicken Stapel Röntgenbilder auf den Tisch knallt. Ich ahne schon, dass es sich hier nicht um eine Zweitmeinung, sondern mindestens um eine Viertmeinung handelt. Schon vor dem Öffnen der Röntgentüte ist mir meist klar, was mich erwartet. Es liegt eine maximale Kniearthrose vor, bei der kein Gelenkspalt mehr zu sehen ist und Knochen auf Knochen reiben. Das ist eigentlich ein klarer Fall für ein künstliches Gelenk. Doch bevor ich etwas sagen oder mir das Knie anschauen kann, erklärt mir der Patient wortreich, wie gut er zurechtkomme und was er noch alles mache. Ich schaue ihn dann an und frage, warum er denn so viele Ärzte aufsuche, wenn er keine Beschwerden habe. Er erwidert daraufhin, dass ihm alle sagen, dass er ein neues Gelenk brauche, er aber keines wolle. Meine Antwort ist dann immer ähnlich: „Die Operation lassen Sie durchführen, wenn Sie den entsprechenden Leidensdruck haben. Sie machen das nicht, um jemandem einen Gefallen zu tun. Sie haben bereits diverse Ärzte aufgesucht, sodass ich davon ausgehe, dass Sie Leidensdruck haben." Ich schlage dann meistens vor, das Ganze in einem halben Jahr erneut zu kontrollieren. Für viele Patienten ist der Weg zu einem neuen Kniegelenk eine weite Reise, deren Ziel sie zwar von Anfang an kennen, sie wollen sich aber nicht einfach dem Schicksal ergeben, sondern alle Möglichkeiten ausloten und probieren.

Eine andere Patientin, auch dieser Fall ist ein Klassiker, war gerade erst vor Kurzem in meiner Sprechstunde. Sie war 80 Jahre alt und hatte gelesen, dass ich in einer Zeitung etwas über Knorpelzelltransplantationen geschrieben hatte. Solch eine Knorpelzelltransplantation wollte die Dame auch gern haben. Sie zeigte mir ihre Röntgenbilder, die eine ausgeprägte innenseitige Arthrose zeigten. Eine Enttäuschung war nicht zu vermeiden, als ich ihr erklären musste, dass eine solche Zelltransplantation nur im jüngeren Alter und bei begrenzten Knorpelschäden sinnvoll sei – oft genug sind medizinische Produkte auch nur bis zu einem bestimmten Lebensalter zugelassen.

So manche Fragestellung, die mir sozusagen als erster Satz von Patienten nach der Begrüßung entgegengeschleudert wird, verblüfft dann auch durch ihre medizinischen Details, zum Beispiel ob eine Schlittenprothese oder eine Achskorrektur die sinnvollere Lösung sei. Wo auch immer dieses Wissen herrührt, solche

Oft wird schnell vergessen, wie schlecht der Zustand vor der Operation war, und das Ergebnis wird nicht mehr mit der Zeit vor der Operation verglichen, sondern mit dem Knie im jungen Erwachsenenalter.

Fragen lassen sich für mich als Arzt erst nach intensiven Gesprächen beantworten. Bei einer begrenzten, meist innenseitigen Arthrose und stärkerem O-Bein gibt es häufig die Option, entweder nur eine Teilprothese für die innere Oberschenkelkufe zu verwenden oder das Bein zu begradigen, sodass der Druckpunkt nicht mehr im geschädigten, sondern im noch guten, gesunden Knorpelbereich liegt. Auf jedem Kniekongress gibt es meist einen kompletten Themenblock zu dieser Fragestellung. Aber am Anfang eines ersten Patientengesprächs ist solch eine Frage wenig sinnvoll, wenn ich nicht mal nachvollziehen kann, wo diese Fragestellung herkommt. Und schließlich – das darf auch nicht verschwiegen werden – sehe ich auch einige Patienten, die bereits ein künstliches Gelenk haben und damit nicht glücklich sind. Manchmal ist es die eingeschränkte Beweglichkeit, häufiger ist es ein Klicken und Reiben oder auch ein anhaltender Schmerz, der die Patienten beeinträchtigt. Verschiedene Studien zeigen, dass jeder fünfte Patient mit einem künstlichen Kniegelenk nicht komplett zufrieden ist. Dieses Ergebnis ist zwar erst mal erschütternd und steht im Gegensatz zu den erfolgreicheren Hüftprothesen, jedoch sind auch diese 20 Prozent in der Regel mit dem neuen Gelenk besser unterwegs als mit dem alten und von Arthrose zerstörtem Knie. Oft wird schnell vergessen, wie schlecht der Zustand vor der Operation war, und das Ergebnis wird nicht mehr mit der Zeit vor der Operation verglichen, sondern mit dem Knie im jungen Erwachsenenalter, das natürlich besser als der Ersatz war. Mit anderen Worten: Die Kopie ist immer schlechter als das Original.

Wir Orthopäden operieren Patienten und keine MRT-Bilder.

Bei jüngeren Patienten dreht sich die Frage nach einer Zweitmeinung häufig darum, ob ein Meniskusschaden, den man mithilfe der Magnetresonanztomografie (MRT) sehen kann, operiert werden müsse. Aber auch hier gibt es keine einfache Antwort, ohne die Begleitumstände zu klären. Selten ist die Sachlage so klar wie bei einer jungen

Frau, die sich in unserer Praxis kürzlich einer MRT unterzogen hat, da sie Schmerzen hinter der Kniescheibe spürte.

Auf dem MRT sah man sozusagen nur durch Zufall auch einen Schaden des Innenmeniskus, der aber klinisch keine Symptome zeigte. Hier ist die Sache mal klar: Ein Zufallsbefund wie dieser kleine Meniskusschaden braucht natürlich nicht operiert zu werden.

Bei der großen Gruppe der Patienten mit Instabilitäten – seien es die Kreuzbänder oder der kniescheibenführende Bandapparat – ist das schon schwieriger. Von jungen, sportlichen, aktiven Patienten können diese Instabilitäten muskulär lange gut kompensiert werden. Die Folgeschäden bei bleibender Instabilität zeigen sich allerdings viele Jahre später in Form von Meniskus- und Knorpelschäden.

Das Wichtigste bei diesen Sprechstundengesprächen ist, wie der Name schon sagt, das Gespräch. Über die Arzt-Patienten-Beziehung wurde schon viel geschrieben. Entscheidend ist für mich dabei nicht die Länge des Gesprächs, sondern ob es mir als Arzt gelingt, den Patienten dort abzuholen, wo er steht. Ich als Norddeutscher bin da eher knapp. Meine Erfahrung ist, dass man den Patienten, den man in den ersten Minuten im Gespräch nicht erreicht, häufig auch nach längerer Zeit im Sprechzimmer nicht zufriedenstellt. Nach einiger Zeit wird nichts Neues mehr gesagt, das Gespräch dreht sich im Kreis und der gleiche Sachverhalt wird mit anderen Worten wiederholt.

Die beiden Grundparameter solch eines Gesprächs sind:

- Öffnet das Gespräch den Zugang zu dem Patienten?
- Wie ist die Patientenerwartung?

Das ist nicht bei allen Menschen gleich einfach. Gerade jüngere aktive Männer haben oft das Gefühl, dass bei einer Arthrose jetzt etwas getan werden muss, und sind nur schwer von einer abwartenden Haltung zu überzeugen, obwohl genau die nicht selten medizinisch sinnvoll ist. Für andere wiederum ist es schwer, die Wahrheit über ihren Gesundheitszustand zu ertragen. Hier sind dann Empathie und Fingerspitzengefühl gefragt.

Der Satz „Jetzt kann man nichts mehr tun“ ist für mich ein medizinisches Unding.

Die gute Nachricht für alle Betroffenen, unabhängig davon, wie der Zustand des Gelenks ist:

Es kann immer etwas getan werden!

Der Patient sitzt zu Recht, nachdem er endlich einen Arzttermin bekommen hat, mit einer großen Erwartungshaltung vor seinem Arzt. Er möchte jetzt nicht hören, dass man seine Arthrose nicht heilen kann, sondern lieber Informationen, Ratschläge und heilende Möglichkeiten aufgezeigt bekommen. Immer wieder höre ich von früheren Arztbesuchen, die diese Erwartungen nicht erfüllt haben: „Mein Arzt hat gesagt, da könne man nichts mehr machen.“ Oder: „Sie sind 80, was erwarten Sie?“ Der Satz „Jetzt kann man nichts mehr tun“ ist für mich ein medizinisches Unding. Denn es ist unendlich wichtig, Hoffnung zu stiften und eine Perspektive, sei sie auch noch so klein, aufzuzeigen.

Ärzte sind leider nicht immer und nicht jeden Tag gleich empathisch, das gilt natürlich auch für mich. Deshalb wenden sich immer wieder Patienten von ihren Ärzten ab. Anders ist auch der Erfolg populärer Arthrose-Bücher nicht zu erklären. Dort wird immer wieder gegen jede wissenschaftliche Erkenntnis behauptet, dass durch Ernährung, Übungen und Spannungsverminderung in den Gelenken zerstörter Knorpel wieder nachwachsen könne und die Arthrose sowie der Arthrose-Schmerz gestoppt würden. Dabei ist in unzähligen Studien belegt, dass hyaliner Knorpel, wie er in den Gelenken vorherrscht, nicht nachwachsen kann.

Eine Arthrose ist bis heute leider nicht heilbar, aber behandelbar!

Knorpeltheorien, die etwas anderes behaupten, sind leider nicht seriös. Auch wenn sie plakativ und hoffnungsfroh verbreitet werden.

Wissenschaftlich grenzen die in Büchern und Anzeigen oft überhöht dargestellten Fälle an Wunderheilungen. Tatsächlich gibt es Menschen, die so etwas erlebt haben. Verwunderlich ist das allerdings gar nicht.

Auch beim chronisch schmerzenden Knie gibt es den Typ Beschwerden, der sich gut konservativ heilen lässt, einfach durch Selbstheilungskräfte oder Krankengymnastik abklingt. Das sind dann die Stoffe, aus denen Bestseller gemacht werden können, wenn man nur frech genug nach vorn prescht. Nur – und das ist leider Fakt: Der Knorpel wird mit keiner noch so ausfeilten Gymnastiktechnik oder Faszienrolle wieder dicker. Hier wird meiner Meinung nach mit vielen Patienten ein Geschäft gemacht, von denen vielen nicht wirklich geholfen werden kann. Hier wenden sich durch hochtrabende Versprechungen Patienten Therapien zu, die in keiner einzigen Studie weltweit bisher Wirksamkeit beweisen konnten. Dass man sehr gut mit konservativen Methoden Schmerzen lindern oder in einigen Fällen sogar heilen kann, bleibt unbestritten, damit arbeite auch ich mit guten Erfolgen täglich in der Praxis.

Grundsätzlich notwendig ist eine Zweitmeinung meines Erachtens nicht immer. Wenn Sie sich gut beraten fühlen, alle Fragen beantwortet wurden und Sie Gespräch und Therapie für schlüssig halten, ist das sicher ausreichend. Die Zweitmeinung birgt auch immer die Gefahr der Verunsicherung durch unterschiedliche Standpunkte, denn es gibt oft mehrere Lösungsansätze, ohne dass die eine oder andere Option falsch wäre. Eine gute Zweitmeinung reicht aus, Dritt- und Viertmeinungen verwirren eher, als dass sie Nutzen bringen. Und wenn alle eingeholten Meinungen vermeintlich falsch sind, stimmt möglicherweise die Erwartungshaltung nicht.

Zuletzt stellt sich natürlich die Frage, wie Sie an ein gutes Erst- oder Zweitgespräch kommen. Der Hausarzt ist sicher ein guter Ratgeber. Er hat in der Regel einen Überblick über die Behandlungsergebnisse von Schilddrüsenoperationen bis zum neuen Kniegelenk in seiner Stadt. Häufig leitet er Sie gleich an ein entsprechendes Krankenhaus oder eine Facharztpraxis weiter. Aber auch das Internet halte ich, anders als bei der Eigendiagnose, für sehr hilfreich: Bei den entsprechenden Fachgesellschaften können Sie nachschauen, Patientenempfehlungen aufrufen und prüfen, ob ein Arzt Vorträge hält oder anderweitig in seinem Fachgebiet aktiv ist.

Bedienungsanleitung für das Knie

Wir Menschen kommen leider ohne eine Bedienungsanleitung auf die Welt und müssen uns auf die Meinung und Expertise anderer Leute verlassen. Am interessantesten wird es dabei immer, wenn Ärzte selbst zu Patienten werden. Vor drei Jahren war es auch bei mir so weit: Ich war mit einer Gruppe von Orthopäden Ski laufen und mein Knie schmerzte sehr. Nachdem jeder der lieben Kollegen mein Knie untersuchen durfte, war die Diagnose „Meniskusverletzung“ schnell gestellt. Zu Hause in Berlin ging ich zur MRT und traf in der radiologischen Praxis gleich mehrere Patienten von mir im Wartezimmer. Die Patienten fanden das spannend: ein Orthopäde mit einem orthopädischen Problem. Ich wurde natürlich direkt gefragt, ob ich mir den Meniskus operieren lassen würde und von wem. Ich erwiderte, dass Meniskusriss nicht gleich Meniskusriss wäre und es immer auf die Rissform und die Ausdehnung ankäme. Das ist typisch für fast alle orthopädischen Knieprobleme: Es gibt graduelle Abstufungen und man kann selten eine generelle Handlungsempfehlung geben.

Grundsätzlich ist ein konservativer, also ein nicht operativer Versuch, das Knie zu heilen, erst einmal sinnvoll. Wenig ist derart akut, dass nicht ein Zeitraum von wenigen Wochen besteht, um dem Problem ohne Operation eine Chance zu geben.

Aber was ist gut für das Knie? Ab wann muss man überhaupt den Orthopäden aufsuchen? Und wie funktioniert das Kniegelenk eigentlich?

Alle schmerzhaften Zustände am Kniegelenk, die länger als zwei Wochen andauern, gehören ärztlich untersucht und abgeklärt.

Wir Menschen haben etwa 100 Gelenke, die uns Beweglichkeit und Vielseitigkeit ermöglichen. Das Knie ist das größte und komplizierteste Gelenk des menschlichen Körpers. Von den knapp 200 Knochen, die Menschen besitzen, bilden lediglich Oberschenkel, Schienbein und Kniescheibe das Kniegelenk. Die Kniescheibe ist ein im Quadrizepsmuskel, dem stärksten

Unser Knie besteht aus drei Räumen oder Kompartimenten: dem inneren und dem äußeren Gelenkraum sowie dem Kniescheibengelenk.

Muskel des Oberschenkels, eingebettetes Sesambein. Die Kniescheibe verbessert den Hebelarm des Oberschenkelmuskels.

Knochen bestehen aus Knochenzellen, Salzen und Fasern. Durch die Kombination dieser Bestandteile ist der Knochen sowohl stabil als auch elastisch, sodass wir uns trotz heftiger Stürze selten einen Knochen brechen. Ist der Salzgehalt der Knochen jedoch wie bei der Osteoporose, dem Knochenschwund, vermindert, genügt manchmal ein kleines Stolpern und der Knochen bricht.

Die gute Nachricht ist aber, dass der Knochen lebt und sich ständig auf- und abbaut.

Deshalb kann der Knochen nach einem Knochenbruch auch wieder zusammenwachsen – und die Osteoporose ist kein schicksalhafter Endpunkt, sondern kann behandelt und verbessert werden.

Unser Knie besteht aus drei Räumen oder Kompartimenten: dem inneren und dem äußeren Gelenkraum sowie dem Kniescheibengelenk.

Darüber hinaus gibt es verschiedene Kapsel-Band-Strukturen, von denen Innen- und Außenband sowie die beiden Kreuzbänder sicherlich die wichtigsten sind. Diese Strukturen sorgen für die Stabilität im Kniegelenk. Wie wichtig sie sind, wird häufig erst bemerkt, wenn eine Verletzung dieser zentralen Bänder vorliegt und das Knie einfach nachgibt. Rennen, Springen und Tanzen sind dann auf einmal nicht mehr möglich.

Die Gelenkkapsel stabilisiert jedoch nicht nur das Gelenk, sondern gibt über verschiedene Rezeptoren auch eine Rückkopplung über die Stellung des Gelenks im Raum. Weiterhin finden sich zwei halbmondförmige Strukturen aus Faserknorpel im Kniegelenk, die Innen- und Außenmeniskus genannt werden. Die Meniskusstrukturen sorgen ähnlich einem Stoßdämpfer für eine bessere Kraftübertragung im Gelenk und verbessern zudem ganz wesentlich die Stabilität. Der Innenmeniskus ist größer und durch eine feste Verbindung mit der Gelenkkapsel auch unbeweglicher als der Außenmeniskus, was ihn anfälliger für Verletzungen macht.

Affen müssen beim Stehen mit gebeugten Knie- und Hüftgelenken ständig ihren Stand ausbalancieren.

Die Gelenkflächen sind mit hyalinem Knorpel überzogen, einer genialen Gleitpaarung, die es uns ermöglicht, unendlich viele Bewegungszyklen zu durchlaufen, ohne dass wir wie vergleichsweise bei einem Auto den Reifen wechseln müssten. Knorpel besteht aus Knorpelzellen, Fasern und wasserbindenden Substanzen wie den Proteoglykanen und Glykoproteinen, die man mit einer Schicht aus Styroporkugeln vergleichen könnte. Knorpel reagiert elastisch auf Druck und Biegung. Der hyaline Knorpel besteht zu über 70 Prozent aus Wasser, ist sehr zellreich und druckelastisch und dient in den Gelenken als eine Art Polster. Er ist aus verschiedenen Schichten aufgebaut: Die oberste Schicht hat parallel zur Oberfläche ausgerichtete Kollagenfasern, die für Glätte und problemloses Gleiten sorgen. In der tieferen Knorpelschicht sind die Kollagenfasern senkrecht zur Oberfläche ausgerichtet und die kugeligen Knorpelzellen liegen säulenartig übereinander. Da das Knorpelgewebe selbst frei von Gefäßen und Nerven ist, werden seine Zellen über die Gelenkflüssigkeit ernährt. Knorpel hat ein grundlegendes Problem:

Knorpel wächst nicht nach, sodass jeder Mensch mit seinem ganz persönlichen Knorpelvorrat leben muss.

Das macht den Knorpel so kostbar, weshalb er auch als „Gold der Gelenke“ bezeichnet wird. Geht der Knorpel kaputt, droht eine schmerzhafte Arthrose. Das Kniegelenk ist zudem mit einer Art Tapete ausgekleidet, der Gelenkschleimhaut, die die Gelenkflüssigkeit produziert und für die Ernährung des Knorpels sorgt. Die Gelenkflüssigkeit sorgt für ein reibungsloses Bewegen im Kniegelenk. Ohne diese Gelenkschmiere würden unsere Knie quietschen wie eine schlecht geölte Tür.[1]

Ein Fettkörper unterhalb der Kniescheibe und vor dem Oberschenkelknochen gelegen ist eine weitere wichtige Struktur des Gelenks. Der Fettkörper hat immunologische, mechanische und gefäßversorgende Eigenschaften.

Grob betrachtet, ist das Kniegelenk ein Scharniergelenk. Genauer betrachtet, ist es aber viel komplexer als das Scharnier an Ihrem Kühlschrank. Es ist ein Drehscharniergelenk, das auch bei gebeugtem Knie eine leichte Innen- und Außendrehung zulässt. Zudem wird bei der Beugung des Kniegelenks eine Roll- und Gleitbewegung zwischen Oberschenkel und Unterschenkel ermöglicht. All das ist die Grundlage dafür, dass wir Menschen mit dieser tollen Konstruktion „Knie“ nicht nur gehen, rennen, springen, balancieren, schwimmen und vieles mehr können und kein Gelenk in der technischen Welt bisher auch nur annähernd diese Vielseitigkeit erreichen konnte.

Beim Stand strecken wir die Kniegelenke durch und können in dieser verriegelten Position stundenlang ohne größere Muskelkraft stehen. Unsere nahen Verwandten, die Affen, können das beispielsweise nicht und müssen beim Stehen mit gebeugten Knie- und Hüftgelenken ständig ihren Stand ausbalancieren.

Während diese beschriebenen Strukturen das Gelenk passiv führen und stabilisieren, bedarf es der Muskulatur für die aktive Bewegung. Von unseren knapp 600 Muskeln sind je nach Zählweise zehn bis 15 für das Kniegelenk entscheidend. Es werden Beuger, Strecker, Einwärts- und Auswärtsdreher beschrieben. Die Kniestrecker bestehen aus dem vierköpfigen Oberschenkelstrecker *(Musculus (M.) quadriceps* bestehend aus *M. vastus medialis, M. vastus lateralis, M. vastus intermedius, M. rectus femoris)* und dem Schneidermuskel *(M. sartorius)*.

Die hintere Oberschenkelmuskulatur ist für die Beugung des Kniegelenks verantwortlich und besteht aus den folgenden vier Muskeln: Halbsehnenmuskel (*M. semitendinosus*), Plattsehnenmuskel (*M. semimembranosus*), schlanker Muskel (*M. gracilis*) und zweiköpfiger Oberschenkelmuskel (*M. biceps femoris*).

Die Wadenmuskulatur unterstützt auch die Kniebeugung und wird als dreiköpfiger Wadenmuskel *(Triceps surae)* bestehend aus Zwillingswadenmuskel (*M. gastrocnemius*) und Schollenmuskel (*M. soleus*) bezeichnet.[1, 2]

Anatomie vom Knie

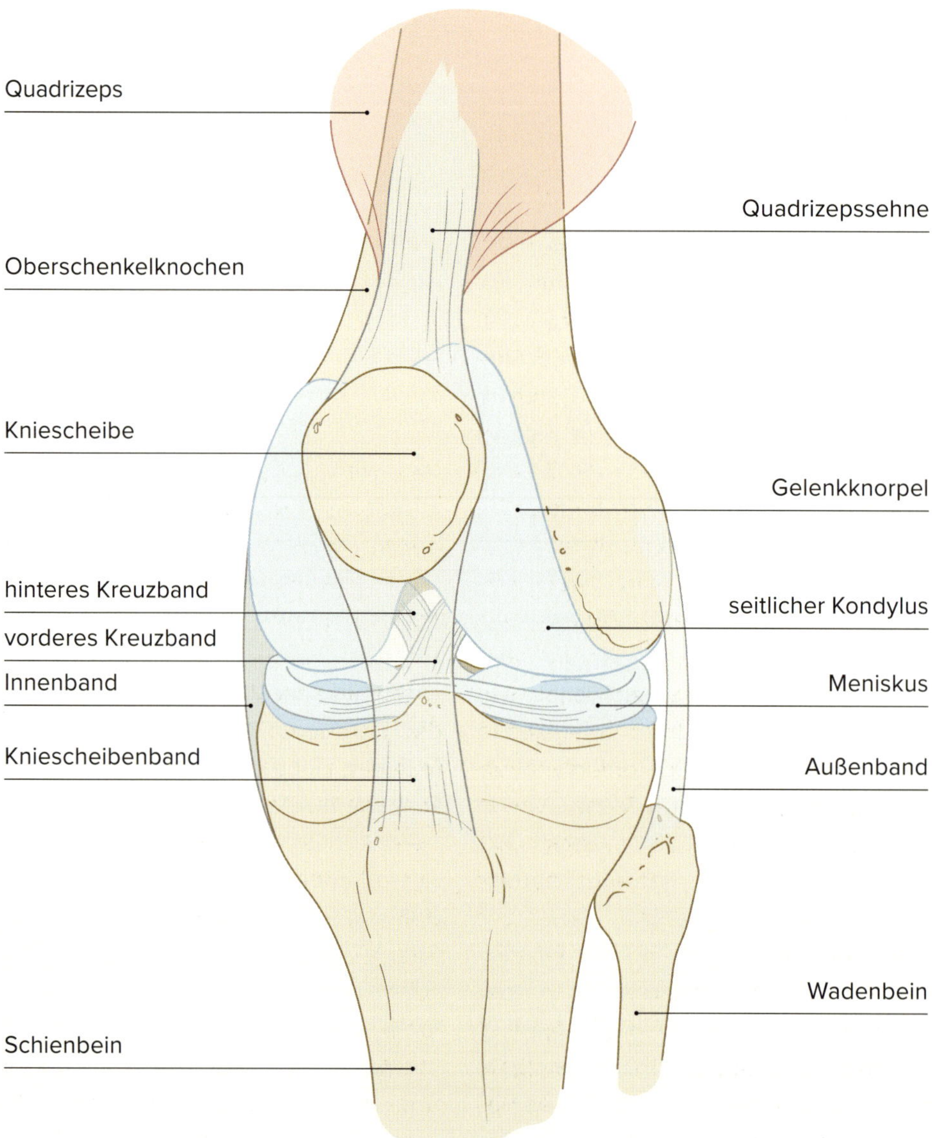

Zwei Funktionen stehen im Vordergrund: Beweglichkeit und Stabilität.

Was erwarten wir von einem gesunden Kniegelenk? Zwei Funktionen stehen im Vordergrund: Beweglichkeit und Stabilität. Mit Beweglichkeit ist das vollständige Strecken und Beugen des Gelenks gemeint. Orthopädisch wird das Range of Motion (ROM) genannt. Zum Messen der Gelenkbeweglichkeit wird in der Orthopädie die Neutral-Null-Methode verwandt, ein dreistelliger Code, der die Stellung zweier Körper zueinander beschreibt. Zugegeben, das klingt jetzt etwas abstrakt, ist aber ganz einfach. Wenn Sie wissen wollen, wie es um die Beweglichkeit Ihrer Kniegelenke bestellt ist, stellen Sie sich einen stehenden Menschen mit geraden Beinen vor. In dieser Position ist das Knie voll gestreckt. Wird das Knie maximal gebeugt, sodass die Ferse das Gesäß berührt, haben Sie eine Beugung von ungefähr 140°. Können Sie das Kniegelenk zusätzlich um 5° überstrecken, ist der Code nach der Neutral-Null-Methode 5-0-140. Die Null in der Mitte kennzeichnet den neutralen Nullpunkt des Gelenks, der Wert vor der Null die Streckung und der Wert hinter der Null die Beugung des Gelenks.

Für die Stabilität des Kniegelenks nach innen, außen, vorn und hinten brauchen wir einen funktionierenden Kapsel-Band-Apparat.

Das wird mithilfe verschiedener Stabilitätstests untersucht, zum Beispiel dem bekannten Schubladentest.

Wenn das Kniegelenk umfassend begutachtet werden soll, beginnt das mit einer klinischen Untersuchung. Dazu muss der Orthopäde das Knie anfassen, ein Blick auf das Röntgenbild genügt leider nicht. Einfach und fast überall verfügbar ist ein Ultraschallgerät. Damit lässt sich ein Erguss im Gelenk oder eine Verdickung der Kapsel gut erkennen. Die Röntgenuntersuchung beinhaltet eine zu vernachlässigende Strahlenbelastung und ist eine der technischen Grunduntersuchungen des Kniegelenks. Besonders ein im Stehen geröntgtes Kniegelenk gibt wichtige Aufschlüsse über Achse und Gelenkspaltverschmälerung. Gibt es Fragestellungen bezüglich Meniskus, Kapsel-Band-Strukturen und einer genauen Knorpeldarstellung, ist die

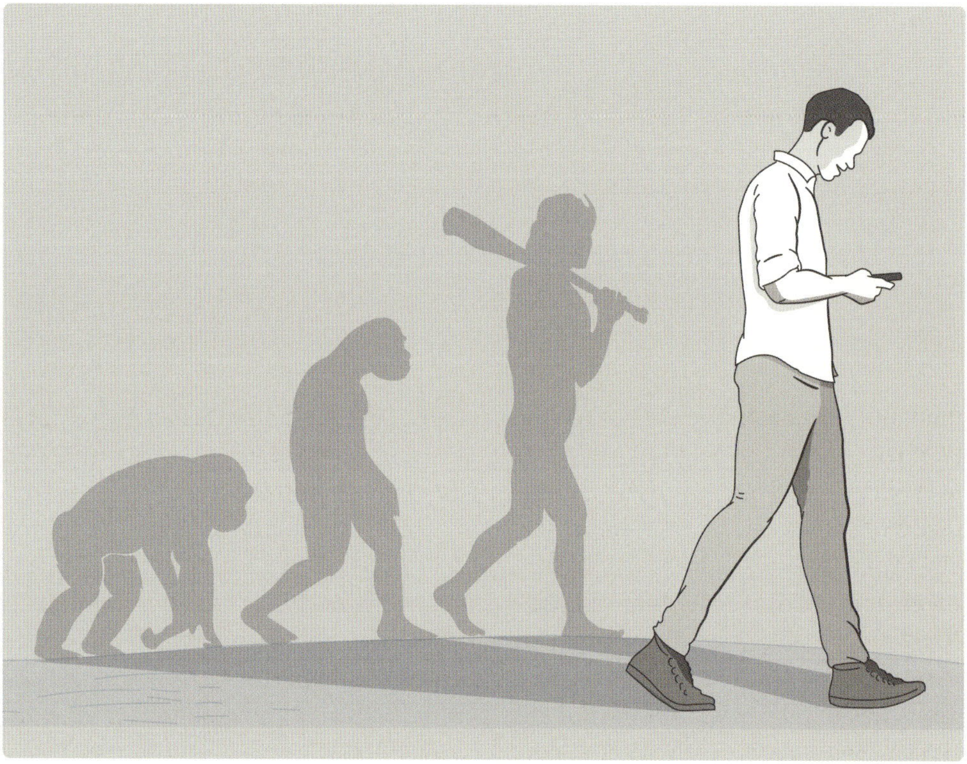

Magnetresonanztomografie (MRT) heutzutage der Standard. Bei einem Gelenkerguss kann auch erwogen werden, diesen zu punktieren, um rheumatische, infektiöse oder andere Erkrankungen des Gelenks auszuschließen.

Was sind die Hauptprobleme, mit denen uns das Knie ärgert?

Vereinfacht kann man sagen, dass im jüngeren Lebensalter Fehlstellungen wie O-Bein, X-Bein, Kniescheibenfehlanlagen sowie Meniskus- und Bandverletzungen im Vordergrund stehen, während in der zweiten Lebenshälfte die verschleißbedingten Erkrankungen, also die Arthrosen, vorherrschen – seitdem sich unsere Vorfahren vor ungefähr sechs Millionen Jahren aufgerichtet und den zweibeinigen Gang entdeckt haben, trägt das Kniegelenk den ganzen Körper und muss beim Treppensteigen, Laufen und Springen ein Vielfaches des Körpergewichts aushalten.

Aber was bedeutet eigentlich das Wort „Arthrose“? Dieses Wort, das in den

Medien und Gesprächen beinahe omnipräsent ist?

Auf Wikipedia lesen wir: „Der Begriff ‚Arthrose' bezeichnet eine degenerative Gelenkerkrankung (Gelenkabnutzung) und ist nach einer nicht amtlichen Definition in Deutschland ein Gelenkverschleiß, der das altersübliche Maß übersteigt."

Diese Definition macht uns meines Erachtens nur bedingt schlauer, denn „nicht amtlich" und „altersüblich" verwirren.

Das American College of Rheumatology[3] definiert folgende klinische und radiologische Kriterien für das Vorliegen einer Arthrose des Kniegelenks, die jedoch nicht alle zeitgleich vorliegen müssen:

1. Knieschmerz an den meisten Tagen des vorherigen Monats
2. Osteophyten (Knochenanbauten) auf dem Röntgenbild
3. Arthrosespezifische Gelenkflüssigkeit
4. Alter >/= 40 Jahre
5. Krepitation (Reiben)
6. Morgensteifheit </= 30 Minuten

Der Deutsche Arthrose-Hilfe e. V.[4] schreibt: „Arthrose ist die häufigste Gelenkkrankheit und beschreibt den Zustand nach Zerstörung der Knorpelschicht eines Gelenks und die damit einhergehenden Knochenveränderungen. Der betroffene Patient verliert dadurch die Fähigkeit, sich frei zu bewegen. Das Gelenk entzündet sich, schwillt an und schmerzt. Am häufigsten betroffen sind Hände, Knie und Hüften, aber auch jedes andere Gelenk kann erkranken." Diese Definition gefällt mir schon besser.

Ich möchte sechs Punkte hervorheben, die bei einer Arthrose eine wesentliche Rolle spielen:

1. Gelenkentzündung
2. Knorpelabnutzung
3. Knochenumbau
4. Osteophytenbildung
5. Schmerz
6. Funktionsverlust

Der wichtigste Punkt aller sechs genannten ist die Entzündung.

Arthrose ist eine Entzündung!

In den Entzündungsvorgang einzugreifen, ist ein wichtiges Merkmal der Arthrose-Therapie.

Die Amerikaner beschreiben das Beschwerdebild besser, indem sie von Osteoarthritis sprechen und damit die entzündliche Komponente betonen.

Die griechische Endung -itis bezeichnet in der Medizin entzündliche Erkrankungen.

Das ist ein sehr wichtiger Aspekt in der Betrachtung der Arthrose: weg von der rein mechanischen Perspektive der Abnutzung hin zur biologischen Sicht auf eine Entzündungsreaktion. Wenn wir eine Arthrose behandeln, müssen wir entzündungshemmend arbeiten. Ich bin auch Rheumatologe und erlebe auf den rheumatologischen Kongressen, dass die Kollegen hier häufig eine bessere Perspektive auf die Arthrose haben, indem sie nicht nur den Verschleiß in den Vordergrund stellen. Arthrose ist eine entzündliche Erkrankung. Ich erkläre das meinen Patienten immer folgendermaßen: Bei einer Arthrose gibt es gute und schlechte Phasen. Die schlechten Phasen herrschen vor, wenn sich das Gelenk entzündet und geschwollen ist. Die entzündliche Gelenkflüssigkeit wird von der Gelenkschleimhaut gebildet und fördert weiter den Abbau des Knorpels. Durch den Knorpelabbau werden wiederum Substanzen freigesetzt, die die Entzündung auslösen, sodass eine Art Teufelskreis entsteht. In diesen Entzündungsvorgang einzugreifen, ist ein wichtiges Merkmal der Arthrose-Therapie.

Es gibt verschiedene Klassifikationssysteme, um eine Arthrose und ihren Schweregrad zu beschreiben. Diese können sich nach bildgebenden Verfahren wie Röntgen und MRT oder auch nach klinischen Kriterien richten.

Während das Röntgenbild fortgeschrittene Arthrosen gut erfassen kann, ist es für beginnende Arthrosen eher schlecht geeignet. Für die frühen Stadien einer Arthrose ist die MRT das bessere Verfahren, das die Knorpelausdünnung und die Veränderung der dünnen Knochenschicht unter dem Knorpel besser erfasst. Blut- und Urinwerte, die eine Arthrose erkennen lassen, wurden zwar beschrieben, haben aber keinen Eingang in die tägliche Praxis gehalten.

Selbsttest

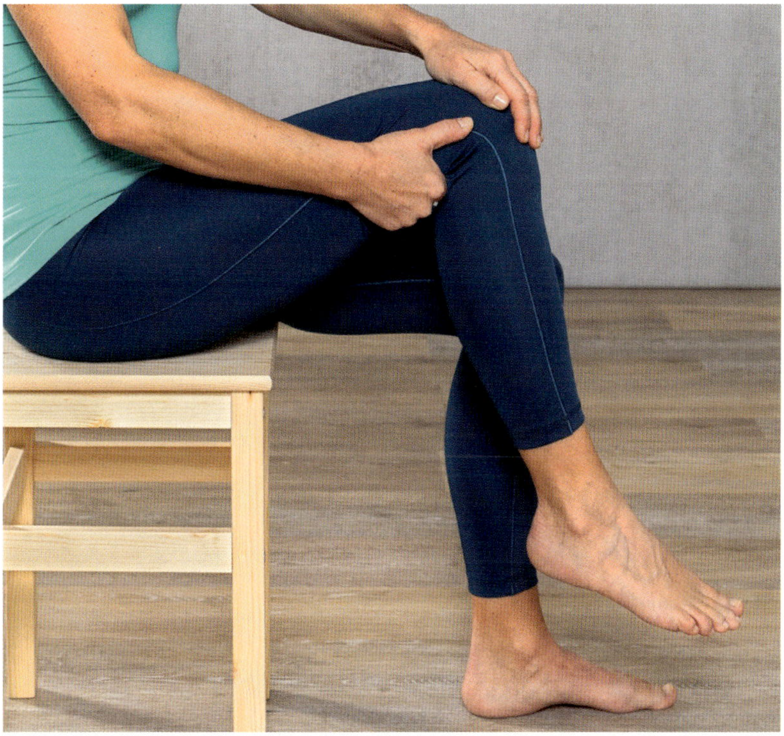

Eine frühe Arthrose lässt sich im Selbsttest erfühlen. Sie fühlen Reibung oder Knirschen (Krepitation) im Knie. Dazu legen Sie sitzend die Hand auf die Kniescheibe, strecken und beugen abwechselnd das Bein. Wenn Sie dabei ein Reiben unter der Hand spüren oder ein Knirschen hören, ist der Knorpel im Kniescheibengelenk nicht mehr in Ordnung. Die Charité Berlin und die TU Fulda haben eine Art elektronisches Ohr entwickelt, das über ein Mikrofon und Sensoren spezielle Schallmuster des Kniegelenks aufzeichnet, während die Patienten Kniebeugen machen. Damit soll eine Arthrose des Kniegelenks frühzeitig erkannt werden.[5]

Beinachse

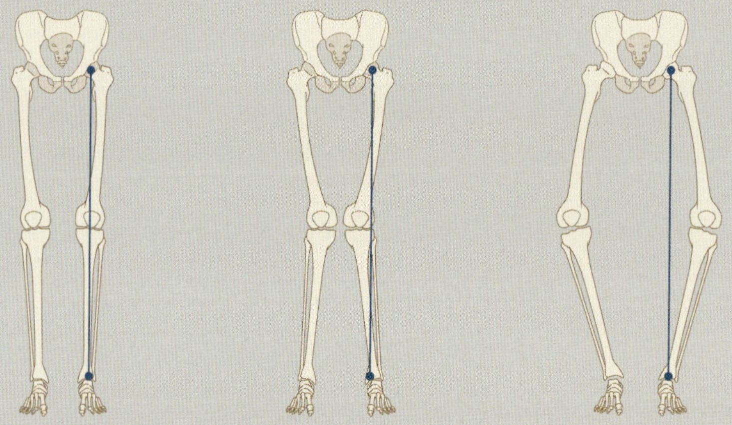

Pflegehinweise für das Knie

Jeder Pullover und jede Unterhose hat ein kleines Schild mit Pflegehinweisen, die über den richtigen Umgang mit dem Produkt wie Waschen, Bügeln und Trocknen informieren. Nur beim Knie hat das der liebe Gott irgendwie vergessen, sodass Menschen mit schlimmen O-Beinen Marathon rennen oder andere mit Meniskusschäden im Fitnessstudio ihre Knie mit sehr tiefen Kniebeugen im wörtlichen Sinne in die Knie zwingen.

Wie pflegt man also seine Knie, damit sie lange – am besten lebenslang – ohne Mucken mitmachen? Man kann die Knie natürlich nicht vom Rest des Körpers trennen. Dennoch ist es sinnvoll, sie zunächst isoliert zu betrachten. Als Erstes hilft es, sich vor den Spiegel zu stellen: Verläuft eine gedachte Linie von der Mitte des Hüftkopfes zur Mitte des Sprunggelenks ungefähr durch das Zentrum des Kniegelenks, liegt eine ideale Beinachse vor und die Knie werden gleichmäßig innen und außen belastet. Das wünschen wir uns und sollten deshalb bei stärkeren Abweichungen einen Orthopäden aufsuchen – je früher, desto besser!

Darüber hinaus ist das leidige und unangenehme Thema „Gewicht“ essenziell. Die Kniegelenke tragen fast die ganze Last des Körpers und bei Belastungen wie Treppensteigen und Springen sogar ein Vielfaches davon.

Der Body-Mass-Index (BMI) wird nach der Formel Körpergewicht (kg) geteilt durch Größe (m) zum Quadrat errechnet. Der BMI sollte unter 25 kg/m^2 liegen, also bei einem 180 cm großen Mann unter 81 kg.

Zwischen 25 und 30 kg/m^2 sprechen wir von Übergewicht, bei mehr als 30 kg/m^2 von Adipositas. Ab 25 kg/m^2 sollte Übergewicht behandelt werden.[6, 7]

Des Weiteren spielt die individuelle Geschichte des Kniegelenks eine wichtige Rolle. Dazu zählen beispielsweise die Kreuzbandverletzung in der Jugend oder die Meniskusoperation im frühen Erwachsenenalter. Das Knie sollte stabil und frei beweglich sein. Bei Instabilität kommt es zu vermehrter Abnutzung – ähnlich einem zu locker aufgezogenen Autoreifen. Wenn Sie beim Hinuntergehen einer Treppe Schmerzen im vorderen Knie verspüren, ist oftmals der Knorpel hinter der Kniescheibe nicht in Ordnung. In diesem Fall hilft eine Untersuchung und auch eine Bildgebung wie Röntgen und MRT, um der Ursache auf den Grund zu gehen. Je früher ein Schaden erkannt wird, desto besser stehen die Chancen, diesen mit minimalem Aufwand zu beheben. Bevor Sie sich also für das Marathonlaufen entscheiden, ist eine orthopädische Einschätzung sicher individuell sinnvoll, denn nicht jeder Sport ist für alle Menschen gleichermaßen gut geeignet.

Schließlich hilft auch ein Blick auf die eigenen Gene. Hat der Vater bereits zwei künstliche Kniegelenke und man hat einen ähnlichen Körperbau, ist das eigene Risiko sicherlich erhöht. Möglicherweise wäre dann die Entscheidung für den Radsport geeigneter als für den Laufsport.

Neben den Risikofaktoren „Gewicht“, „frühere Traumata des Kniegelenks“ und „Genetik“ spielen weitere Umstände eine wichtige Rolle. Wenn Sie einem körperlich schweren Beruf mit knieender Tätigkeit nachgehen, ist ihr Risiko erhöht. In Deutschland wurde das unter der Berufskrankheit Nummer 2112 „Gonarthrose durch eine Tätigkeit im Knien oder vergleichbare Kniebelastung mit einer kumulativen Einwirkungsdauer während des Arbeitslebens von mindestens 13.000 Stunden und einer Mindesteinwirkungsdauer von insgesamt einer Stunde pro Schicht“ definiert. Ebenso steigt mit dem Alter das Risiko einer Arthrose an. Ungerechterweise haben auch Frauen ein deutlich erhöhtes Risiko, an einer Arthrose des Kniegelenks zu erkranken. In einer

US-amerikanischen Studie von 2012 zeigte sich, dass Frauen in den USA 1,8-mal häufiger ein künstliches Kniegelenk erhalten.[8]

Die Basis aller Therapien, darüber besteht Einigkeit in den Fachgesellschaften verschiedener Länder, sind das Reduzieren von Risikofaktoren und das Übungstraining. Mit beidem verbessern Sie nicht nur Ihre Kniefunktion, sondern erhöhen Ihre generelle Lebensqualität. Prävention ist die moderne Medizin! Zur Prävention gehören besonders Sport und Bewegung. Es gibt eine Vielzahl von Sportarten, die für das Knie gut geeignet sind und die in dem Kapitel „Trainingslehre: Knie" detailliert aufgezeigt werden. Von einer Sportart kann ich allerdings jetzt schon abraten: Joggen ist bei kaputten Knien das Schlechteste, was Sie Ihrem Gelenk antun können, denn bei jedem Aufsetzen stauchen Sie Ihr Knie mit einem Vielfachen des eigenen Körpergewichts.

Entwickeln Sie also ein Verständnis für Ihr Knie, es wird es Ihnen danken. Auf die Behandlungsformen gehe ich später in diesem Buch noch ausführlicher ein.

Sechs Risikofaktoren:

- Alter
- Geschlecht
- Übergewicht
- Traumata
- Genetik
- Beruf

Operationen am Knie

Es gibt zwei große Gruppen von Eingriffen am Knie:

zum einen die gelenkerhaltenden Eingriffe und zum anderen die gelenkersetzenden.

Zu den gelenkerhaltenden Eingriffen gehören alle Arthroskopien: Gelenkspiegelungen, Meniskus- und Knorpeloperationen, die verschiedenen Bandstabilisierungen, zum Beispiel eine Kreuzbandoperation, und das ganze Feld der Achskorrekturen.

Zu den gelenkersetzenden Operationen gehören alle Arten von Teilgelenkersatz, beispielsweise die Schlittenprothesen, und dann natürlich auch die totalen Knieprothesen. Im weiteren Sinne gehören hierzu auch die Wechseloperationen, wenn es notwendig geworden ist, ein künstliches Gelenk zu tauschen.

In Deutschland werden pro Jahr mehrere Hunderttausende arthroskopische Eingriffe am Knie durchgeführt. Beim Großteil dieser Eingriffe werden Meniskus- und Knorpelschäden behandelt.

Gelenkerhaltende Eingriffe

- Arthroskopie
- Meniskusoperation
- Knorpeloperation
- Bandstabilisierung
- Achskorrektur

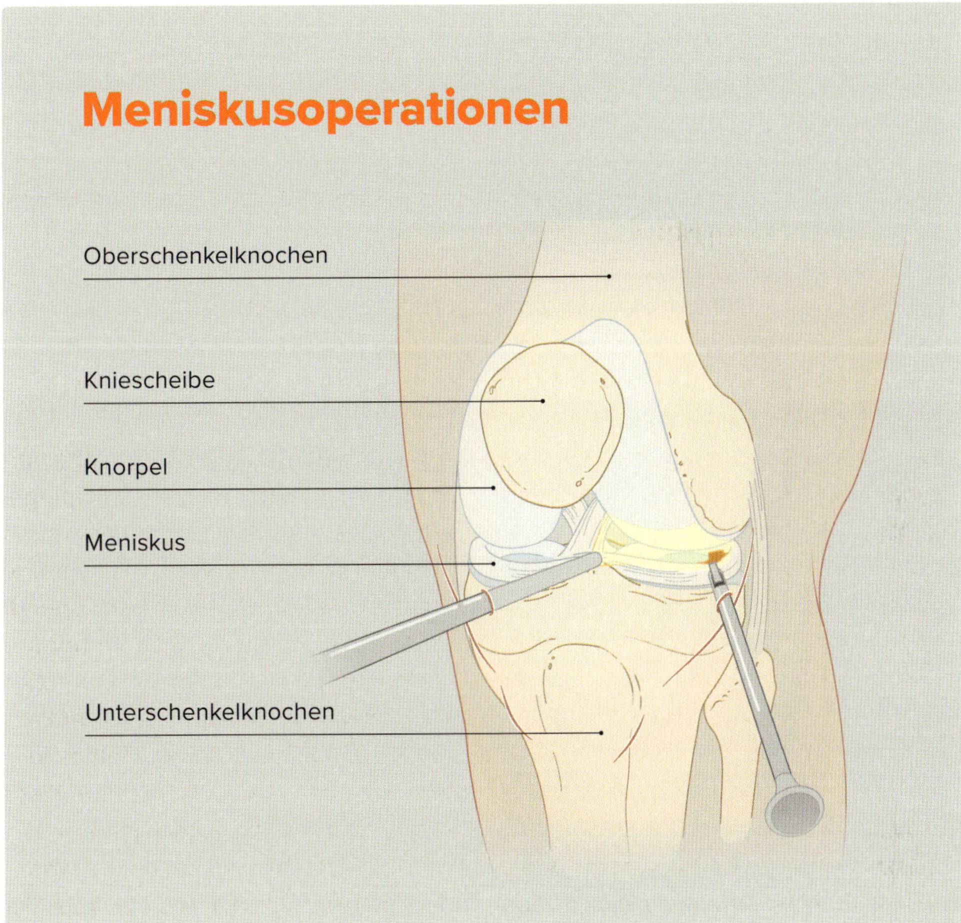

Meniskusoperationen

Bei den Meniskusoperationen unterscheiden wir die meniskusresezierenden und die meniskuserhaltenden Eingriffe. Bei der erstgenannten Operation wird zerstörtes Meniskusgewebe entfernt, sodass ein glatter Meniskusrand entsteht und der verbleibende Meniskus nicht so schnell wieder einreißt. Bei der zweiten Operation wird ein Teil des Meniskus mit verschiedenen Nahtsystemen so genäht, dass er in seiner Gesamtheit erhalten bleibt.

Gelegentlich werden beide Techniken kombiniert, das heißt, sehr stark beschädigter Meniskus wird entfernt und der noch verbliebene Meniskus wird genäht, um hier möglichst viel von diesem erhalten zu können.

Knorpeloperation

Bei den knorpelchirurgischen Eingriffen unterscheiden wir zwischen knorpelresezierenden Eingriffen, bei denen Teile des Knorpels aus dem Gelenk entfernt werden, und knorpelregenerierenden Eingriffen, bei denen der Knorpelaufbau stimuliert wird. Dazu zählt die Mikrofrakturierung, wobei durch Eröffnung einer Schicht unter dem Knorpel das Einwandern von Stammzellen ermöglicht wird, die einen Ersatzknorpel bilden können. Darüber hinaus gibt es knorpelregenerierende Maßnahmen wie das Entnehmen und Züchten von Knorpelzellen, die etwa sechs Wochen später in einem zweiten Eingriff wieder in das Gelenk eingebracht werden können. Dieses Verfahren bietet die Möglichkeit, wieder originalen Knorpel herzustellen.

Stabilisierende Operationen

Daneben gibt es die stabilisierenden Operationen, bei denen Bandinstabilitäten korrigiert werden. Dazu gehören sowohl die Kreuzbandeingriffe, aber auch die Stabilisierungsoperationen an der Kniescheibe und Rekonstruktionen am Innen- oder Außenbandapparat. Beim Ersatz des vorderen Kreuzbands wird eine Sehne aus dem Oberschenkel des verletzten Beines entnommen und aus diesem Sehnenstück wird ein neues Kreuzband hergestellt. Das neue Kreuzband wird durch jeweils einen Tunnel im Ober- und Unterschenkel in das Gelenk eingezogen und durch verschiedene Fixierungsmethoden am Knochen befestigt.

Achskorrekturen

Eine weitere große Gruppe sind die Achskorrekturen. Stärkere O- oder X-Beine werden operativ korrigiert, um wieder eine natürliche Achse herzustellen. X-Beine werden zumeist am unteren Oberschenkel korrigiert. Dazu wird der Knochen durchtrennt, die Achse wird neu ausgerichtet und mit einer Platte und Schrauben fixiert. Bei O-Beinen findet die Korrektur im Bereich des Schienbeinkopfes statt. Die Platte samt Schrauben wird nach neun bis zwölf Monaten entfernt. Auch bei einem Fehllauf der Kniescheibe kann durch knöcherne korrigierende Eingriffe Abhilfe geschaffen werden.

Achskorrekturen

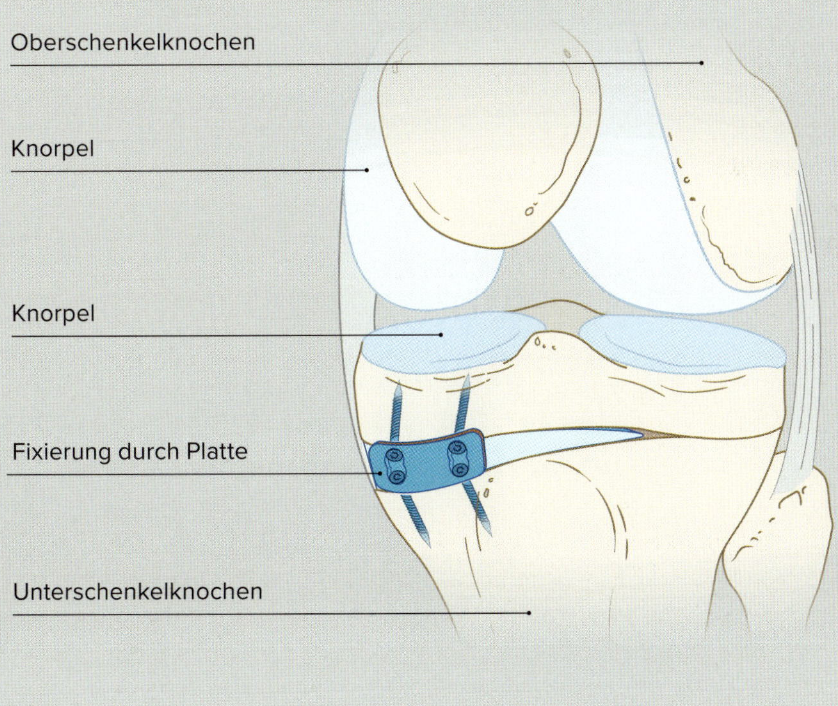

Schließlich gibt es die gelenkersetzenden Operationen. Hierbei wird ein Teil oder auch das komplette Gelenk durch ein künstliches Kniegelenk ersetzt.

Gelenkersetzende Eingriffe

- Teilgelenkersatz
- Totalgelenkersatz
- Wechseloperation

Teilgelenkersatz

Die Kunstgelenke werden operativ in das Gelenk eingebracht. Bei dem Teilgelenkersatz wird lediglich ein Teil des Kniegelenks ersetzt, während andere Bereiche erhalten werden können. Bekanntestes Beispiel ist die Schlittenprothese, bei der meist der innenliegende Gelenkabschnitt ersetzt wird.

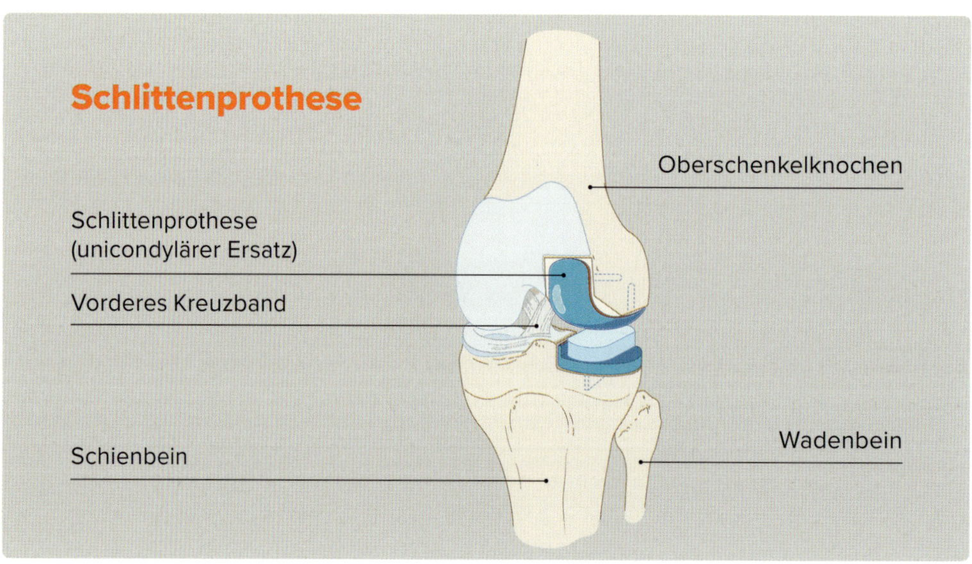

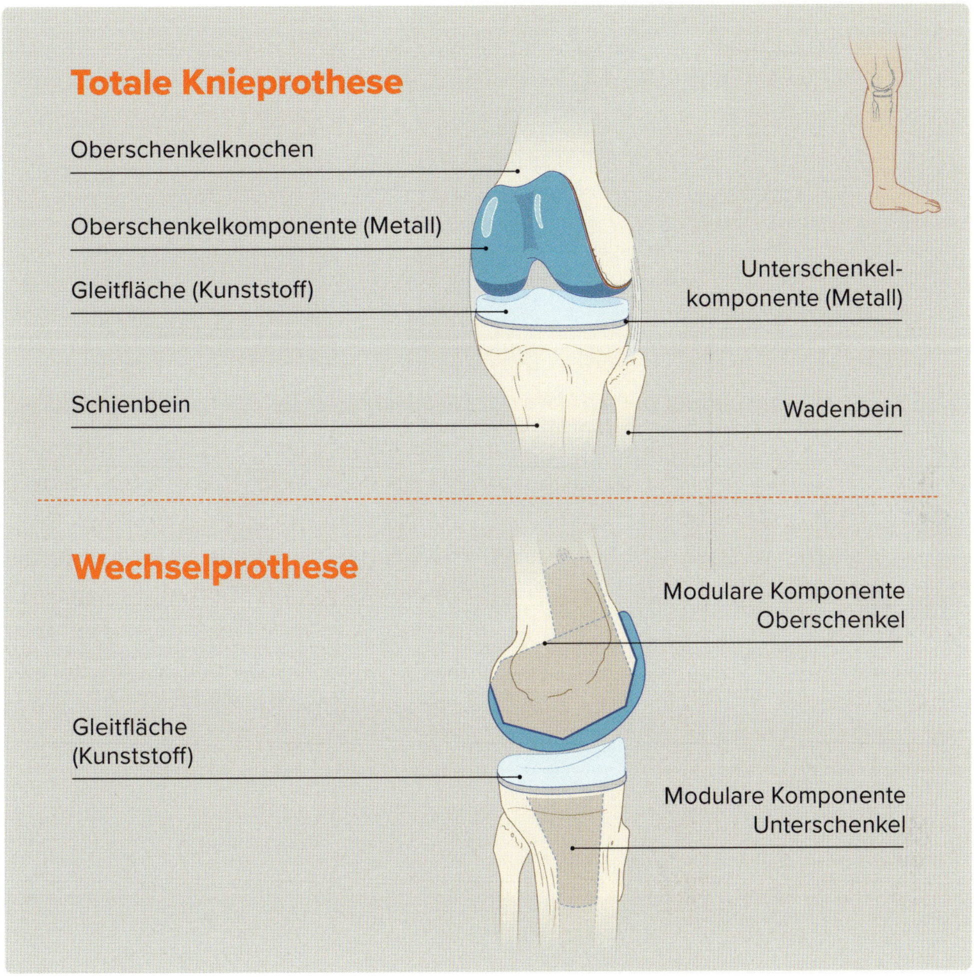

Totalgelenkersatz

Bei einer totalen Knieprothese wird im Oberschenkelbereich der Knochen abgeschliffen und mit einer Art Krone überzogen – ähnlich wie bei einer Zahnkrone. Der Unterschenkel wird im knorpeltragenden Areal dünn reseziert und eine künstliche Oberfläche wird aufgebracht.

Wechseloperation

Weil künstliche Gelenke nicht ewig halten, gibt es Wechseloperationen. Hat sich ein künstliches Gelenk über viele Jahre gelockert, muss es gewechselt werden, was technisch meist kein Problem ist. Ähnlich einem Baukasten gibt es von allen Prothesenfirmen modulare Systeme zum Wechseln und Ersetzen einer Prothese.

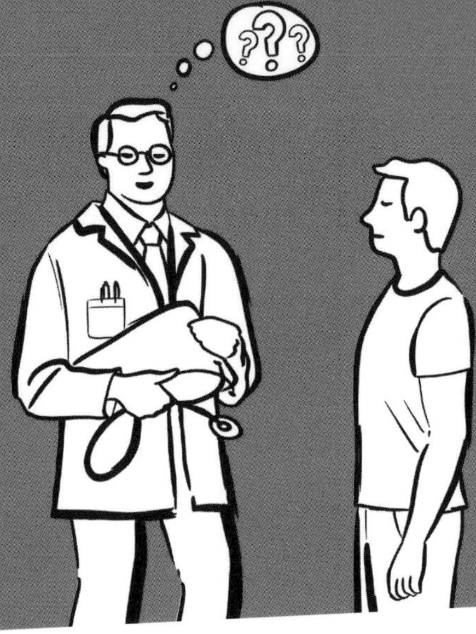

KAPITEL 2

Acht Fragen an den Patienten

Wenn ein Patient vor einer Operation das Sprechzimmer betritt, ist es wichtig, dass sich zunächst der Arzt und Operateur ein Bild vom Patienten macht. Da geht es um sein Hauptproblem, seine Erwartungshaltung, die angestrebten Ziele, die Risikofaktoren, die Lebensumstände und um eine Gesamteinschätzung des Patienten. Die anspruchsvollen Patienten sind die sehr Jungen, die sehr Alten, die sehr Kranken, die Übergewichtigen und die Aktiven.

Ein bekannter amerikanischer Chirurg hat mal definiert, welche Patienten nicht für eine Operation geeignet sind: die „DNO" (do not operate). Bei der männlichen Spezies waren das gemäß seinem sicher nicht ganz ernst gemeinten Vortrag erwachsene Männer, die mit ihrer Mutter in die Sprechstunde kommen, Männer, die im Sprechzimmer Sonnenbrillen tragen, Männer mit mehr als zwei Goldketten um den Hals oder solche, die mehr Tattoos als Zähne besitzen. Bei Frauen waren die Kriterien der Besitz von mehr als zwei Katzen, das Vorhandensein von mehr als zwei Allergien und die frische Trennung vom Ehemann. Aber im Ernst: Nicht jeder Patient passt zu jedem Operateur, nicht jeder Arzt passt zu jedem Patienten.

Wichtig ist, sich gegenseitig vorher über Perspektiven und Ziele ins Bild zu setzen, damit für beide Seiten ein optimales Ergebnis erzielt werden kann.

In einer renommierten Knie-Zeitschrift habe ich einen Artikel mit der Überschrift „Am I the right surgeon, in the right hospital, with the right equipment and staff to do the operation?" (Bin ich der richtige Chirurg im richtigen Krankenhaus mit dem richtigen Equipment und Operationsteam, um diese Operation durchzuführen?) gefunden – ein sehr guter Artikel, der genau diese Problematik beleuchtet. Nur weil ein Chirurg die Operation technisch durchführen kann, heißt es nicht, dass er das auch tun sollte, wenn das Krankenhaus oder OP-Zentrum nicht die notwendige Spezialisierung aufweist.[1]

In Großbritannien ist diesbezüglich 2012 der „Get it right first time"-Report veröffentlicht worden. Dieser Report unterstützt die

Das „vergessene Knie" bedeutet, dass man morgens aufsteht und nicht mehr daran denkt, dass eine Operation stattgefunden hat.

Zentralisierung spezieller Operationen, um das Ergebnis für die Patienten entscheidend zu verbessern.[2] Diesen Anspruch erfüllen in Deutschland beispielsweise die zertifizierten Endoprothetikzentren der Initiative EndoCert.[3] Die Vorgabe in Deutschland, dass mindestens 50 Knieprothesen pro Abteilung implantiert werden müssen, ist sicherlich ein Schritt in die richtige Richtung, aber da sich das auf verschiedene Operateure aufteilen kann, ist diese Fallzahl sicher noch viel zu niedrig.

Das „Deutsche Ärzteblatt" thematisierte anlässlich des Orthopäden-Kongresses im Jahr 2017, dass die Zahl der Patienten, die länger als ihre Gelenkprothese leben, stetig steigt.[4] Deshalb kommt der Erstimplantation eine entscheidende Bedeutung zu. Besonders hoch ist das Wechselrisiko bei den unter 60-Jährigen. In Deutschland ist bereits jede zehnte Prothesenoperation eine Wechseloperation, Tendenz leider steigend!

Das ultimative Ziel ist „the forgotten knee", wie es auf kniechirurgischen Kongressen postuliert wird. Dieses „vergessene Knie" bedeutet, dass man morgens aufsteht und nicht mehr daran denkt, dass eine Operation stattgefunden hat, weil es keine Schmerzen oder Einschränkungen mehr verursacht. Das streben alle Kniechirurgen und Patienten an.

Die folgenden acht Fragen möchte jeder Operateur von seinen Patienten beantwortet haben, um beurteilen zu können, ob eine Operation bei der jeweiligen Lebenssituation sinnvoll helfen kann.

Durch die so erhaltene Information entsteht ein realistisches Bild von Anspruch und Perspektive des Einzelnen.

1. Was stört Sie an Ihrem Knie?

Im Sprechstundengespräch ist zunächst zu klären, worin das Hauptproblem für den Patienten in Bezug auf seine Kniebeschwerden liegt. Ist es der andauernde Schmerz, ist es die Instabilität, sind es wiederkehrende Schwellungen und Ergüsse? Manchmal ist es die eingeschränkte Sportfähigkeit oder es sind ganz andere Aspekte. Mit dieser Fragestellung kann der Operateur erkennen, ob dieses Problem sachgerecht mit einer Operation oder vielleicht besser durch konservative Maßnahmen gelöst werden kann.

Bisweilen berichten Patienten bei dramatischen Arthrose-Röntgenbildern, dass sie eigentlich gar keine Schmerzen haben und sich lediglich sorgen, den optimalen Zeitpunkt für eine Operation zu verpassen. Bei diesen Patienten kann man operativ im Grunde wenig Erfolg erzielen, da bei wenig Schmerz auch nur ein geringer Leidensdruck vorliegt.

Hier kann man oft besser zu einer konservativen Therapie raten, ohne dass eine Operation schon sinnvoll wäre. Denn nur wenn ein größerer Leidensdruck vorliegt, der operativ beseitigt werden kann, wird der Patient später auch mit dem Ergebnis zufrieden sein und die Strapazen von Operation, Rehabilitation und Integration in Kauf nehmen.

Gerade bei Männern höre ich auch häufig: „Meine Frau schickt mich, weil ich so komisch laufe." Die Frage nach Beschwerden verneinen sie, sodass man diese Patienten getrost wieder nach Hause zu ihrer Frau schicken kann und ihnen lediglich eine jährlich stattfindende Kontrolle der Kniegelenke empfiehlt.

Bei Sportproblemen reicht oft schon eine Beratung, welche Sportarten mit einem geschädigten Kniegelenk sinnvoll sind und welche Belastungen eher vermieden werden sollten.

Eine Ausnahme hiervon ist die stärkere Achsfehlstellung in Form von O- oder X-Beinen, die man als Präarthrose wertet. Präarthrosen sind Zustände, die im späteren Lebensalter zu einer Arthrose führen können. Achsfehlstellungen werden am besten korrigiert, bevor Beschwerden und Knorpelverschleiß auftreten. Da in dieser Phase jedoch selten ein Leidensdruck vorliegt, ist bei diesen zumeist jüngeren Patienten der Wille, solch eine Operation durchführen zu lassen, verständlicherweise gering. Führt man diese Achskorrektur dann später bei bereits schmerzhafter Arthrose durch, ist der Eingriff nicht mehr als Arthrose-Vorbeugung zu verstehen, sondern eher als eine Maßnahme, um eine mögliche spätere Knieprothese hinauszuzögern.

Bei Instabilitäten besonders im jüngeren Alter, orthopädisch heißt das unter 60 Jahre,

Das genaue Gespräch mit dem Patienten am Anfang der Behandlungskette kann gar nicht oft genug betont werden.

ist eine Stabilisierungsoperation zu empfehlen, da eine Instabilität nicht nur das tägliche Leben und die Sportfähigkeit beeinträchtigt, sondern auch als ein Faktor zu werten ist, der eine spätere Arthrose begünstigt. Bei Schwellungen und Ergüssen im Kniegelenk, die nicht klassisch arthrosebedingt zu sein scheinen, ist auch eine rheumatologische Abklärung häufig sinnvoll.

Die Wichtigkeit eines genauen Patientengesprächs am Anfang der Behandlungskette kann deshalb gar nicht oft genug betont werden.

2. Wie sieht Ihr Alltag aus?

Das ist ebenfalls ein wichtiger Aspekt in den Gesprächen vor einer möglichen Operation. Ist der Patient noch berufstätig, hat er einen körperlich anstrengenden Beruf, ist es realistisch, dass er nach einer Operation wieder in diesem Beruf arbeitet? Ein Straßenbauarbeiter beispielsweise wird nach dem Einsetzen eines künstlichen Gelenks schwer wieder in seinen alten Beruf zurückfinden. Geht es nur noch um wenige Jahre bis zur Rente, muss besprochen werden, ob dieser Zeitraum mit konservativer Therapie überbrückt werden kann. Häufig bedeutet eine vorzeitige Operation dann eine Erwerbsunfähigkeit, die mit finanziellen Einbußen verbunden ist. Liegt die Wohnung im sechsten Stock ohne Fahrstuhl, muss kritisch besprochen werden, ob man im Vorfeld der Operation möglicherweise eine Änderung herbeiführt. Bei älteren Patienten gibt es häufig die Situation, dass ein pflegebedürftiger Partner zu versorgen ist. Hier ist oftmals gar keine Zeit für eine aufwendige konservative Therapie, da die Patienten eng an ihren häuslichen Bereich gebunden sind.

Kennt man den Alltag des Patienten, kann man Hilfestellung geben, ob konservative oder operative Maßnahmen besser zur Problemlösung geeignet sind.

3. Was erwarten Sie von einer Operation?

Die Erwartungshaltung der Patienten ist sehr unterschiedlich. Ich höre Aussagen wie: „Ich möchte jetzt endlich das beste Knie meines Lebens bekommen. Ich hatte schon als Kind Probleme mit dem Knie.“ Oder: „Ich möchte die Operation einfach nur überleben.“ Als Operateur weiß man, dass man durch eine OP ein Leben lang mit einem Patienten verbunden bleibt. Die amerikanischen Chirurgen sagen: „If you cut them, you marry them.“ (Wenn du sie operierst, heiratest du sie.)

In der Orthopädie kann man zwischen einer Alltags-, einer Sport- und einer Wettkampffunktion unterscheiden.

Eine Alltagsfunktion sollte Aktivitäten des täglichen Lebens garantieren, also Fahrradfahren, Treppensteigen, das Sitzen auf einem tiefen Sofa und das Benutzen öffentlicher Verkehrsmittel.

Die Sportfunktion ist gerade bei jüngeren Patienten wichtig und beinhaltet Sportarten, die mit künstlichen Gelenken sinnvoll betrieben werden können. Dazu gehören beispielsweise Schwimmen, Radfahren, Skilanglauf oder Nordic Walking. Auf diese Thematik wird ausführlich unter Punkt 5 in diesem Kapitel eingegangen. Eine Wettkampffunktion erwarten vor allem junge Sportler nach Kreuzband- und Meniskuseingriffen.

Meiner Meinung nach ist die Erwartungshaltung des Patienten der entscheidende Punkt in der Operationsentscheidung.

Die Erwartung des Patienten muss durch eine Operation erfüllt werden können, andererseits sollte man davon abraten oder als Operateur selbst davon Abstand nehmen. Oft können Patienten nach einem aufklärenden Gespräch ganz gut akzeptieren, dass sie auf gewisse Aktivitäten verzichten müssen. Sie kommen jedoch mit den Alltagsaktivitäten gut klar, sodass dann eine Operation erst mal gar nicht zur Diskussion steht. Bisweilen reicht auch der Hinweis, dass es mit dem Joggen nun vorbei und vielleicht Fahrradfahren mit sportlichem Aspekt weitaus besser geeignet ist, um Herz und Kreislauf fit zu halten und die Gelenke zu bewegen. Ich habe schon Postkarten von Patienten bekommen, die nach der Beratung ihren Sport umgestellt haben und nun an Radrennen teilnehmen, die durch den Harz oder über die Alpen gehen und mit ihrem neuen Sport sehr zufrieden sind.

Jeder Patient definiert seinen Aktivitätsradius individuell sehr unterschiedlich.

4. Welche Aktivitäten streben Sie nach einer Operation wieder an?

Auch hier ist entscheidend, ob die angestrebten Aktivitäten mit einer Operation wieder erreicht oder hergestellt werden können. Das bleibt die Kernfrage jedes Vorgesprächs.

Jeder Patient definiert seinen Aktivitätsradius individuell sehr unterschiedlich. Das kann das Leben in unmittelbarer Umgebung mit Einkaufen und Sozialkontakten sein, aber auch eine vermehrte Reisetätigkeit, die Pflege von Angehörigen, die Versorgung von Enkeln oder eine aufopfernde ehrenamtliche Tätigkeit.

Ist es der Wunsch des Patienten, wieder am Berlin-Marathon teilzunehmen, ist dieses Ziel sicherlich nicht realistisch mit einem Gelenkersatz zu erreichen.

Hat ein Patient eine fortgeschrittene Arthrose und möchte wieder eine vernünftige Alltagsaktivität mit Fahrradfahren und Treppensteigen leben sowie moderat Sport machen können, ist genau dieses Ziel operativ gut zu erreichen.

Sexuelle Aktivität ist einer der 16 wichtigsten Punkte, die sich Patienten mit einem künstlichen Kniegelenk wieder wünschen. Die häufig gestellte Frage, ob Sex auch mit künstlichen Kniegelenken wieder gut möglich ist, kann zum Glück mit einem klaren Ja beantwortet werden. Es gehört zu den meist verschwiegenen Fakten, dass sich ein neues Kniegelenk sehr positiv auf das Sexualleben auswirkt.

Knapp 50 Prozent der Operierten berichten von einer gesteigerten sexuellen Frequenz durch die wiedergewonnene Bewegungsfreiheit und die Abnahme des Schmerzes. Im Schnitt dauert es zweieinhalb Monate, bis Patienten nach einer Knieprothesenimplantation ihre sexuelle Frequenz wieder aufnehmen.[5, 6]

Sport nach Knieprothese

Empfohlen
- Radfahren
- Schwimmen
- Nordic Walking
- Tanzen
- Golf
- Skilanglauf
- Rudern

Mit Einschränkung
- Tennis
- Alpin-Ski
- Krafttraining

Nicht empfohlen
- Fußball
- Joggen
- Volleyball

5. Wollen Sie weiterhin Sport treiben?

Zieht man den Einbau von künstlichen Kniegelenken in Betracht, gibt es Sportarten, die mehr oder weniger gut geeignet sind. Alle Low-Impact-Sportarten wie Fahrradfahren, Schwimmen, Golf, Nordic Walking und Tanzen sind sehr gut mit einem künstlichen Kniegelenk zu bewältigen.

Stauchende Sportarten wie Joggen, Volleyball oder Fußball sind mit einem künstlichen Gelenk ungünstig, ebenso Sportarten wie Ringen oder Judo, bei denen man in eine tiefe Hocke oder in eine kniende Position gehen muss. Sportarten wie Tennis und Alpin-Ski sind nur geeignet, wenn schon ausreichend Erfahrung mit der Sportart vorliegt.

Mit einem neuen Kreuzband im jüngeren Lebensalter sollte grundsätzlich jede sportliche Aktivität wieder möglich sein. Dennoch muss auch hier auf die Versagensrate von ungefähr 10 bis 20 Prozent der kreuzbandchirurgischen Eingriffe hingewiesen werden und darauf, dass viele Patienten nicht wieder auf ihr vorheriges Aktivitätslevel zurückkehren werden.[7]

Fakten und Fiktion

Brustschwimmen
Wenn man nicht den Spuren von Mark Warnecke folgt und für Olympia trainiert, ist Brustschwimmen im Hobby- und Freizeitbereich für die Kniegelenke unproblematisch. Von den beiden Beinschlagtechniken Schwung- und Stoßgrätsche eignet sich Letztere besser für geschädigte Kniegelenke.

6. Wollen Sie berufstätig bleiben?

Manche Patienten legen sich solch eine große Operation ans Ende ihrer beruflichen Tätigkeit, um nach der Operation aus dem Arbeitsleben ausscheiden zu können. Der unter 60-jährige Patient, der bereits einen fortgeschrittenen Gelenkverschleiß hat und beruflich, sportlich und privat aktiv bleiben will und muss, ist hier der anspruchsvollste Patient. In diesem Fall sollte auch eine Berufsberatung durchgeführt werden, wenn in einem körperlich anstrengenden Beruf gearbeitet wird. Weiterhin sollte man nach Möglichkeit den Betriebsarzt einbinden. Das Dilemma bei diesen Patienten, die wirklich ein künstliches Gelenk brauchen, ist, dass sie in ihrem Alter bei den Standzeiten der Prothesen ein hohes Risiko einer Wechseloperation des Gelenks eingehen. Anders gesagt: Diese Patienten werden sehr wahrscheinlich ihr künstliches Gelenk überleben. Andererseits können sie nicht noch zehn oder mehr Jahre die Operation aufschieben.[8] Der Anteil der Patienten, die bereits mit unter 60 Jahren ein künstliches Kniegelenk bekommen, steigt kontinuierlich an und liegt derzeit bei etwa 20 Prozent.[9]

Gerade an diesen Patienten sieht man, wie wichtig der orthopädische Check-up ist. Ziel ist, den Totalschaden zu vermeiden und viel Kraft und Zeit in die Prävention zu investieren. Lassen Sie Ihren

Pflegen Sie Ihr Auto oder Ihre Espressomaschine nicht besser als Ihren Körper!

Bewegungsapparat wirklich regelmäßig überprüfen und pflegen Sie Ihr Auto oder Ihre Espressomaschine nicht besser als Ihren Körper! Denn das Knie ist nun mal eines der anspruchsvollsten Gelenke unseres Körpers.

Das Knie ist außerdem nicht tot, sondern kann durch Muskeltraining, Gewichtsabnahme und Verbesserung der Fußstellung sehr wohl positiv beeinflusst werden.

7. Was sind Ihre Ängste bei der Operation?

Einige Sorgen lassen sich im Gespräch klären und man kann den Patienten bezüglich der Narkose oder der anhaltenden Schmerzen beruhigen.

Andere Befürchtungen, beispielsweise die vor einer Infektion, sollte man sehr ernst nehmen und dem Patienten das Risiko genau aufzeigen. Spricht er die Angst vor einer Infektion bei einer Operation an, sage ich ihm dann immer, dass das auch meine größte Sorge als Operateur ist. Ich weise aber darauf hin, dass man umfassende Maßnahmen wie eine spezielle Körperwäsche in den Tagen vor dem Eingriff sowie ein Antibiotikum kurz vor Operationsbeginn einsetzt.

Auch der Hinweis, dass das Risiko einer Infektion beim Einsetzen eines künstlichen Kniegelenks unter 2 Prozent liegt, kann zur Angstreduktion beitragen.

Infektionen sind momentan das große Thema und werden auf jedem Endoprothetik-Kongress intensiv diskutiert. Die gute Nachricht ist, dass Infektionen heilbar sind. Durch die Zusammenarbeit mit Infektiologen und Mikrobiologen werden gezielte Antibiotikakombinationen ausgewählt, die die Keime ausmerzen können. Chirurgisch muss aber meist erneut operiert werden und das künstliche Gelenk entfernt und im Intervall von wenigen Wochen erneut eingebaut werden. Das ist natürlich eine harte Zeit und Belastung für den Patienten, am Ende steht aber meist ein gutes Ergebnis.

Jede Körperstelle, die chronische Entzündungen oder Keimbesiedlungen aufweist, ist ein potenzieller Streuherd für Erreger, die sich dann auf einem künstlichen Gelenk ansiedeln können.

8. Wie sieht Ihr persönliches Risikoprofil aus?

Nicht jeder Patient eignet sich gleichermaßen gut für eine Operation. Je mehr Risikofaktoren ein Patient aufweist, desto gefährdeter ist ein gutes Operationsergebnis. Hat ein Patient einen sehr schlechten Zahnstatus, hat er ganz klar ein höheres Risiko für eine Infektion. Das Gleiche gilt für schlechte Zehennägel mit Fußpilz.

Darüber hinaus sind Hautpilz, Übergewicht, Nikotin-, Drogen- und Alkoholmissbrauch sowie Diabetes risikobehaftet.

Jede Körperstelle mit chronischen Entzündungen oder Keimbesiedlungen ist ein potenzieller Streuherd für Erreger, die sich auf einem künstlichen Gelenk ansiedeln können.

Zähne und Füße können relativ problemlos vor einer Operation saniert werden, da es sich ja um planbare Operationen handelt, die nicht unmittelbar ausgeführt werden müssen. Andere Risikofaktoren wie Übergewicht und Nikotinmissbrauch sind sicherlich schwieriger zu verringern; jedoch ist häufig bereits eine Reduzierung des Übergewichts ein deutliches Plus.

Ist das Gelenk bereits vor einer Operation stark in der Bewegung eingeschränkt, hilft eine krankengymnastische Übungsbehandlung vor der OP. Die Amerikaner nennen das „Prehabilitation" und haben den Spruch „Better in, better out" geprägt. Der alte Spruch „Je beweglicher man in eine Operation geht, desto beweglicher kommt man aus der Operation heraus" hat also überhaupt nichts in seiner Aktualität eingebüßt.

Risikofaktoren bei Operationen am Knie

- frühere Infektionen des Kniegelenks
- Übergewicht
- Rauchen
- Fußpilz
- Diabetes mellitus
- schlechter Zahnstatus
- geschwächtes Immunsystem
- Alkoholmissbrauch
- schlechter allgemeiner Gesundheitszustand
- Drogenmissbrauch
- psychiatrische Begleiterkrankungen

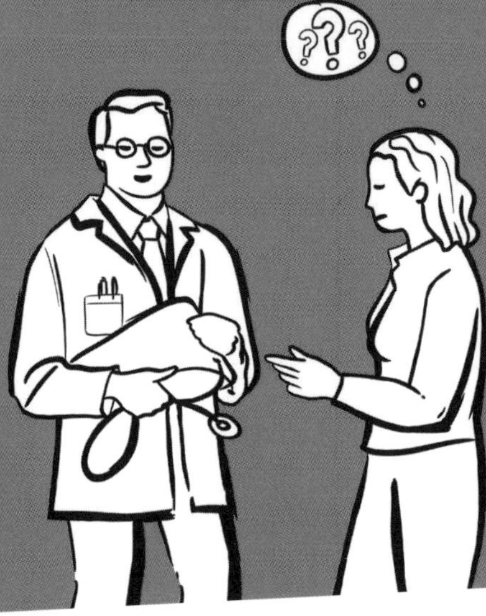

KAPITEL 3

Acht Fragen an Ihren Chirurgen

Nach Organisation des Arzttermins sitzt man als Patient möglicherweise ein wenig nervös vor dem Orthopäden und vergisst in der Aufregung die wichtigsten Punkte.

Was sind die Kernfragen? Was wollen Sie wissen? Was sind die Entscheidungskriterien?

Für mich gibt es acht entscheidende Fragen, die jeder Patient stellen und beantwortet bekommen sollte.

Wie vielen Ärzten Sie diese Fragen stellen wollen, müssen Sie am Ende selbst entscheiden. Manchmal spürt der Patient bereits im ersten Gespräch, dass er in guten Händen ist, und dann besteht vielleicht auch kein Bedarf an einer Zweitmeinung. Gehen Sie aber verunsichert aus diesem Gespräch, ist es richtig, eine zusätzliche Meinung einzuholen. Für ein Zweitgespräch ist es umso wichtiger, gut vorbereitet zu sein und individuell die eigenen Ziele nach der Operation zu definieren. Das Sammeln weiterer Meinungen hilft da ganz sicher nicht weiter. Zudem gibt es häufig verschiedene Optionen, die jeweils ihren Stellenwert haben und deshalb nicht richtig oder falsch sind. Gerade in Bezug auf ein künstliches Kniegelenk ist es der persönliche Leidensdruck, der das entscheidende Kriterium ist. Der individuelle Schmerz und die damit verbundenen Einschränkungen sind oft sehr verschieden und außerdem abhängig vom Lifestyle, das lässt sich auch nicht am Röntgenbild ablesen.

Um Ihnen eine Orientierung zu geben und Ihnen die Entscheidung bezüglich einer Operation zu vereinfachen, habe ich die folgenden acht Fragen zusammengestellt, die für mich im Gespräch beantwortet werden sollten. Damit haben Sie die grundlegenden Kriterien angesprochen und alle Informationen zusammen.

Entscheiden müssen Sie am Ende trotzdem selbst. Der aufgeklärte und mündige Patient ist hier mehr denn je gefragt.

Sie wollen nicht jemanden, der morgens Hände operiert, mittags die Wirbelsäule und abends den Fuß, sondern einen erfahrenen Spezialisten.

1. Wie oft haben Sie diese Operation schon durchgeführt?

Bei dieser Fragestellung ist die Analogie zum Juristen berechtigt. Wenn ich einen Erbschaftsstreit führe, möchte ich keinen Verkehrsanwalt. Heutzutage sind die einzelnen Subdisziplinen der Orthopädie so komplex geworden, dass es schwierig ist, sich in verschiedenen Themen auf dem Laufenden zu halten. Fast jede Woche gibt es irgendwo auf der Welt einen Knie-, Hüft- oder Schulterkongress. Genauso gibt es unendlich viele spezielle Magazine, Zeitschriften und Fachgesellschaften. Das Stichwort ist also Spezialisierung. Sie wollen nicht jemanden, der morgens Hände operiert, mittags die Wirbelsäule und abends den Fuß, sondern wünschen sich einen erfahrenen Spezialisten.

Im Bereich der Kniechirurgie erkennen Sie das daran, ob ein Operateur in den entsprechenden Fachgesellschaften und damit auch auf dem aktuellen Stand in dem Gebiet ist.

Solche Informationen finden Sie in der Regel auf der Website der entsprechenden Klinik oder Praxis. Die Krankenkassen und Fachgesellschaften befürworten das, indem bei manchen Eingriffen Mindestmengen pro Abteilung oder Operateur nachgewiesen werden müssen.

Die Frage, wie oft der Operateur diese Operation pro Jahr durchführt, ist sinnvoll und fair für beide Seiten. Bei Knieprothesen und Kreuzbändern ist das sicherlich einfach zu klären. Doch in der Kniechirurgie gibt es Eingriffe, die extrem selten sind und deshalb selbst von Spezialisten nur wenige Mal im Jahr durchgeführt werden. Ein solcher Eingriff ist zum Beispiel die Neuformung des Kniescheibengleitlagers, wenn das Kniescheibengelenk nicht richtig angelegt ist, sodass die Kniescheibe immer wieder aus dem Gelenk springt. Bezüglich der Endoprothetik, also der künstlichen Gelenke, ist ein weiteres wichtiges Kriterium, ob das Krankenhaus oder die Abteilung ein zertifiziertes Endoprothetik-Zentrum ist. Das wurde in Deutschland im Jahr 2012 eingeführt und es ist sicherlich eine sinnvolle Entwicklung, um hier einem hohen Qualitätsanspruch genügen zu können.[1] Diese Zentren werden jährlich zertifiziert und müssen hohe Standards erfüllen. Da viele Komplikationen wie zum Beispiel Infektionen mit längerer Operationsdauer zunehmen, ist Routine, zügiges Operieren, ein herausragender Punkt. Um als Operateur in einem Endoprothetik-Zentrum zugelassen zu werden, muss die Zusatzbezeichnung „Spezielle orthopädische Chirurgie“ vorliegen. Das verlangt nach der Facharztausbildung eine weitere mindestens dreijährige operative Zusatzausbildung, die meist mit einer Oberarzttätigkeit verbunden ist. Zudem muss ein Operateur in einem Endoprothetik-Zentrum mindestens 50 endoprothetische Eingriffe pro Jahr vorweisen, um seine Qualifizierung aufrechtzuerhalten. Zusätzlich sind verschiedene Fortbildungsmaßnahmen vorgeschrieben.

2. Würden Sie sich operieren lassen?

Die Frage, ob sich der Operateur operieren lassen würde, ist eine mehr als berechtigte Frage und wahrscheinlich sogar die Kernfrage. Wenn ich zu einem Juristen gehe, weil ich einen Prozess führen möchte, würde ich auch immer fragen: Wie stehen die Chancen? Würden Sie diesen Prozess auch an meiner Stelle führen?

Man kann die Frage auch eleganter stellen: Würden Sie Ihrem Vater, Ihrer Mutter oder einem Familienmitglied diese Operation empfehlen? Als Antwort bekommt man zwar meistens kein uneingeschränktes Ja oder Nein – das ist auch in meiner Sprechstunde der Fall. Aber man erhält häufig eine differenzierte Antwort, die ganz aufschlussreich ist. Allein die geäußerten Gedankengänge dazu sind oft sehr vielsagend.

Für mich ist das übrigens ebenfalls ein entscheidender Punkt: Ich würde niemals eine Operation empfehlen, die ich nicht auch an mir selbst durchführen lassen würde. Das führt natürlich auch dazu, dass ich alle konservativen Behandlungsmöglichkeiten ausschöpfen möchte und gegenüber neuen Methoden eher vorsichtig und abwartend eingestellt bin. Ich beobachte gern erst mal, wie sich diese im Langzeitverlauf bewähren.

Auch die Medizin ist ja nicht ganz frei von Modetrends, sodass es manchmal gut ist, wenn erst größere Krankenhäuser und Universitätskliniken im Rahmen von Studien neue Methoden testen und beurteilen, bevor diese weite Verbreitung finden. Auf diese Art können oft Probleme bei neueren Prothesen oder anderen Entwicklungen vermieden werden. Es schadet hier also nicht, eher zurückhaltend zu sein. Natürlich werden in Deutschland nur zertifizierte sowie zugelassene Produkte und Materialien verwendet, aber wenn Sie das nächste Mal in der Zeitung von einer neuen spektakulären Operationsmethode lesen, seien Sie ruhig kritisch und fragen nach, wie lange diese Methode schon angewendet wird und ob es schon Langzeitergebnisse gibt. Ein negatives Beispiel hierzu war die Kappenprothese in der Hüftendoprothetik, die durch ihren knochensparenden Ansatz von der Idee sehr vielversprechend war und sehr rasch weite Verbreitung fand. Die Langzeitergebnisse waren leider sehr enttäuschend, viele Prothesen mussten ausgebaut und gewechselt werden. In meiner damaligen Klinik herrschte eher Skepsis gegenüber dieser neuen Entwicklung, sodass die Klinik von dieser Thematik glücklicherweise weitgehend verschont blieb. Neu ist nicht immer gut und in der Knie- und Hüftchirurgie sind einige der erfolgreichsten Implantate schon über 20 Jahre auf dem Markt, was ja kein schlechtes Zeichen ist. Es ist ein wenig wie bei neuen Autos. Als ich damals einen Mini aus der ersten Bauserie hatte, flogen auf dem Weg von Berlin zu meiner Uniklinik in Essen nacheinander beide Außenspiegel ab, der eine bei 150 und der andere bei 180 km/h. Zu Hause in Berlin sagte man mir in der Werkstatt, dass sei bei der ersten Bauserie häufig so, das wären die Kinderkrankheiten. Also lieber warten, bis ein Produkt ausgereift ist und einige Jahre auf dem Buckel hat!

3. Was verbessert sich nach der Operation?

Die Frage, was sich nach der Operation überhaupt verbessert, ist ebenfalls wichtig. Auch wenn sie manchmal schwierig und nicht in Prozentzahlen zu beantworten ist.

Eine Operation, die die Lebensqualität nicht wesentlich verbessert, macht keinen Sinn.

Dennoch sollte man sie dem Chirurgen auf jeden Fall stellen.

Schon deshalb, um eine Orientierung über die eigene Perspektive nach einer Operation zu bekommen.

Hier gibt es Kriterien wie Alltags- oder Sporttauglichkeit, was die verschiedenen Formen der Belastbarkeit und Beanspruchung beschreibt. Mit einem neuen Kreuzband sollte man natürlich wieder voll sport- und belastungsfähig sein. Mit einem neuen Kniegelenk im Rentenalter stehen möglicherweise eher eine gute Alltagsaktivität und moderater Sport wie Radfahren, Schwimmen oder Golf im Vordergrund. Der New-York-Marathon steht bei den meisten jedenfalls nicht mehr auf der To-do-Liste.

Trotzdem muss man als Arzt natürlich betonen, dass sich das nicht 100-prozentig vorhersagen lässt; aber ein grober Richtwert kann sicher gegeben werden. Eine Operation, die die Lebensqualität nicht wesentlich verbessert, macht keinen Sinn. In diesem Zusammenhang sollten auch die Tätigkeiten angesprochen werden, die der Patient im häuslichen Bereich und bei der Arbeit wieder durchführen muss oder möchte. Hierbei spielen Freizeitaktivitäten oder die Wohnung im obersten Stock eine entscheidende Rolle. Können die Ansprüche, die der Patient an diese Operation stellt, damit auch erfüllt werden? Das ist ein wichtiges Kriterium dafür, dass sowohl Patient als auch Operateur ein gutes Ergebnis erzielen.

Kann man zum Beispiel mit einem neuen Kniegelenk nicht besonders gut bei der Gartenarbeit knien, ist das häufig ein wichtiges Kriterium in der Entscheidungsfindung des Patienten. Das sollte vorher klar benannt werden, damit hinterher keine Unzufriedenheit herrscht. Mich konsultieren immer wieder Patienten, die irgendwo eine Knieprothese bekommen haben, die sehr darüber enttäuscht waren, dass solche Aktivitäten hinterher nicht oder nur mühsam möglich waren. Deshalb versuche ich, all diese Punkte vorher zu benennen – mir ist lieber, ein Patient springt ab, als dass ich später einen unzufriedenen Patienten in der Praxis sitzen habe.

Die Best Ager sind nicht bereit, sich mit einem Stock an einen Teich zu setzen und Enten zu füttern.

Das normale Gehen geradeaus verbessert sich eigentlich immer mit einem neuen Kniegelenk. Ein häufiges Thema ist – egal, ob die Rückfläche der Kniescheibe ersetzt wird oder nicht – ein Reiben oder Druckgefühl hinter der Kniescheibe, wenn sich die Patienten aus einer tiefen Sitzposition wie in einem Sofa aufrichten oder wenn sie eine Treppe benutzen. Die meisten nehmen das nur für eine kurze Zeit als Missempfindung wahr und merken es nach einigen Wochen durch die Gewöhnung daran nicht mehr. Sehr wenige Patienten belastet das auch längerfristig.

Im US-amerikanischen Raum wird die Rückfläche der Kniescheibe fast immer mit ersetzt, im deutschsprachigen Raum wird es meist situativ bei der Operation entschieden. Liegt eine rheumatoide Arthritis vor oder ist die Kniescheibenlauffläche zum Beispiel durch einen alten Bruch der Kniescheibe zerstört, wird die Kniescheibenrückfläche in der Regel ersetzt. Ansonsten zeigen fast alle großen Studien keinen wesentlichen Unterschied zwischen dem Ersatz und dem Belassen der Kniescheibenrückfläche.

4. Was sind die Alternativen zur Operation?

Zu einer Operation gibt es immer Alternativen. Die Frage ist nur, ob die zu einer ausreichenden Zufriedenheit führen. Hat man beispielsweise nach einem Kreuzbandriss in der zweiten Lebenshälfte keine subjektive Instabilität und vielleicht nicht mehr vor, Sportarten wie Skifahren zu betreiben, wird man sicherlich ohne eine Kreuzbandoperation gut durchs Leben kommen. Möchte man aber auf einen hohen sportlichen Anspruch nicht verzichten und hat darüber hinaus Zeichen einer subjektiven und objektiven Instabilität, wird man ohne einen Kreuzbandersatz eine dauernde Einschränkung behalten. Es ist also eine Frage des Anspruchs an sich selbst – oder anders ausgedrückt: ob man auf verschiedene Aktivitäten zukünftig verzichten kann oder möchte.

Besonders häufig wird gefragt: Muss ich ein künstliches Knie bekommen? Das ist natürlich selten eine Frage des Müssens, sondern eine Frage der geforderten Lebensqualität. Dieser Anspruch hat sich in den vergangenen Jahren dramatisch erhöht. War früher mit über 70 Jahren primär eine Alltagsaktivität gewünscht, ist heute bei dieser Zielgruppe, die von der Werbung gern als „Best Ager" oder „Generation Silver" bezeichnet wird, ein hoher Sport- und Freizeitanspruch verbunden mit Reisetätigkeit die Zielperspektive. Die Patienten möchten Tennis oder Golf spielen und zudem viel unterwegs sein. Die Best Ager sind nicht bereit, sich mit einem Stock an einen Teich zu setzen und die Enten zu füttern. Keiner von meinen Patienten möchte einen Gehstock haben! Das ist eine ganz neue Entwicklung. Nie war die Rentnergeneration aktiver und fitter als heute.

Die Alternative zur Operation ist natürlich immer die konservative Behandlung in Form von Physiotherapie und ergänzenden Maßnahmen. Häufig kann damit das Leiden nicht geheilt werden, aber ein Aufschub einer möglichen Operation wird oftmals erreicht. Damit kann Zeit gewonnen werden, bis möglicherweise das Rentenalter erreicht wird, geplante Reisen abgeschlossen oder andere wichtige Punkte im Leben abgehakt sind. Ein ewiger Aufschub ist jedoch auch nicht sinnvoll. Wird das O-Bein beispielsweise immer schlimmer, ist irgendwann das Außenband so ausgeleiert, Achse und Bewegung sind bereits so schlecht, dass auch mit einem neuen Gelenk kein gutes Ergebnis mehr erzielt werden kann. Zudem wird der allgemeine Gesundheitszustand im Alter auch eher schlechter. Herz-Kreislauf-Erkrankungen, Blutdruckprobleme, diverse Medikamente und der generelle Muskelabbau stehen einer guten Rehabilitation eher im Weg.

Arthrose ereilt irgendwann jeden von uns. Letztlich ist es eine Frage der Laufleistung der Gelenke und unseres Körpers. Wir Menschen haben uns vor ungefähr sechs Millionen Jahren aufgerichtet und sind seither zweibeinig unterwegs. Das hat zu ganz neuen Belastungen auf die Lendenwirbelsäule, die Hüft- und Kniegelenke geführt.

Die 50 Millionen Schritte, die wir in unserem Leben im Schnitt zurücklegen, entsprechen einer Erdumrundung von 40.000 km.

Das Ärgerliche ist, dass wir noch aus denselben Bausteinen wie im Mittelalter bestehen und der Mensch nie für solche Lebensalter und Laufleistungen konzipiert war. Und da die Knorpelzellen, das Gold der Gelenke, leider nicht nachwachsen, haben wir Menschen mit unseren Gelenken einen Schwachpunkt im Leben.[2] Wenn mich eine nette Dame mit über 80 Jahren fragt, warum sie denn eine Arthrose hat, überlege ich immer, wie ich das charmant erklären kann, ohne die Dame wegen ihres Alters zu düpieren.

5. Wie ist der Verlauf ohne eine Operation?

Die Frage nach dem Verlauf ohne eine Operation ist interessant und berechtigt. Wird es ohne Operation schlechter oder bleibt es lediglich in dem derzeitigen Zustand? Es ist eine Orientierungshilfe, wenn man sich mit dem bestehenden Zustand möglicherweise arrangieren kann, aber nicht möchte, dass er sich weiter verschlechtert. Bei manchen Knieerkrankungen kann man aber tatsächlich den idealen Zeitpunkt einer Operation verpassen. Bei einer Achsfehlstellung, also einem größeren O- oder X-Bein, in einem relativ jungen Lebensalter sollte operiert werden, bevor Knorpelschäden auftreten. Ebenso ist es bei Kreuzbandverletzungen mit deutlicher Instabilität. Entscheidet man sich zunächst gegen eine Kreuzbandoperation, weil man das Gelenk möglicherweise muskulär stabilisieren kann, besteht im weiteren Verlauf ein erhöhtes Risiko für Meniskus- und Knorpelschäden. Sind all diese Folgeschäden bereits aufgetreten, ist eine spätere Kreuzbandoperation weniger sinnvoll, da man die Knorpel- und Meniskusschäden damit nicht wieder rückgängig machen kann.

In der Orthopädie sprechen wir von einem „Point of no Return“, von dem Zeitpunkt, an dem die ideale Therapie verpasst worden ist.

Bei einer reinen Arthrose oder einem degenerativen Meniskusschaden hat man hingegen Zeit: Alle konservativen Therapien können ausprobiert und dahingehend beurteilt werden, ob sie eine Linderung der Beschwerden bringen.

Bei der Arthrose gibt es radiologische Einteilungen, nach denen der jeweilige Grad eingeteilt wird. Die gängigste ist der 1957 entwickelte Kellgren-Lawrence-Score, der die Arthrose auf einem Röntgenbild am besten in stehender Position beurteilt und in vier Grade unterteilt. Herangezogen werden vier Kriterien: Weite des Gelenkspaltes, knöcherner Gelenkanbau (Osteophyten), Verdichtung unter der Gelenkfläche (Sklerosierung) sowie die generelle Gelenkdeformierung. Bei den Graden 1 und 2 wird in der Regel konservativ behandelt, bei den Graden 3 und 4 muss eine Operation diskutiert werden.

Stadien der Kniearthrose (Gonarthrose)

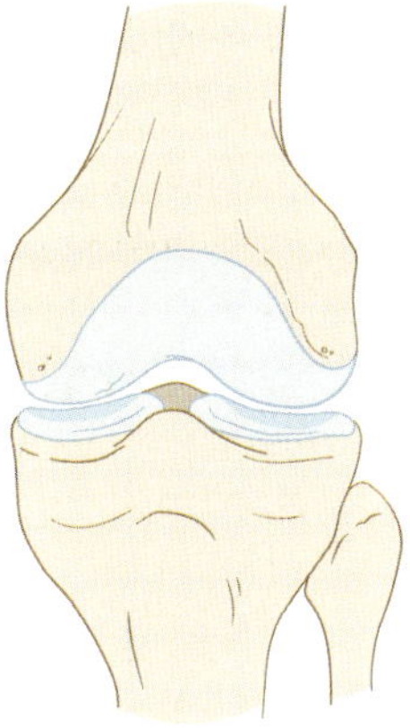

Grad 1

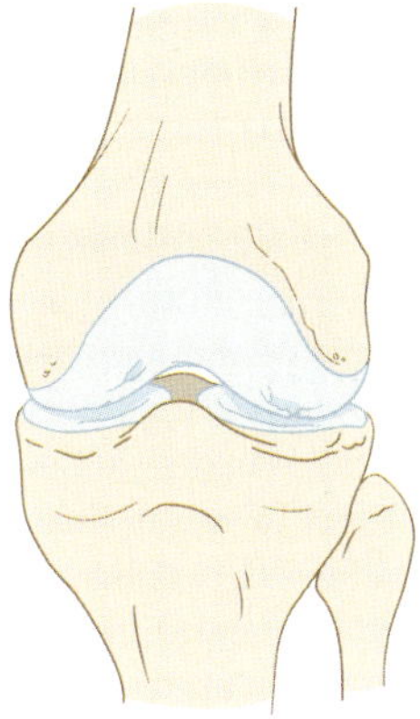

Grad 2

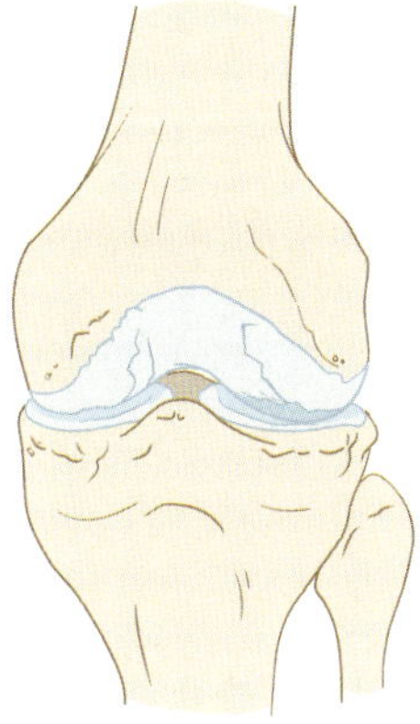

Grad 3

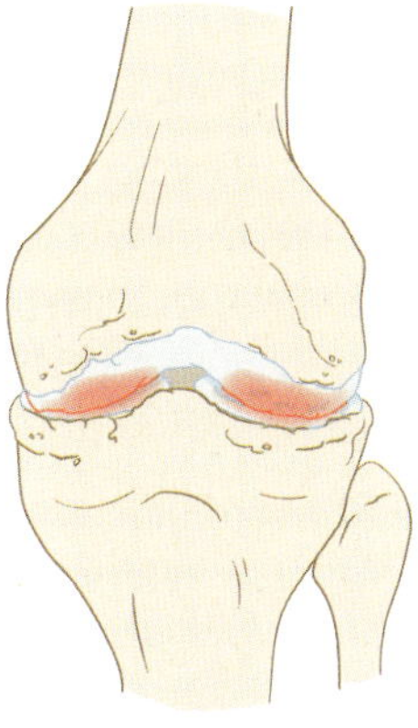

Grad 4

Kellgren-Lawrence-Score

Grad 1: geringe subchondrale Sklerosierung, keine Gelenkspaltverschmälerung oder Osteophyten
Grad 2: geringe Gelenkspaltverschmälerung und beginnende Osteophytenbildung, angedeutete Unregelmäßigkeit der Gelenkfläche
Grad 3: ausgeprägte Osteophytenbildung, deutliche Unregelmäßigkeiten der Gelenkfläche
Grad 4: ausgeprägte Gelenkspaltverschmälerung bis zur vollständigen Destruktion, Deformierung/Nekrosen der Gelenkpartner

Die Risiken sind natürlich davon abhängig, welche speziellen Operationen durchgeführt werden sollen.

6. Was sind die Risiken einer Operation?

In den 1990er-Jahren wurde die Risikoaufklärung weniger intensiv verfolgt. Mein erster Oberarzt nannte bei Risiken zu einer Operation lediglich die drei Worte: Thrombose, Embolie und Tod. Beim Wort „Tod" waren die Patienten so geschockt, dass sie nicht weiter nachfragten und die Aufklärung rasch beendet werden konnte. Das ist heutzutage zum Glück anders. Patienten haben bereits viele Informationen und genaue Fragen im Kopf.

Die Risiken sind natürlich davon abhängig, welche speziellen Operationen durchgeführt werden sollen. Bei einem künstlichen Gelenk gibt es viele Gründe, weshalb eine Operation nicht erfolgreich sein könnte. Die vier häufigsten Gründe des Scheiterns einer Knieprothese sind eine Bewegungseinschränkung, eine Instabilität, eine Lockerung und eine Infektion.[3] Betrachtet man die Beweglichkeit des Kniegelenks, braucht man für verschiedene Tätigkeiten eine unterschiedliche Beugefähigkeit. Laufen erfordert eine Beugung von 70°, das Sitzen auf einem Stuhl 90°, das Bewältigen einer Treppe 100° und das Radfahren 110°. Die 110°-Beugung ist also das Mindestmaß, das man in der Kniechirurgie anstrebt, um eine vernünftige und ausreichende Lebensqualität zu sichern.

Bei Bewegungseinschränkungen unterscheidet man mechanische und nicht mechanische Einschränkungen. Bei den mechanischen liegen die Fehler oft in der Operation selbst begründet. Stichworte sind hier korrekte Größe der Implantate, Herstellung der natürlichen Gelenklinie sowie eines balancierten Streck- und Beugespaltes. Bei den nicht mechanischen Einschränkungen sprechen wir von Arthrofibrosen. Das sind schmerzhafte Gelenkverklebungen, deren Ursache nicht eindeutig geklärt ist und die zu einer zunehmenden Steifheit des Gelenks führen können. Instabilitäten sind ebenfalls ein Risiko, was aber primär durch eine gute Implantatauswahl vermieden werden kann. Lockerungen sind ein weiteres Risiko bei künstlichen Gelenken. Die vierte Gruppe beinhaltet die Infektionen. Das ist das Risiko, das Orthopäden und Patienten gleichermaßen am meisten befürchten. Eine ideal eingebaute

Knieprothese mit guter Beweglichkeit, die sich infiziert, ist eine Horrorvorstellung. Hier spricht man von einem schicksalhaften Verlauf, da es keine 100-prozentige Keimfreiheit im Krankenhaus oder im OP-Saal gibt. Die Luft enthält Bakterien, die Instrumente liegen auf dem OP-Tisch und sind von Luft umgeben. Ebenso ist das Gelenk geöffnet und mit der Umgebungsluft in Kontakt gekommen. Die Haut wird desinfiziert, aber in den tieferen Hautschichten, dort, wo die Talgdrüsen und Haarfollikel sitzen, können noch Bakterien vorhanden sein, die man durch eine Desinfektion nicht erreicht.

Ebenso sind schlechte Zähne und Fußnägel, Hautpilz in der Leiste, mit Keimen besiedelte Herzschrittmacher, Diabetes, Rauchen und Übergewicht Risiken für bakterielle Infektionen eines künstlichen Gelenks.

Ungefähr 10 Prozent aller Revisionen, also erneute Eingriffe an einer Knieprothese, sind auf Infektionen zurückzuführen. Diese kann man zwar durch Wechsel der Prothesen und Antibiotikabehandlung meist ausheilen, es ist aber immer ein langwieriger und für den Patienten belastender Verlauf.[4, 5]

Bei einer Kreuzbandoperation besteht das Risiko, dass das Gelenk trotz Operation nicht ausreichend stabil wird. In der Literatur werden Versagensraten von 5 bis 20 Prozent beschrieben, abhängig von verschiedenen Einteilungen. Legt man die Rückkehr zum vorherigen Aktivitäts- oder Sportlevel zugrunde oder lediglich eine gute Alltagsstabilität?[6] Ob eine gute, stabile, funktionelle Kreuzbandersatzplastik im Verlauf eine Arthrose des Kniegelenks sicher verhindert, ist in der Literatur noch nicht eindeutig belegt.[7, 8]

Bei den Meniskusnähten ist das Risiko hoch, dass der Meniskus erneut reißt oder die Naht versagt. Dazu habe ich zwei Artikel auf meinem Schreibtisch liegen. Der eine trägt die Überschrift „Fast jede vierte Meniskusnaht versagt“[9], der andere ist mit „Save the Meniskus again!“[10] betitelt. Was tun? Den Meniskus retten und 25 Prozent Versager in Kauf nehmen – oder sind die Ergebnisse und Nahttechniken so viel besser geworden?

Die richtige Antwort ist, dass gerade im jüngeren Alter jeder Versuch, den Meniskus zu erhalten, gerechtfertigt ist. Die Wichtigkeit des Meniskus für den Schutz des Knorpels kann gar nicht oft genug betont werden. Aus der Ära vor der Arthroskopie, als die Menisken bei Rissen noch gern offen chirurgisch vollständig entfernt wurden, wissen wir, dass diese Fälle alle zu 100 Prozent zu einer starken Arthrose der Kniegelenke geführt haben. Da heute der mündige Patient gefordert und gewünscht ist, muss aber aufgeklärt werden, dass das Risiko eines erneuten Risses oder Nahtversagens um die 25 Prozent liegt. Wichtig ist außerdem, sich zu vergegenwärtigen, dass hier kein gesundes, sondern bereits geschädigtes Gewebe genäht wird, was dann naturgemäß anfälliger für eine erneute Verletzung ist. Die Analogie ist der gestopfte Pullover über dem Ellenbogen, der auch leichter wieder einen Schaden nimmt als ein nigelnagelneuer Pullover.

7. Wann ist der richtige Zeitpunkt für eine Operation?

Die Frage nach dem richtigen Zeitpunkt für eine Operation bekomme ich täglich gestellt. Beim Gelenkersatz ist das für mich relativ einfach zu beantworten.

Wenn die persönliche Lebensqualität, der private und berufliche Aktionsradius so eingeschränkt sind, dass das vom Patienten nicht mehr hinzunehmen ist, dann ist der Zeitpunkt für eine Operation gekommen.

Das entscheidende Kriterium ist sicherlich nicht das schlechte Röntgenbild oder das von außen sichtbare O-Bein. Hier besteht eine große Diskrepanz zwischen wirklich erschreckenden Röntgenbildern, bei denen die Patienten noch erstaunlicherweise gut zurechtkommen, und umgekehrt weniger dramatischen Veränderungen im Röntgenbild bei Patienten, die schon massiv eingeschränkt sind. Röntgenbild und Beschwerdesymptomatik korrelieren nur bedingt miteinander.

Anders ist es bei Meniskuseingriffen im jüngeren Alter oder auch bei Kreuzbandoperationen. Hier muss man sich zu einem frühen Zeitpunkt entscheiden, ob man diese Operation machen möchte oder nicht, weil danach das Zeitfenster geschlossen ist. Der 25-jährige Skiläufer, der einen vorderen Kreuzbandriss erlitten hat, muss eine Entscheidung treffen, ob er zeitnah sein Kreuzband ersetzen lassen möchte, bevor Sekundärschäden wie Meniskusverletzungen oder Knorpelschäden auftreten. Das Kreuzband nach fünf Jahren versorgen zu lassen, macht häufig keinen Sinn mehr. In diesem Fall ist also eine kurzfristige Entscheidung zu treffen. Das Gleiche gilt für Meniskusverletzungen im jüngeren Alter, die man nähen kann. Hier muss ebenfalls zeitnah eine Entscheidung getroffen werden, bevor der Meniskus derart geschädigt ist, dass eine Naht nicht mehr möglich ist.

8. Wie lange hält ein künstliches Gelenk?

Die Frage nach der Haltbarkeit von Kunstgelenken ist häufig und berechtigt. Bei

Künstliche Kniegelenke haben eine 10-Jahres-Überlebensrate von knapp 95 Prozent.

einem künstlichen Kniegelenk ist das eine wichtige Information. Nach Möglichkeit möchte man sich diesem Eingriff nur einmal im Leben unterziehen, das heißt, das neue Gelenk soll bis zum Lebensende halten. Die durchschnittliche Lebenserwartung von Frauen und Männern steigt kontinuierlich an. Gesunde Patienten in Deutschland können davon ausgehen, dass sie häufig ein Alter von über 80 Jahren erreichen. Wenn ein Gelenk also mit 65 Jahren eingesetzt wird, muss das eventuell noch 20 Jahre halten. Wie sieht es mit der 10- und 20-Jahre-Überlebensrate künstlicher Kniegelenke aus?

Künstliche Kniegelenke haben eine 10-Jahres-Überlebensrate von knapp 95 Prozent: 95 Prozent der eingebauten Gelenke sind nach zehn Jahren noch voll funktionsfähig im Körper. Die 20-Jahres-Überlebensrate sieht schon anders aus: Sie beträgt etwas über 80 Prozent – 20 Prozent aller eingebauten Gelenke sind bereits ausgebaut oder gewechselt worden. Hierbei zeichnet sich ein großer Unterschied dahingehend ab, ob die Patienten bei der Operation jünger oder älter als 60 Jahre sind.

Patienten, die vor dem 60. Lebensjahr ein künstliches Kniegelenk eingebaut bekommen, haben ein deutlich höheres Risiko, dass es nicht bis zum Lebensende hält.

Das liegt zum einen an der höheren Lebenserwartung, aber auch daran, dass Patienten unter 60 Jahren ein künstliches Gelenk im Alltag und beim Sport ganz anders belasten. Wird das Gelenk bei einem Alter über 60 Jahren eingebaut, ist die Standzeit deutlich besser. Deshalb gilt nach wie vor die bewährte Empfehlung, dass künstliche Gelenke nach Möglichkeit nicht vor einem Alter von 60 Jahren eingebaut werden sollten, auch wenn das in der Realität nicht immer so umzusetzen ist. Hat ein 40-jähriger Patient zum Beispiel nach einem Motorradunfall ein zerstörtes Kniegelenk, kann er schlecht 20 Jahre warten, bis er endlich 60 ist, um die Versorgung vornehmen zu lassen.

Generell kann man für ein künstliches Knie eine Standzeit von 15 Jahren und sogar länger erwarten.[11]

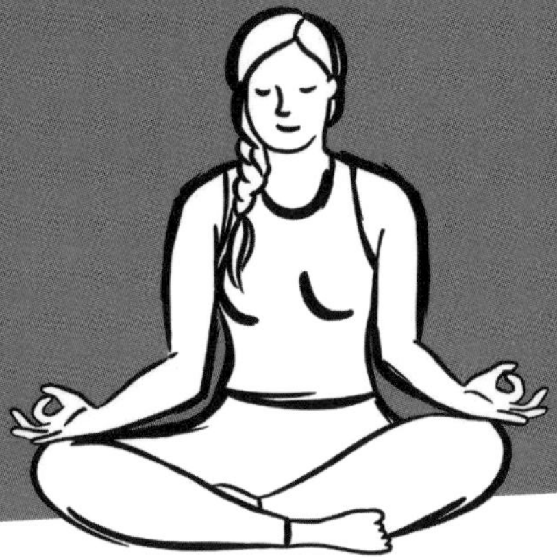

KAPITEL 4

Es ist der Patient und nicht das Knie

Naturgemäß kann man Kniegelenke nicht vom Rest des Körpers trennen. Orthopädisch gesehen, gehören unbedingt die angrenzenden Gelenke, die Wirbelsäule und die Füße mit in die medizinische Betrachtung. Aber es gibt natürlich auch viele andere Faktoren, die dem Knie zu schaffen machen können. Das sind soziale, berufliche und private Probleme.

Das Knie befindet sich zwischen dem Hüftgelenk und dem oberen Sprunggelenk, sodass eine Einschränkung einer dieser beiden Gelenke auch die Funktion des Kniegelenks beeinträchtigt. Ebenso sind chronische Beschwerden der Lendenwirbelsäule immer mit einer Auswirkung auf die unteren Extremitäten verbunden.

Das Knie ist eines der empfindlichsten Gelenke im Körper und trägt beim Springen, Laufen und Treppensteigen ein Vielfaches des Körpergewichts.

Eine Entlastung ist auch im Alltag kaum möglich. Bei Rückenschmerzen ist es allgemein bekannt, dass diese häufig eine große psychosoziale Komponente haben. Beim Knie, in diesem Zusammenhang oft als kleiner Bruder der Wirbelsäule benannt, ist das nicht anders.

Soziale Probleme, Depressionen, Burnout und viele andere Probleme zwingen uns buchstäblich in die Knie.

Es ist also sinnvoll, sich in diesem Kapitel mit dem ganzen Patienten zu beschäftigen und das Knie ein wenig aus dem Auge zu verlieren.

Knie und Seele

Große Themen in unserer heutigen Zivilisationsgesellschaft sind reduzierte soziale Kontakte, Einsamkeit und Depressionen. Nach Angaben der Stiftung Deutsche Depressionshilfe[1] ist jede vierte Frau und jeder achte Mann im Laufe des Lebens von einer Depression betroffen. Psychische Erkrankungen sind nach Muskel-, Skelett- und Atemwegserkrankungen der dritthäufigste Grund für Fehltage im

Der soziale Kontext, in dem sich ein Mensch befindet, sollte auch bei der Betrachtung des Kniegelenks berücksichtigt werden.

Beruf.[2] Der soziale Kontext, in dem sich ein Mensch befindet, sollte deshalb auch bei der Betrachtung des Kniegelenks berücksichtigt werden. Wie ist die Zufriedenheit am Arbeitsplatz? Liegen Zeichen eines Burnouts vor?[3] Hat man die gewünschte Beförderung nicht oder gar einen jüngeren Vorgesetzten vor die Nase gesetzt bekommen? Gibt es eine private Trennung, ist der Lebenspartner krank, sind die Kinder ausgezogen? All das sind wichtige Aspekte, die möglicherweise nicht immer im Sprechstundengespräch benannt werden können.

Wichtig ist, dass sich der Patient selbst auch über solche Ursachen von Kniebeschwerden Gedanken macht.

Sind es die beginnenden Wechseljahre, ist es die Menopause bei der Frau oder die Andropause bei dem Mann? Oft gibt es eine hormonelle Umstellung, die den Körper und die Psyche herausfordert? Oder ist es der Sport, der nicht mehr altersgerecht ist und umgestellt werden sollte? Vom Marathon auf Nordic Walking zum Beispiel.

Wie oft sehe ich in meiner Praxis Kniebeschwerden, bei denen sich kein entsprechendes körperliches Korrelat finden lässt. In der klinischen Untersuchung, in der MRT und im Röntgenbild ist alles in Ordnung. Aber die Patienten haben offensichtlich und nachvollziehbar Beschwerden.

Diese funktionellen Beschwerden lassen sich häufig eher durch eine Umstellung der Lebensumstände als durch eine kniespezifische Therapie verbessern.

Übergewicht – der weiße Elefant

Eine Frau Mitte 40 sitzt vor mir im Sprechzimmer und beklagt Knieschmerzen auf beiden Seiten. Die Frau wirkt sehr aktiv und ich schätze ihre Größe auf 165 cm und ihr Gewicht auf knapp 110 kg ein.

Wortreich schildert sie mir ihre Beschwerden: Treppensteigen ginge gar nicht mehr, Radfahren auch nicht und Yoga hätte sie ebenfalls schon vor längerer Zeit aufgeben müssen. Bei der Untersuchung merke ich schon, wie die Kniescheiben auf dem Knorpel des Oberschenkels reiben und wie die Beugefähigkeit auf beiden Seiten eingeschränkt ist. Nach der Untersuchung setzen wir uns wieder an den Schreibtisch. Keiner von uns beiden hat bisher das Gewichtsthema angesprochen.

Das Thema „Übergewicht" steht wie ein weißer Elefant im Raum, wird von allen wahrgenommen, aber keiner von uns thematisiert es.

Jetzt ist es ein bisschen wie beim Pokern: Wer zuerst etwas sagt, hat verloren. Spreche ich das Thema „Übergewicht" als Arzt zuerst an, höre ich häufig: „Sie haben gut reden, Sie sind ja schlank." Oder: „Mit diesen kaputten Kniegelenken kann ich keinen Sport treiben und abnehmen." In anderen Fällen platzt es förmlich aus den Patienten heraus, dass andere Orthopäden sie wegen des Gewichts bereits abgelehnt hätten. Spricht man als Arzt das Übergewicht nicht an, kann es durchaus sein, dass es in der Sprechstunde gar nicht thematisiert wird. Das geht aber auch nicht. Übergewicht ist ein Risikofaktor für eine Arthrose des Kniegelenks, der von den Patienten selbst gut beeinflusst werden kann. Es wäre also nicht nur unärztlich, sondern auch fahrlässig, das als Arzt nicht zu benennen. Viele Gonarthrosen lassen sich nach einer Gewichtsabnahme von den Patienten erst mal gut ertragen. Und Studien zeigen leider, dass Patienten, die übergewichtig sind, mit künstlichen Kniegelenken auch nicht abnehmen. Die Risiken einer Operation sind bei deutlichem Übergewicht ebenfalls hinsichtlich Lockerung, Infektion und Instabilität erhöht.

Gewichtsabnahme lässt sich am besten über die Ernährung und nicht durch den Sport erreichen.

Für eine Tafel Schokolade müssen Sie mehr als 30 Minuten sehr flott joggen, das heißt, der Hebel, über sportliche Aktivität das Gewicht zu reduzieren, ist denkbar klein. Der größere Hebel ist die Ernährung. Hier ist eine Umstellung der Ernährung und der Lebensgewohnheiten wirklich sinnvoll, zumal das auch dem Herz-Kreislauf-System, den anderen Gelenken und der generellen Lebenserwartung zuträglich ist. Jedem deutlich Übergewichtigen sei daher geraten, spätestens bei beginnenden Knieproblemen fachkundige Hilfe in einer professionellen Ernährungsberatung zu suchen, um den fortschreitenden Verschleiß möglichst zeitig zu stoppen. Ihr Hausarzt hilft Ihnen bei der Suche. Bereits eine Verringerung um 5 oder 10 kg bringt eine spürbare erste Entlastung, die dann oft durch mehr Bewegung unterstützt werden kann.

Ist das Übergewicht bereits bei 20 und mehr Kilogramm, empfehle ich meinen Patienten, sich kurz vorzustellen, wie anstrengend so ein Tag wäre, hätte man permanent 2, 3 oder 4 Zentner zusätzlich auf den Schultern. Jede Treppe, jede Kniebeuge, jedes längere Stehen würde zur extremen Herausforderung, weil unser Körper die Last nur verkraftet, indem er sich langsam daran gewöhnt. Die Muskeln werden dabei stärker, Knochen und Gelenke können sich aber nur in sehr geringem Umfang anpassen. Umgekehrt ist auch die Entlastung beeindruckend, wenn die Kilos purzeln. Spätestens im fortgeschrittenen Alter entscheidet das Gewicht entscheidend darüber, ob man weiter selbstständig und selbstbestimmt leben kann.

Die Best Ager

„Best Ager“ oder „Generation Silver“ werden in der Werbung diejenigen genannt, die sich im Rentenalter oder zumindest nicht mehr im erwerbsfähigen Alter befinden. Diese Gruppe hat sich in den vergangenen 20 Jahren massiv verändert. War in früheren Jahren die Belastbarkeit eines Rentners mit einem Spaziergang in der Nachbarschaft, den täglichen Besorgungen sowie Einkäufen und möglicherweise auch mal der Betreuung der Enkel verbunden, hat sich das heute grundlegend gewandelt. Diese häufig auch sehr finanzstarke Gruppe von Senioren, die die Werbung als Zielgruppe längst erkannt hat, möchte weiterhin Sport treiben, aktiv sein, reisen und ist für die Aufsicht der Enkel kaum mehr erreichbar. Durch die zunehmende Lebenserwartung und die bessere Gesundheit auch im Rentenalter hat sich

Im fortgeschrittenen Alter entscheidet das Gewicht darüber, ob man weiter selbstständig und selbstbestimmt leben kann.

ein starker Wandel vollzogen. Das zeigen auch die Prospekte unterschiedlicher Firmen zu künstlichen Kniegelenken. Darin sind keine Menschen zu sehen, die einen Gehstock benutzen oder am Ententeich in der Sonne sitzen. Nein, man sieht nur Menschen, die sich auf dem Golf- oder Tennisplatz befinden oder gerade vom Kreuzfahrtschiff flott die Treppe heruntersteigen. Diese Gruppe hat einen ganz anderen Anspruch an ihre Gesundheit als die Generation davor. Sie ist auch nicht bereit, Einschränkungen durch schmerzhafte Gelenke hinzunehmen. Sie ist aus diesem Grund auch schwieriger zu behandeln als in damaligen Zeiten. Galt früher die Alltagstauglichkeit als Maßstab für ein gut eingebautes Kniegelenk, ist es heute zunehmend die Sporttauglichkeit auch im höheren Alter. Es ist schwierig und nicht immer umsetzbar, diesem Anspruch als Operateur oder behandelnder Orthopäde Rechnung zu tragen. An dieser Stelle sollten sich Betroffene darüber im Klaren sein, dass sie bei chronisch starken Knieschmerzen nach ewiger Zeit ohne Joggen auch dann nicht automatisch wieder loslaufen können, wenn der Schmerz weg ist. Nach Jahren der Schonhaltung sind Herz-Kreislauf-System, Muskulatur und Stoffwechsel meist stark heruntergefahren und es bedarf einigen Willens und Geduld, wieder richtig in die Gänge zu kommen.

Selbst die Aussagen von Herstellern künstlicher Knie, dass man damit sogar Skilaufen und Joggen kann, gelten natürlich nur, wenn man das auch vorher konnte – das ist wohl jedem klar.

Die jungen Aktiven

Die jungen Aktiven sind die Gruppe der unter 60-Jährigen, die noch im Berufsleben stehen, die ein hohes Aktivitätsniveau und eine hohe Erwartungshaltung haben. Diese Patienten wollen berechtigterweise weiter beruflich aktiv sein, ihren Sport treiben und sich keiner Einschränkung unterwerfen müssen. 20 Prozent aller Knieprothesen-Implantationen in Deutschland werden bereits bei unter 60-Jährigen durchgeführt, was etwa 33.000

Im Mittelpunkt stehen die beiden Parameter „Funktion“ und „Lebensqualität“.

Operationen entspricht.[4] Die Anzahl der Operationen in dieser Altersgruppe steigt zudem stark an. Diese Patienten haben ein hohes Risiko, dass sie ihre Prothese überleben und sich mindestens einmal einer Wechseloperation unterziehen müssen.

Wie ist mit dieser Gruppe umzugehen? Wie kann man sie beraten und managen?

Das Wichtigste ist die ausreichende Aufklärung über die Erkrankung, den Verlauf und die Therapiemöglichkeiten. Ein interdisziplinärer Behandlungsplan unter Einbeziehung von Physiotherapeuten, manchmal auch von Psychologen und Ernährungsberatern muss aufgestellt werden. In diesen Managementplan müssen die Patienten proaktiv eingebunden werden. Im Mittelpunkt stehen die beiden Parameter „Funktion“ und „Lebensqualität“.

Der alte Spruch „Einmal Prothese, immer Prothese“ hat in seiner Aktualität nichts eingebüßt. Umso mehr steht bei diesem Patientenkollektiv die Prävention im Vordergrund. Während sich die normale Arthroskopie bei Gonarthrose als wenig hilfreich erwiesen hat, stehen Meniskuschirurgie, Bandstabilisierungen, Knorpeleingriffe und Achskorrekturen im Vordergrund, um nach Möglichkeit einen Protheseneingriff nicht vor dem 60. Lebensjahr durchführen zu müssen.

Knie und Vorerkrankungen

Neben der großen Gruppe der Best Ager, der wirklich fitten, aktiven Rentnergeneration, gibt es leider auch die sehr kranken Patienten. Hier stehen im Grunde drei große Krankheiten im Vordergrund.

Das sind die Demenz- und Alzheimer-Erkrankungen, die Herz-Kreislauf-Erkrankungen und die diversen Krebsleiden.

Hierbei sieht man sich als Arzt einem völlig anderen und neuen Kontext gegenüber. Es muss abgewogen werden, wie sich die Erkrankung auswirkt, was im Vordergrund steht und wie man die allgemeine Lebenssituation verbessern kann. Auch die Gruppe derjenigen Patienten, die ihre Angehörigen und Lebenspartner pflegen, vergrößert sich in dieser Lebensphase. Sie müssen manchmal ihre eigene Gesundheit vernachlässigen, weil sie für einen Partner präsent sein müssen. Bei solchen Situationen können konservative Therapien häufig gar nicht durchgeführt werden, da gar keine Zeit und Möglichkeit besteht, diese in Anspruch zu nehmen.

Welche Möglichkeit hat ein kranker Patient, die Operation gut zu überstehen? Gelingt es trotz Herzerkrankungen, Krebsleiden und Demenz überhaupt, die notwendige Nachbehandlung zu bewältigen? Wie ist die Lebenserwartung, was ist in dieser Zeit geplant, was sagen die anderen behandelnden Ärzte, wie kann man die unterschiedlichen Erkrankungen gewichten?

Diese Fragestellungen können nicht allein vom Orthopäden beurteilt werden. Hier gilt es, im Einklang mit den anderen Fachdisziplinen eine befriedigende Lösung für die Patienten zu erarbeiten.

Häufig werden palliative Optionen gewählt. Das bedeutet konkret eine interdisziplinäre Schmerztherapie, um eine Operation zu vermeiden und dem Patienten eine weitgehend schmerzfreie Situation zu ermöglichen. Zusätzlich kommen oft Orthesen zur Ruhigstellung und zur Stabilisierung des Kniegelenks zum Einsatz.

Außerdem ist Physiotherapie ein wichtiger Baustein, damit die Funktion und Beweglichkeit des Gelenks erhalten oder sogar verbessert werden kann. Der sonst so ungeliebte Gehstock oder auch Rollator ist darüber hinaus eine sinnvolle Lösung, um bei nicht operablen Patienten eine gewisse Mobilität zu gewährleisten.

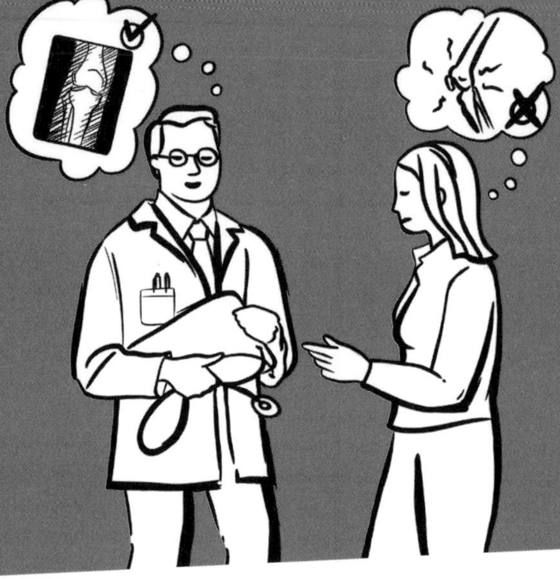

KAPITEL 5

Die Sichtweise des Operateurs

Operateur und Patient haben naturgemäß unterschiedliche Sichtweisen auf das Problem. Der Patient hat vorrangig sein Knie im Blick, das für all sein Leid verantwortlich ist. Der Operateur sieht den Patienten und bemerkt schon bei dessen Gang ins Sprechzimmer ein Hinken, eine gebückte Haltung, Übergewicht, Untergewicht, Niedergeschlagenheit oder weitere Komponenten, die eine wichtige Rolle spielen. Das gemeinsame Ziel jedoch besteht darin, wieder eine gesunde Lebensqualität herzustellen. Interessant ist bisweilen, dass der Operateur häufig mit dem Ergebnis zufriedener ist als der Patient. Woher kommt das?

In diesem Zusammenhang wird deutlich, wie wichtig es ist, dem Patienten mitzuteilen, was er realistisch erwarten kann. Dabei muss mit in den Blick genommen werden, wie es um das gesamte körperliche Befinden und den Bewegungsapparat bestellt ist.

Manche Patienten haben ja häufig nicht nur ein stark arthrotisches Kniegelenk, sondern dazu noch geschädigte Hüften, einen starken Verschleiß in der Lendenwirbelsäule, Polyarthrose der Hände, Bluthochdruck und vieles mehr. Diese Patienten werden leider auch mit einem perfekten neuen Kniegelenk eingeschränkt bleiben. Dennoch ist gerade das neue Kniegelenk eine wichtige Stellschraube, die die Lebensqualität und die Gesamtsituation der Patienten wesentlich verbessern kann.

Auf einem Kongress wurde das einmal in der Weise formuliert, dass sich die sehr kranken, multimorbiden Patienten in einem Wettkampf befinden, bei dem sie aufgrund der Vielzahl von Erkrankungen von vornherein nur um die Bronzemedaille laufen.

Warum ist der Chirurg mit dem Ergebnis oft zufriedener als der Patient?

Eine niederländische Arbeitsgruppe hat dazu 2001 eine Studie mit 108 Patienten veröffentlicht.[1] In dieser Studie ging es darum, die Patientenzufriedenheit nach dem Einbau eines neuen Kniegelenks gemäß objektiver und subjektiver Kriterien zu bewerten. Die Patientenzufriedenheit

Nur wer aus einem wirklichen Tal kommt, wird mit dem Ergebnis eines künstlichen Gelenks zufrieden sein.

betrug auf einer visuellen Analogskala lediglich 68 Prozent. Es gab eine große Diskrepanz zwischen subjektivem und objektivem klinischen Ergebnis nach solch einer Knieoperation. Der Kniechirurg war im Schnitt erheblich zufriedener mit dem Ergebnis als der Patient. Woher kommt das? Der Operateur prüft nach einer Operation die Parameter „Beweglichkeit des Gelenks", „Bandstabilität", „Beinachse", „Muskelfunktion" und „Röntgenbild". Sind diese Aspekte aus fachlicher Sicht in Ordnung, ist er zufrieden. Ein einwandfreies Röntgenbild kann beim Operateur richtige Glücksgefühle auslösen.

Der Patient hat ganz andere Gesichtspunkte, die ihn interessieren. Ihm ist es völlig egal, wie das Röntgenbild aussieht. Diesbezüglich kann alles schief und krumm sein, aber das Gelenk soll einwandfrei funktionieren. Bisweilen sprechen Patienten Aspekte wie ein Klicken und Reiben im Knie an. Ein Patient berichtete mir, dass er das Gefühl hätte, einen Rollkoffer im Knie zu haben. In anderen Fällen werden Schwellungen und Taubheitsgefühle um die Narbe als störend benannt. Daraus wird ersichtlich, dass ein nach objektiven Kriterien gutes Knie beim Patienten, der das ganz anders wahrnimmt, durchaus negativ abschneiden kann. Die Wissenschaft bemüht sich vermehrt, diese Patientenperspektive zu erfassen und nennt das PROM für „Patient Reported Outcome Measurement" (patientenberichtete Ergebnismessung). Das ist ein ganz wichtiges Messinstrument, um die Patienten- und nicht die Arztperspektive zu erfassen.

Operateur und Patient – wie man einen gemeinsamen Weg findet

Der entscheidende Punkt ist das gemeinsam geführte Gespräch vor einer möglichen Operation, das die Erwartungshaltung des Patienten und die Möglichkeiten des Operateurs und einer Operation beleuchtet. Was sind die Hauptprobleme des Patienten? Was kann der Operateur dem Patienten zur Problemlösung anbieten? Ist das nicht deckungsgleich oder unterscheidet es sich in zu vielen Punkten, wird kein gutes Ergebnis erreicht werden können.

Als Beispiel: Ist es dem Patienten sehr wichtig, zukünftig kniend seinen Garten pflegen zu können, muss klar benannt werden, dass mit einem künstlichen Kniegelenk eine kniende Position unbequem und häufig nicht gut durchführbar ist. Ebenso sind Erwartungshaltungen, wie mit dem Kunstgelenk zu joggen, Volleyball zu spielen oder ähnliche stark stauchende und belastende Sportarten durchzuführen, nach solch einer Operation nicht realistisch.

Weiterhin ist der Leidensdruck des Patienten sehr wichtig. Wenn man als Arzt feststellt, dass der Patient im Grunde wenig Einschränkungen hat, ist ebenfalls nicht von einem guten Operationsergebnis auszugehen. Auch nach einer Operation können geringe Einschränkungen zurückbleiben. Nur wenn vor einer Operation die Funktion des Gelenks stark eingeschränkt ist und ein größerer Leidensdruck vorliegt, kann auch ein für beide Seiten gutes Ergebnis erzielt werden. Macht sich nach der Operation dann ein leichtes Reiben der Kniescheibe auf der Prothese bemerkbar, wird das umso besser akzeptiert, wenn das Gesamtbild vor der Operation deutlich schlechter war. Das Gleiche gilt übrigens für Geräusche und eventuell taube Stellen um die Narbe.

Ein ehemaliger Oberarzt von mir pflegte diesbezüglich zu sagen: „Nur wer aus einem wirklichen Tal kommt, wird mit dem Ergebnis eines künstlichen Gelenks wirklich zufrieden sein." Ein künstliches Gelenk verbessert die Lebensqualität deutlich, ist aber kein Jungbrunnen.

Für mich zeichnet sich eine gute Operationsberatung auch dadurch aus, dass dem Patienten durchaus gesagt wird, mit einer Operation seines Kniegelenks noch abzuwarten, weil die Einschränkungen noch nicht so gravierend sind.

Man könnte das mit einem Schuster vergleichen, der einem mitteilt, dass man mit der Sohle noch ein Jahr laufen kann, bevor ein Wechsel ansteht.

In solch einem Fall ist es für beide Seiten oft sinnvoller, im nächsten Jahr noch mal zu kontrollieren, eine Operation aber derzeit noch nicht zu planen.

Eine Frage der Möglichkeiten

„Wenn man nur einen Hammer hat, sieht die ganze Welt wie ein Nagel aus“ lautet eine alte Weisheit. Was bedeutet das aber in unserem Zusammenhang? Sie brauchen für Ihr Problem einen Spezialisten oder ein Team, der/das das komplette Repertoire der Kniegelenkchirurgie und -behandlung überblickt. Haben Sie jemanden, der lediglich eine Operationsart anbietet, wird er immer dazu geneigt sein, auch diese Operation anzubieten.

Nur wenn alle Behandlungsoptionen bekannt sind und angeboten werden können, ist eine differenzierte Auswahl möglich.

Für einen Spezialisten stellen sich die Fragen: Wann ist eine Arthroskopie noch sinnvoll? Wann sollte das Bein begradigt werden? Wann ist ein Teilgelenkersatz und in welchen Fällen ein kompletter Gelenkersatz notwendig?

Je größer das Repertoire, desto differenzierter sind die operativen Möglichkeiten, die angeboten werden können. In der Kniechirurgie gibt es eine Vielzahl verschiedener Maßnahmen, an deren Ende der Einsatz eines künstlichen Gelenks steht. Zunächst geht es naturgemäß um gelenkerhaltende Operationen und erst im weiteren Verlauf um einen Gelenkersatz. Diese Operationen müssen nicht zwangsläufig immer von derselben Person durchgeführt oder angeboten werden, aber es sollte eine Expertise vorliegen, damit das ganze Spektrum beraten und angeboten werden kann.

Das ultimative Ziel: „the forgotten knee“

Auf den Kongressen der Kniechirurgen wird das ultimative Ziel für ein künstliches Kniegelenk als „the forgotten knee“ bezeichnet. Was steckt hinter diesem Anglizismus?

Er bedeutet, dass Sie als Patient morgens aufstehen, ins Bad gehen, sich Ihr Frühstück zubereiten und möglicherweise zur Arbeit gehen oder andere Aktivitäten verfolgen und nicht mehr darüber nachdenken, dass Sie ein künstliches Gelenk haben. Sie merken das künstliche Knie gar

„Wenn man nur einen Hammer hat, sieht die ganze Welt wie ein Nagel aus“ lautet eine alte Weisheit.

nicht, es schränkt Sie nicht ein, kein Klicken oder Reiben, keine Geräusche. Sie vergessen es einfach, weil es Ihnen natürlich vorkommt und sich perfekt in Ihren Körper und Ihr Leben integriert hat. Dieses Ziel möchte man als Orthopäde erreichen. Aus diesem Grund wurde sogar extra ein Score eingeführt, der „Forgotten Joint Score“.[2] Der fragt die Zufriedenheit mit einem künstlichen Gelenk in zwölf Kategorien ab.

Abgefragte Parameter sind unter anderem das Aufstehen aus dem tiefen Sitzen, Treppensteigen, Autofahren, Hausarbeit, Sport und Spazierengehen.

Das ist aus fachlicher Sicht mit dem sehr komplizierten Kniegelenk deutlich schwerer zu erreichen als in der Hüftchirurgie, wo es sich lediglich um ein einfaches Kugelgelenk handelt. Die exzellenten Ergebnisse der künstlichen Hüftgelenke, 2007 in der renommierten medizinischen Zeitschrift „The Lancet“ von Professor Learmonth als Operation des Jahrhunderts gekürt[3], werden mit den künstlichen Kniegelenken bisher nicht erreicht. Ein häufiger Satz unter Kollegen ist deshalb, dass ein Knie eben keine Hüfte sei: „A knee is not a hip!“

Nach der Implantation eines künstlichen Kniegelenks gibt es Raten von 15 bis 20 Prozent an Patienten, die nicht 100-prozentig zufrieden sind. Dennoch wurde auch das künstliche Kniegelenk im Jahr 2000 vom „British Medical Journal“ als Operation der Dekade benannt.[4]

Die Forschung bemüht sich seit Jahren, künstliche Kniegelenke zu entwerfen, die dem menschlichen Gelenk hinsichtlich der Kinematik noch näher kommen. Das spiegelt sich auch im Teilgelenkersatz wider, bei dem mehr vom Gelenk und von seiner ursprünglichen Bewegung erhalten werden kann. So kann beispielsweise bei einer Schlittenprothese, die lediglich einen Teil des Gelenks ersetzt, mehr natürliche Gelenkkinematik als bei einem kompletten Gelenkersatz erhalten werden.

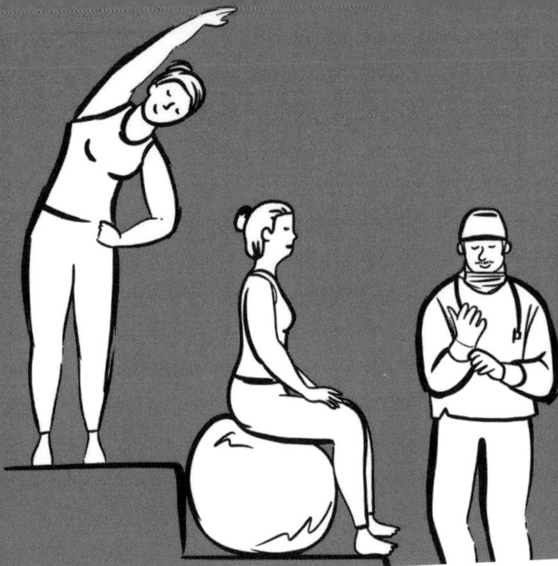

KAPITEL 6

Die Arthrose-Treppe: lieber runter als rauf

Die Arthrose ist der krankhaft zunehmende Verschleiß des Gelenks und der damit einhergehende Knorpelabrieb. Bei einer Arthrose sind neben dem Knorpel auch Bänder, Gelenkkapsel, Knochen und die gelenkführende Muskulatur betroffen.

Da eine Arthrose auch immer eine Entzündungsreaktion ist, wechseln sich entzündlich-schmerzhafte mit nichtentzündlich schmerzlosen Phasen ab, sodass es einen wellenartigen Verlauf des Arthrose-Schmerzes und der Funktionseinschränkungen gibt.

Eine Arthrose ist mit zunehmendem Lebensalter häufiger anzutreffen, dabei sind Frauen von der Arthrose des Kniegelenks häufiger betroffen. Eine Arthrose ist leider nicht heilbar. Man kann jedoch mit verschiedensten Maßnahmen, die im Folgenden erläutert werden, den Verlauf gut beeinflussen und sehr oft eine gute und befriedigende Situation herstellen. Ähnlich einer Treppe beginnt die Therapie einer Arthrose zunächst mit nichtinvasiven konservativen Behandlungsschritten.

Auf der ersten Stufe steht immer eine Basistherapie, die sich aus einer Patientenschulung, dem Abbau von Risikofaktoren und einem Training für das Knie zusammensetzt.

Dieser Basistherapie folgen Physiotherapie, physikalische Therapie, Akupunktur, Ergotherapie, Hilfsmittelversorgung sowie Nahrungsergänzungspräparate wie Chondroitine und Glucosamine. Bringen diese Behandlungsformen keine deutliche Besserung, sind Medikamente, die zunächst auf die Haut aufgetragen werden, eine Option. Die nächste Eskalationsstufe sind die entzündungs- und schmerzhemmenden Medikamente der Gruppe der nichtsteroidalen Antirheumatika (NSAR). Ist das nicht ausreichend, können Medikamente auch direkt in das Gelenk appliziert werden. Zu den Präparaten, die gespritzt werden können, gehören Kortison, Hyaluronsäure sowie aus dem Blut gewonnene Wachstumsfaktoren. Auch Opioide, also Medikamente mit morphinähnlicher Wirkung, sind bei sonst nicht zu beherrschenden Schmerzen kurzzeitig eine Option.

Erst wenn das alles erfolglos ist, sprechen wir von Operationen. Hier stehen an erster Stelle gelenkerhaltende Operationen wie

Entscheidend ist, dass die Arthrose-Therapie lang anhaltend, begleitend, gleichsam lebenslänglich ist.

Gelenkspiegelungen, knorpelchirurgische Therapien, zum Beispiel Knorpelzelltransplantationen, und achskorrigierende Eingriffe. Sind auch diese Arthrose-Therapien ausgeschöpft, steht ein Gelenkersatz als Teilersatz oder kompletter Gelenkersatz zur Diskussion.

Bei der Therapie kann sich zeigen, dass es nicht immer nur die Treppe rauf geht, sondern es kann durchaus möglich sein, dass man die Treppe auch wieder runtergehen kann, wenn eine Therapie erfolgreich durchgeführt worden ist. Entscheidend dabei ist, dass die Arthrose-Therapie lang anhaltend, begleitend, gleichsam lebenslänglich ist.

Als Beispiel dafür sei eine Blutdruckmedikation genannt. Wird das Medikament regelmäßig genommen, ist der Blutdruck im normalen Bereich. Wird das Medikament vergessen, ist der Blutdruck wieder erhöht. Ähnlich ist es bei der Arthrose-Therapie: Werden die begleitenden Maßnahmen nicht regelmäßig und konsequent durchgeführt, macht sich die Arthrose ganz sicher wieder bemerkbar.

!

Therapiemöglichkeiten

Basis
- Training
- Patientenschulung
- Abbau der Risikofaktoren

Konservativ
- Physiotherapie
- Physikalische Therapie
- Ergotherapie
- Hilfsmittel
- Medikamente
- Gelenkspritzen
- Nahrungsergänzung

Operativ
- Arthroskopie
- Knorpelchirurgie
- Achskorrektur
- Teilgelenkersatz
- Oberflächenersatz

Basistherapie

Die Informationen bezüglich der Arthrose-Therapie sind zum Teil widersprüchlich und unübersichtlich. Im Internet und in der Populärliteratur findet man Aussagen, dass jede Arthrose heilbar ist, mit zum Teil skurrilen Therapieempfehlungen. So wird zunehmend der bereits aus der Antike bekannte Aderlass zur Heilung von Arthrose propagiert. Neben der Arthrose wird praktischerweise noch der Bluthochdruck geheilt und das Blut und die Vagina werden gereinigt. Geräte, die den Elektrosmog auf den Körper reduzieren, werden ebenso vorgeschlagen wie Mistelzweige und Fußreflexzonenmassagen. Colon-Hydro-Therapien, einfacher Darmeinläufe genannt, sollen Arthrose ebenso wirkungsvoll heilen können wie Familienaufstellungen zur innerpsychischen Konfliktlösung. Immer häufiger sehe ich auch sogenannte Therapietattoos, die eine heilende Wirkung versprechen.

Manche Therapien erinnern an den Roman „Der Zauberberg“ von Thomas Mann, in dem der Hofrat Dr. Behrens jedem Patienten eine wirkungslose Höhenkur empfahl, sodass der an sich gesunde Romanheld Hans Castorp sieben Jahre im Sanatorium bleibt.

Was sind Fakten und was ist Fiktion?

Am Anfang steht die genannte Basistherapie, die aus einem Training für das Knie besteht, das sich aus den Komponenten „Kraft“, „Ausdauer“, „Beweglichkeit“ und „Koordination“ zusammensetzt und im Kapitel „Trainingslehre: Knie“ ausführlich beschrieben wird. Ein kniespezifisches Training verbessert die Schmerzsituation und die Funktion des Gelenks. Dazu kommt eine Reduzierung von Risikofaktoren. Dem Übergewicht kommt hier als wichtigstem Risikofaktor die entscheidende Rolle zu. Übersichtsarbeiten zeigen ganz klar, dass eine Gewichtsreduktion bei Übergewicht eine Verbesserung der Arthrose-Situation mit sich bringt.[1] Aber auch eine Patientenschulung und -information bezüglich der Arthrose-Erkrankung ist hilfreich und findet sich in den Empfehlungen.

Diese Basistherapie ist bewiesenermaßen hilfreich und findet sich auch in den Richtlinien der American Academy of Orthopaedic Surgeons (AAOS)[2], der

Eine deutliche Gewichtsreduktion ist sowohl für Knie- und Hüftgelenke als auch für das Herz-Kreislauf-System gut.

Osteoarthritis Research Society International (OARSI)[3] und der Deutschen Gesellschaft für Orthopädie und Orthopädischer Chirurgie (S2k-Leitlinie 2018)[4].

Ich erinnere mich noch gut an Gisela. Sie hatte eine schlimme Arthrose beider Kniegelenke und brachte stolze 122 kg bei einer Körpergröße von 168 cm auf die Waage. Das entspricht einem Body-Mass-Index von 43,2 beziehungsweise einer Adipositas im Grad 3. Zu allem Unglück war sie dabei auch erst Mitte 50. Sie wäre schon bei diversen Kollegen gewesen, die alle eine Operation abgelehnt hätten, erzählte sie. Ein amerikanischer Kollege, selbst deutlich übergewichtig, sagte bei einer Podiumsdiskussion in London dazu, dass es immer die dünnen Orthopäden wären, die es ablehnen würden, Übergewichtige zu operieren. Er sei schon immer übergewichtig gewesen und hätte trotzdem eine gute Fitness und sei bereits mehrfach den New-York-Marathon gelaufen. Daher hätte er Verständnis und würde auch Adipöse operieren. Die Situation ist jedenfalls schwierig. Wird die Patientin operiert, sind die Risiken wie Infektion, vorzeitige Lockerung und Bewegungseinschränkungen durch das Übergewicht massiv erhöht. Wird eine Operation abgelehnt, steckt die Dame mit zwei schmerzhaften Kniegelenken ebenfalls in einer Sackgasse.

Auf sich gestellt kann ein Patient solch ein Gewichtsthema normalerweise nicht überwinden. Über den Hausarzt absolvierte die Patientin bereits ein Abnehmprogramm, leider ohne Erfolg. Hilfe brachte schließlich ein operativ angelegtes Magenband. Ich möchte mich hier nicht zu Magenband- sowie Magenverkleinerungsoperationen äußern, da das nicht meine Expertise ist. Klar ist jedoch, dass man die Patienten nicht einfach wegschicken kann, sondern ihnen eine Option anbieten muss. Inzwischen wiegt die Patientin deutlich unter 100 kg und kommt derzeit mit ihren Kniegelenken auch ohne Gelenkersatz zurecht, sodass vielleicht die magische Grenze von 60 Jahren erreicht werden kann, bevor ein Gelenkersatz ansteht. Das wäre schon ein riesiger Erfolg: eine deutliche Gewichtsreduktion, die nicht nur Knie- und Hüftgelenken zugutekommt, sondern auch dem Herz-Kreislauf-System zuträglich ist.

Beweglichkeit und Stabilität: unser Kniegelenk

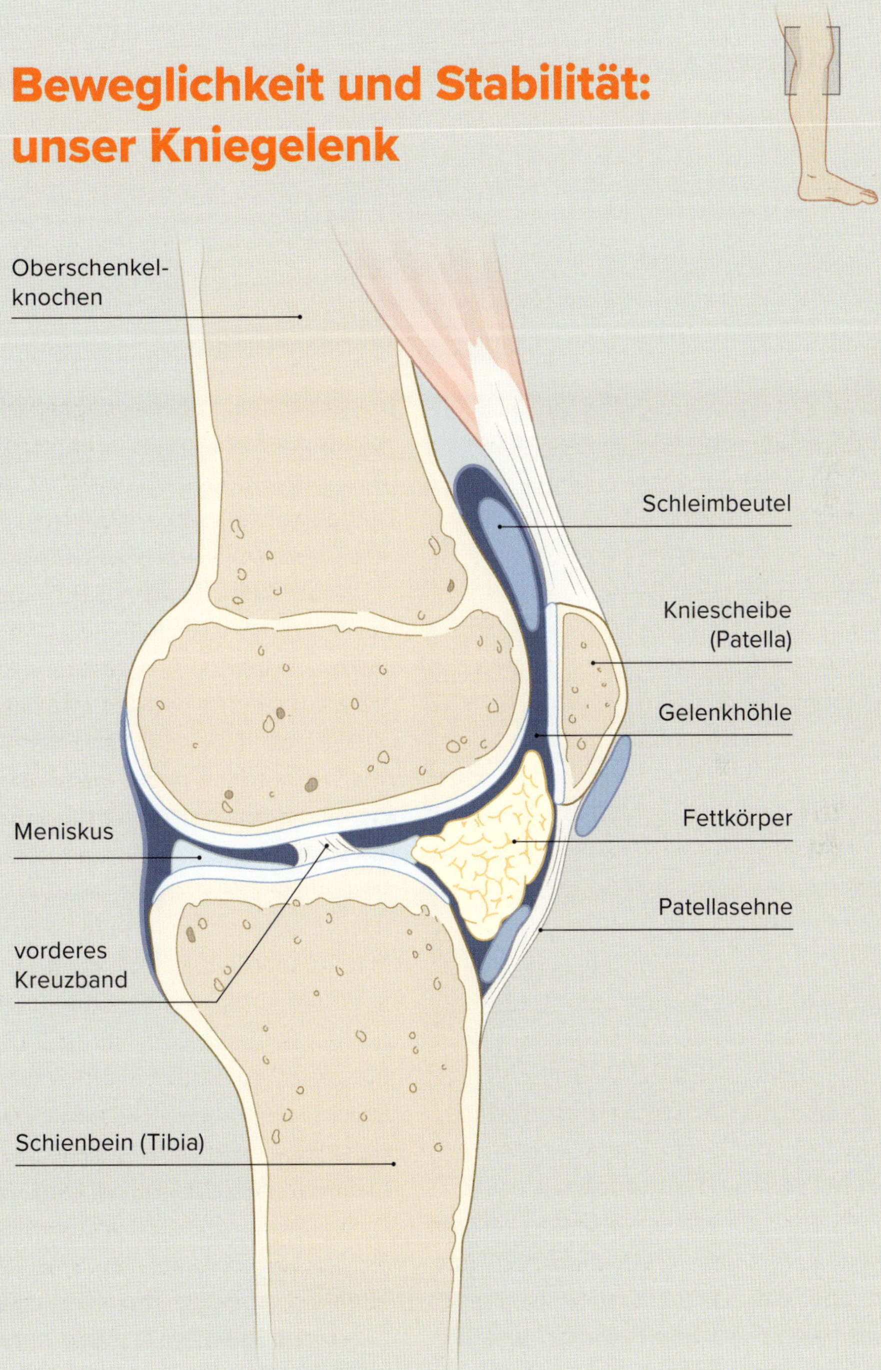

Die wichtigsten Nahrungsergänzungspräparate bei einer Arthrose sind Chondroitine und Glucosamine.

!

Algorithmus

Basistherapie
- Risikofaktoren verringern
- Patientenschulung
- Knietraining

Konservative Therapie
- Nahrungsergänzungspräparate
- Physiotherapie
- Physikalische Therapie
- Ergotherapie
- Orthopädische Hilfsmittel
- NSAR-Medikamente (lokal), NSAR-Medikamente (oral)
- Gelenkspritzen
- Opioide (oral)

Konservative Therapie

Die Palette an konservativen Therapieoptionen für das Kniegelenk ist wirklich groß. Neben der bereits genannten Basistherapie mit Knietraining, Patientenschulung und Abbau von Risikofaktoren kommen hier insbesondere gezielte Krankengymnastik, physikalische Therapien, Akupunkturbehandlungen, Ergotherapien, Bandagen, Schuhzurichtungen, Nahrungsergänzungsmittel und verschiedene Medikamente zum Einsatz.

All diese Maßnahmen allein können das Ruder in der Arthrose-Therapie meist nicht herumreißen, sind aber in der Summe wichtige Bausteine und können in der Kombination viel bewirken.

Häufig sehe ich jedoch Patienten, die gar nicht so richtig gewillt sind, etwas am bisher gepflegten Lebensstil zu ändern. Diese Patienten wollen lieber, dass das Problem von außen – ohne eigene Mühe und individuelles Dazutun – mit einem kleinen operativen Eingriff für sie gelöst wird.

Nahrungsergänzungspräparate

Die wichtigsten Nahrungsergänzungspräparate bei einer Arthrose sind Chondroitine und Glucosamine. Beide Präparate werden in Tabletten- oder Pulverform eingenommen. Chondroitine und Glucosamine stellen einen Bestandteil des menschlichen Knorpels dar, der im Rahmen einer Arthrose untergeht. Sie sollen den Krankheitsverlauf verlangsamen, den Knorpelabbau reduzieren und eine Schmerzreduzierung herbeiführen.[5, 6, 7]

Während das britische National Institute for Health and Care Excellence (NICE)[8] und die OARSI[3] Chondroitinsulfate sowie Glucosamine ablehnen, empfiehlt das American College of Rheumatology (ACR)[9] die Präparate mit Einschränkungen. Die deutsche Sk2-Leitline schreibt, dass Glucosamine bei Unverträglichkeit anderer Medikamente in Erwägung gezogen werden können. Insgesamt ist die Studienlage unbefriedigend und die Fachgesellschaften stehen den Nahrungsergänzungspräparaten mehrheitlich kritisch gegenüber.

Pro Tag sollten 800 bis 1.200 mg Chondroitinsulfate oder 1.500 mg Glucosamine über einen Zeitraum von mindestens sechs Monaten eingenommen werden. Eine Einnahme beider Substanzen zusammen oder als Kombinationspräparat zeigt keinen wesentlichen Benefit verglichen mit der Einnahme eines Präparates allein.[10]

Erst kürzlich hatte ich jedoch einen Patienten, der mir eine Packung mit hochdosierten Chondroitinsulfaten und Glucosaminen auf den Tisch stellte und die OP für ein neues Kniegelenk bei mir absagte, weil er seitdem keine Schmerzen mehr hätte. Zugegeben: Das erlebe ich eher seltener, aber es kommt doch hin und wieder vor. Mal sehen, wie lange der Therapieerfolg mit den Präparaten anhält.

Auch das Nahrungsergänzungsmittel Kurkuma beziehungsweise dessen Wirkstoff Curcumin wird in verschiedenen Medien kräftig beworben. Kurkuma ist ein Ingwergewächs und hierzulande auch als Gelbwurzel bekannt, die dem gelben Currypulver seine intensive Farbe verleiht. Neben Hilfe gegen Arthrose werden auch wirkende Kräfte gegen Demenz, Krebs und Darmbeschwerden angepriesen. Das Mittel wird häufig als Kapsel oder Pulver angeboten. Ein Problem bei der Einnahme ist, dass ein Großteil des Wirkstoffs nach der Einnahme über den Darm wieder ausgeschieden oder über die Leber abgebaut wird, bevor das Curcumin in den Zellen seine Wirkung entfalten kann. Mediziner sprechen von einem hohen First-Pass-Effekt beziehungsweise einer schlechten Bioverfügbarkeit des Medikaments nach der Aufnahme über den Mund. Der Verbraucherzentrale Bundesverband stellt fest, dass die bei der EU beantragte Zulassung der Aussage „Curcumin trägt zur normalen Gelenkfunktion bei" im Jahr 2018 nicht gewährt wurde.[11] Eine große Übersichtsarbeit im „Journal of Medicinal Food" von 2016 stellt zwar fest, dass Curcumin eine positive Wirkung in der Arthritis-Behandlung zeigt, jedoch aufgrund weniger Studien und unzureichender Studienlage insgesamt keine eindeutige Aussage getroffen werden kann. Größere, gut designte Studien zum Wirkungsnachweis wurden gefordert.[12] Curcumin scheint also eine entzündungshemmende Wirkung entfalten zu können, ähnlich wie es das bekannte Medikament Ibuprofen vermag. Die Studienlage ist jedoch nicht eindeutig, sodass aktuell eine generelle Empfehlung nicht ausgesprochen werden kann.

Fakten und Fiktion

Nahrungsergänzungsmittel

Es gibt nicht DAS Nahrungsergänzungsmittel, das die Arthrose zurückdreht oder ganz verhindert. Einige Studien zeigen jedoch positive Effekte, sodass diese Präparate eine Ergänzung im Arthrose-Programm sein können. Sie sind nichtinvasiv und haben keine bekannten Nebenwirkungen. Der Patient muss jedoch über die Datenlage aufgeklärt sein und kann die Präparate nach eigenem Ermessen testen.

Die Muskulatur ist der zentrale Ansatz bei jeglicher Therapie der Kniegelenke.

Physiotherapie

Bei der Physiotherapie wird über aktives Bewegungstraining, Kräftigung der Muskeln und Gangschulung eine Stabilisierung und Aktivierung der Gelenke in Muskelkraft und Beweglichkeit erreicht. Nur ein bewegliches und kraftvolles Gelenk kann funktionell arbeiten. Dr. Hans-Wilhelm Müller-Wohlfahrt schreibt zu Recht in seinem Vorwort zu „Muskelverletzungen im Sport“, dass die Muskulatur, das größte parenchymatöse Organ des Menschen, das beim Erwachsenen etwa 40 Prozent des Körpergewichts ausmacht, chronisch unterschätzt wird.[13]

Die Muskulatur ist der zentrale Ansatz bei jeglicher Therapie der Kniegelenke und für viele Beschwerden verantwortlich. Ein Training der Muskulatur ist zudem eine wirksame Präventionsmaßnahme gegen Erkrankungen des Bewegungsapparats, des Herz-Kreislauf-Systems sowie bei Zuckererkrankungen und Fettleibigkeit.

Muskulär wird von den verschiedenen Kraftarten im Sinne eines präventiven und rehabilitativen Trainings insbesondere die Kraftausdauer trainiert. Sie brauchen keine Muskelberge, sondern eine gute funktionelle und ausdauernde Muskulatur, um den Belastungen des Alltags standzuhalten. Das Reißen einer Hantelstange mit 200 kg gehört nicht dazu. Bei der Schulung der koordinativen Fähigkeiten stehen mit dem Ziel einer guten Bewegungskoordination und der Vorbeugung von Stürzen vor allem die Orientierungs-, Reaktions- und Gleichgewichtsfähigkeit im Vordergrund. Die Physiotherapie, auch als Hilfe zur Selbsthilfe gedacht, ist gewissermaßen als Trainerstunde zu verstehen. Dabei werden Ihnen Übungen gezeigt, mit deren Hilfe Sie regelmäßig weitertrainieren können. Das Ziel besteht nicht darin, lebenslang zur Physiotherapie zu gehen, sondern es ist eine Anleitung zur Eigenübung. Nach geraumer Zeit kann eine Auffrischung dieser Übungen durch erneute Anleitung eines Therapeuten sinnvoll sein. Man kann das mit dem Tennisspielen vergleichen, wenn Sie nach längerer Zeit wieder mal einige Trainerstunden nehmen.

Einen durchaus spannenden Fall erlebte ich vor einigen Jahren. Ein Patient kam in das Sprechzimmer hinein und sah aus, als

Patienten profitieren auch post-operativ von guter Muskelkraft und Beweglichkeit.

käme er gerade vom Rodeo. Der Mann hatte nicht nur extreme O-Beine, sondern bei der Untersuchung entdeckte ich auch, dass er seine Kniegelenke gar nicht mehr strecken konnte. 15° fehlten für eine vollständige Streckung der Beine. So ein Streckdefizit, wie wir Orthopäden es nennen, ist für den ganzen Bewegungsapparat extrem ungünstig und belastend. Sie können ja mal versuchen, ein paar Minuten mit leicht gebeugten Kniegelenken zu stehen, dann werden Sie merken, wie ermüdend das für die Muskulatur ist.

Nur bei einer vollständigen Streckung der Kniegelenke können Sie entspannt ohne größere Muskelkraft über einen längeren Zeitraum stehen.

Zum Glück war der Patient orthopädisch noch völlig unbehandelt und gut zu motivieren. Nach etlichen Therapieeinheiten konnte der Mann endlich seine Kniegelenke wieder strecken, was schon mal ein großer Fortschritt war, da damit auch der Schmerz deutlich reduziert wurde. Nach der Verbesserung der Beweglichkeit wurde an der Muskelkraft gearbeitet, erst in der Physiotherapie und schließlich mehr und mehr eigenverantwortlich. Auch diese zweite Stufe führte zu einer Verbesserung, sodass der Patient seine Beschwerden auf der von Medizinern gern verwendeten visuellen Analogskala (VAS) mit der Einteilung von 0 bis 10 (kein Schmerz – unerträglicher Schmerz) von 8 auf 4 verbessern konnte. Damit war die Arthrose der Knie natürlich nicht geheilt, aber es war ein Zustand erreicht worden, der für den Patienten erst mal akzeptabel war. Entscheidend war außerdem, dass der Patient sehr motiviert war, er die erlernten Übungen eigenständig fortsetzte und wieder an körperlicher Aktivität Gefallen gefunden hatte. Und selbst wenn später mal ein künstliches Gelenk implantiert werden muss, profitieren die Patienten auch postoperativ von guter Muskelkraft und Beweglichkeit.

Je besser man in die Operation geht, desto besser kommt man auch heraus.

Somit ist eine Physiotherapie sicher immer sinnvoll, selbst wenn ein künstliches Gelenk damit nicht immer auf Dauer verhindert werden kann.

Obwohl man die meisten Übungen auch zu Hause, im Park oder unterwegs machen kann, entscheiden sich viele Patienten für ein Fitness- oder Sportstudio.

In einem guten Fitnessstudio werden Ihnen mithilfe eines Übungsleiters Trainingskonzepte an die Hand gegeben, die speziell auf Ihre Bedürfnisse abgestimmt sind.

Bei der Planung und Durchführung eines Systemtrainings zur Muskelkräftigung sollten Sie besonders folgende Aufmerksamkeitsmerkmale beachten: Für die Erzielung eines speziellen Trainingseffekts sollte ein bestimmtes Belastungsgefüge aus den entsprechenden Komponenten „Intensität", „Umfang", „Dauer" und „Dichte" festgelegt werden. So wird bei einem Gesundheitstraining mit der Zielrichtung „Ausdauerkraft" mit geringerer Intensität und größerem Umfang geübt, während umgekehrt ein junger Sportler unter der Perspektive der sportlichen Leistung eher ein Maximalkrafttraining mit hoher Intensität und niedrigerem Umfang durchführt.

Weiterhin sollte bei der Zusammenstellung der einzelnen Übungen an den Geräten jeweils auf die richtige Zuordnung von Beuger und Strecker zur Vermeidung muskulärer Dysbalancen geachtet werden. So müsste beispielsweise nach der Streckung im Kniegelenk als Übung zur Kräftigung der vorderen Oberschenkelmuskulatur die Beugung im Kniegelenk zur Kräftigung der hinteren Oberschenkelmuskulatur unmittelbar folgen.

Dasselbe gilt für die Streckung und Beugung sowie für das Spreizen und Anziehen im Hüftgelenk. Auch auf die korrekte Atemtechnik sollte bei der Durchführung der einzelnen Übungen Wert gelegt werden. Im Detail kommt das im Kapitel „Trainingslehre: Knie" zur Sprache.

Fakten und Fiktion

Physiotherapie
Physiotherapie findet sich in den Richtlinien (Sk2, OARSI, NICE, AAOS) und ist akzeptierter Standard in der Arthrose-Therapie. Sie ist die wichtigste Komponente der Basistherapie.

Nässe und Kälte sind Gift für geschädigte Arthrose- und Rheuma-Kniegelenke.

Physikalische Therapie

Bei der physikalischen Therapie stehen passive Behandlungen wie Massagen, Kälte- und Wärmeanwendungen, Ultraschall, Mikrowelle, Kurzwelle, Stoßwelle, Elektrotherapie und Balneotherapie als Bäderheilkunde im Vordergrund. Auch die Akupunktur gehört im erweiterten Sinn zur physikalischen Therapie. Diesbezügliche Maßnahmen fördern die Durchblutung sowie den Stoffwechsel der Gelenke und der gelenkführenden Muskulatur. Diese Behandlungen können zum Teil auch selbst durchgeführt werden. Bei entzündlich aktivierten Arthrosen, häufig mit Gelenkerguss, ist Kälte besser als schmerzreduzierende Maßnahme geeignet, bei chronischen nichtentzündlichen Knieschmerzen kann den Gelenken auch Wärme helfen.

Jeder, der mal eine Runde durch ein warmes Therapie- oder Spa-Becken geschwommen ist, weiß, wie gut Wärme und Wasser dem ganzen Körper und speziell den Gelenken tun. Zahlreiche meiner Patienten haben sich intuitiv für eine Wärmetherapie entschieden, indem sie dem nassen und kalten Berliner Winter entfliehen und stattdessen die Zeit lieber in Florida, Andalusien oder in der Türkei verbringen. Aber man muss Deutschland nicht gleich den Rücken kehren, auch zu Hause kann man zum Beispiel mit Rotlicht oder Körnerkissen sein geschädigtes Arthrose-Knie behandeln und die schmerzhafte Situation verbessern.

Nässe und Kälte sind auf jeden Fall Gift für geschädigte Arthrose- und auch Rheuma-Kniegelenke. Im Sommer sind auffällig weniger Arthrose-Patienten in der Praxis anzutreffen.

In Deutschland erfolgten von 2002 bis 2007 die „German Acupuncture Trials" (GERAC) als Modellvorhaben des gemeinsamen Bundesausschusses (G-BA), um die Akupunktur mit einer leitliniengerechten Standardtherapie zu vergleichen. Die Ergebnisse der Studien zeigten, dass die Nadel-Körperakupunktur ein wirksames Mittel zur Schmerzreduzierung bei chronischen Gonarthrose-Beschwerden ist. Auf Empfehlung des G-BA wurde die Akupunktur für chronische Kniebeschwerden bei Gonarthrose in den Leistungskatalog der gesetzlichen Krankenversicherungen aufgenommen. Aufgrund der GERAC-Studien hat Akupunktur in Deutschland einen hohen Stellenwert, im Ausland ist diese Therapie bei Gonarthrose weniger etabliert.[14, 15, 16] Meine Erfahrung mit der Akupunktur bei Gonarthrose ist, dass sich die Patienten in zwei Gruppen aufteilen – in die, die darauf schwören und denen sie offensichtlich gut hilft, und in die anderen, die skeptisch starten und meist auch keine Wirkung verzeichnen können.

Fakten und Fiktion

Physikalische Therapie
Die physikalische Therapie wird nicht von allen Gesellschaften empfohlen, ist aber sicherlich ein sinnvoller und ungefährlicher Baustein in der Arthrose-Therapie.

Ergotherapie

Bei der Ergotherapie lernen Patienten unter anderem, wie bestimmte Gelenkeinschränkungen im Alltag und bei der Arbeit mit kleinen Tricks oder Hilfsmitteln kompensiert werden können. Der Deutsche Verband der Ergotherapeuten (DVE) definiert auf seiner Website: „Ergotherapie unterstützt und begleitet Menschen jeden Alters, die in ihrer Handlungsfähigkeit eingeschränkt oder von Einschränkung bedroht sind. Ziel ist, sie bei der Durchführung für sie bedeutungsvoller Betätigungen in den Bereichen ‚Selbstversorgung', ‚Produktivität' und ‚Freizeit' in ihrer persönlichen Umwelt zu stärken.

Hierbei dienen spezifische Aktivitäten, Umweltanpassung und Beratung dazu, dem Menschen seine Handlungsfähigkeit im Alltag, gesellschaftliche Teilhabe und eine Verbesserung seiner Lebensqualität zu ermöglichen."[17]

Das kann von der Anpassung der Wohnsituation bis zur Optimierung des Arbeitsplatzes reichen. Aber auch die Aktivitäten des Alltags – der Orthopäde spricht von ADL – können damit verbessert werden.

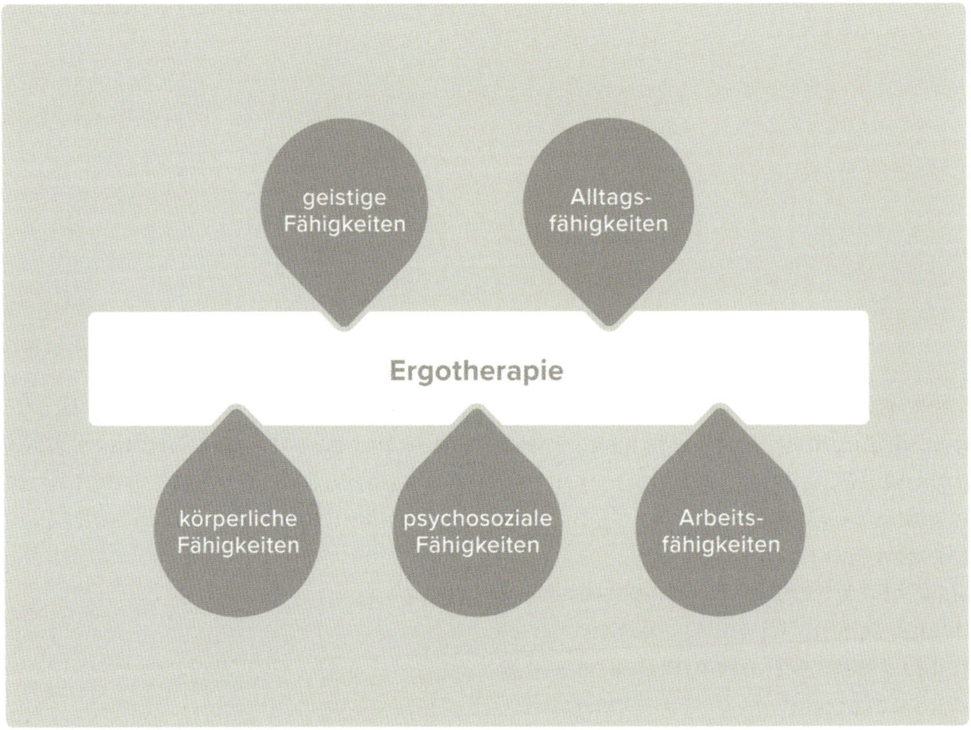

Das ist beispielsweise der Fall, wenn durch eine veränderte Fahrradkurbel das Fahrradfahren wieder ermöglicht wird, obwohl die erforderliche Kniebeugung von mindestens 110° auf einem normalen Rad nicht mehr erreicht wird.

Das Wesentliche dieser Maßnahmen besteht darin, die Lebensqualität der Patienten zu verbessern. Das kann im Einzelfall auch eine Gangschulung beinhalten, um bei eingeschränkter Kniefunktion dennoch das Treppensteigen zu bewältigen. Beim Auto wäre es beispielsweise eine Umstellung von der klassischen Fußkupplung auf eine Kupplung am Lenkrad oder ein Automatikgetriebe.

Die Ergotherapie lässt sich per Rezept verschreiben und ist insbesondere bei fortgeschrittenen Fällen eine große Hilfestellung. Ergotherapeuten sind ähnlich wie Physiotherapeuten mehrheitlich in Praxen organisiert.

Häufig hilft es schon, sich einen federnden weichen Gummiabsatz anfertigen zu lassen.

Hilfsmittel

Unter orthopädischen Hilfsmitteln verstehen wir Einlagen, Schuhzurichtungen, Maßschuhe, Gehhilfen, Greifzangen sowie Bandagen und Orthesen.

Bei einer Arthrose der Kniegelenke hilft es häufig schon, sich beim orthopädischen Schuhmacher einen federnden weichen Gummiabsatz statt einer harten Ledersohle anfertigen zu lassen. Einlagen oder Schuhzurichtungen, die eine Innen- oder Außenranderhöhung haben, können ein O- oder X-Bein geringfügig korrigieren und damit eine bessere Druckverteilung im Gelenk ermöglichen. Auch Bandagen helfen, das Gelenk zu stabilisieren sowie eine leichte Kompression bei Kapselschwellungen und eine bessere Führung des Gelenks zu erreichen. Orthesen, also Schienen, korrigieren ein O- oder X-Bein und bringen so den Druck aus dem krankhaften Gelenkkompartiment heraus. Auch der heutzutage so verpönte Gehstock kann gerade bei älteren Patienten, die sich nicht einer Operation unterziehen wollen, oder bei Patienten, die aufgrund von Krankheit oder anderweitigen Situationen nicht operabel sind, eine deutliche Entlastung des Kniegelenks bewirken. Die Datenlage zum Wirkungsgrad orthopädischer Hilfsmittel ist sehr gemischt.

Fakten und Fiktion

Orthopädische Hilfsmittel

Die AAOS spricht in ihren Richtlinien keine Empfehlung für orthopädische Hilfsmittel aus, während die OARSI und die Sk2-Leitlinie diese in ihrem Algorithmus erwähnt. Orthopädische Hilfsmittel sind eine ungefährliche und nebenwirkungsarme Option in der Arthrose-Therapie.

Medikamente

Es gibt eine Vielzahl von Medikamenten, die in der Behandlung der Arthrose sinnvoll sind und auch über einen längeren Zeitraum zum Einsatz kommen können. Aber gestatten Sie mir einen kurzen Exkurs. Spätestens seit dem Medizinbestseller „House of God" von Samuel Shem wissen wir, dass Medikamente nur bei den Patienten funktionieren, die sie auch wirklich nehmen.

„Drugs don't work in patients who don't take them" ist das Zitat von dem weisen Arzt, der die Assistenten anleitet. Das klingt sehr banal, aber wir wissen aus diversen Studien, dass die Einnahmerate bei längerfristigen Therapien nur um die 50 Prozent liegt. Wir Mediziner nennen das Compliance, was die Bereitschaft der Patienten bezeichnet, die ärztliche Therapie mitzumachen oder umzusetzen: Therapietreue ist eine wesentliche Voraussetzung für den Therapieerfolg. Eine unregelmäßige Einnahme mindert die Effektivität.

Rezeptfrei und beliebt ist das Präparat Paracetamol, das jedoch bei der Gonarthrose keine klinische Bedeutung besitzt. Metamizol, auch bekannt als Novalgin, ist ein Schmerzmedikament der Stufe 2 im WHO-Stufenschema zur Schmerztherapie. Metamizol ist ein sehr potentes Schmerzmittel. Es gibt jedoch die seltene, aber sehr ernsthafte Nebenwirkung der Agranulozytose. Das bedeutet einen starken Abfall der weißen Blutkörperchen und kann lebensgefährlich sein. In vielen Ländern, insbesondere im angloamerikanischen Raum, ist Metamizol deshalb vom Markt genommen worden. Zur klassischen Indikation von Metamizol gehört die Gonarthrose nicht.

Des Weiteren gibt es die entzündungs- und schmerzhemmenden Medikamente aus der Gruppe der nichtsteroidalen Antiphlogistika (NSAR). Dazu gehören Ibuprofen, Naproxen, Diclofenac, Indometacin und Meloxicam, um nur einige der Präparate zu benennen. Diese werden zunächst lokal als Salbe oder Creme direkt auf das Kniegelenk aufgetragen. Ein solches Vorgehen entspricht der deutschen S2k-Leitlinie und auch dem OARSI-Algorithmus. Salben wie Voltaren sind rezeptfrei oder in höherer Konzentration mit Rezept in der Apotheke erhältlich.

Therapietreue ist eine wesentliche Voraussetzung für den Therapieerfolg.

Bei nicht ausreichender Wirksamkeit können solche Medikamente über eine befristete Zeit auch in Tablettenform eingenommen werden.

Mögliche Nebenwirkungen auf Leber, Nieren, Magen, Darm, Herz und Kreislauf müssen bei längerer Einnahme berücksichtigt werden.

Gegebenenfalls sollte bei längerer Einnahme ein Magenschutzpräparat wie Pantoprazol hinzugefügt werden oder es kann auf einen selektiven COX2-Hemmer wie Arcoxia oder Celebrex als Untergruppe der NSAR ausgewichen werden. Generell eigen sich diese Präparate aufgrund des Nebenwirkungsprofils aber nicht für eine Dauertherapie.[18, 19, 20]

NSAR finden sich in AAOS, OARSI und den S2k-Richtlinien als Empfehlung für die medikamentöse Arthrose-Therapie.

Die letzte Eskalationsstufe der medikamentösen Therapie stellen opioidartige Präparate wie Tramaldol und Tilidin oder Opioide wie Morphium oder Oxycodon dar. Diese Präparate sollten aufgrund der möglichen Nebenwirkungen und des Abhängigkeitspotenzials jedoch nur zeitlich befristet zum Einsatz kommen.

Diese Medikamentengruppe wird von den AAOS- und den S2k-Richtlinien benannt. Zunehmend in Verruf sind diese Medikamente jedoch spätestens seit diversen Berichten zur Opioidkrise in den USA geraten. CNN berichtete 2019, dass in den USA mehr als zwei Millionen Amerikaner durch rezeptierte Schmerzmittel wie Oxycodon oder Hydrocodon opioidabhängig geworden seien.

Es bleibt also schwierig. Paracetamol und Metamizol sind bei Arthrose-Schmerz nicht wirklich geeignet. NSAR haben zwar eine sehr gute Wirkung bei Arthrose, da sie nicht nur den Schmerz, sondern auch die entzündliche Aktivität der Arthrosen bekämpfen, sind bei längerer Einnahme aber zu problematisch, was die Nebenwirkungen angeht. Opioide sind naturgemäß extrem potent in der schmerzlindernden Wirkung, aber spätestens seit der Opioidkrise in den USA kaum noch zu verschreiben. Daher können alle Medikamente

„Alle Dinge sind Gift, und nichts ist ohne Gift, allein die Dosis machts, dass ein Ding kein Gift sei.“

Paracelsus

nur für eine kurz- bis mittelfristige Therapie zur Anwendung kommen. Ist die Einnahmezeit zu lang und werden die Intervalle, in denen ein Schmerzmittel genommen werden muss, immer kleiner, muss auf eine andere Stufe der Arthrose-Therapie gewechselt werden.

Spritzen

Wenn all diese Maßnahmen nicht ausreichend hilfreich sind, empfiehlt die S2k-Leitlinie[4] die Applikation von Medikamenten über Spritzen direkt in das Gelenk. Diese Spritzen sind häufig sehr effektiv, können die Arthrose zwar auch nicht heilen, erweisen sich jedoch vielfach als geeignete Möglichkeit, eine operative Versorgung zu verzögern.

Kortison ist ein menschliches Hormon, das in der Nebennierenrinde produziert wird. Es kommt also ganz natürlich im menschlichen Körper vor und ist meines Erachtens zu Unrecht in Verruf geraten. Bei einem akuten Entzündungsschub des arthrotisch veränderten Kniegelenks gibt es kaum ein besser und schneller wirkendes Medikament. Ich habe sicher schon einige Urlaube von Patienten durch eine Kortison-Injektion vor Antritt der Reise gerettet. Das direkt in das Gelenk verabreichte Kortison wirkt stark entzündungshemmend und führt dadurch zu einer deutlichen Schmerzreduktion. Der Effekt von Kortison-Spritzen ist meist kurz- bis mittelfristig. Liegt ein Gelenkerguss vor, ist die Wirksamkeit besser, wenn der Erguss vor der Injektion punktiert wird. Über die Häufigkeit der Applikation der Spritzen in das Kniegelenk besteht keine Einigkeit. Während einige Autoren drei bis vier Injektionen alle drei Monate empfehlen, sehen andere Veröffentlichungen die Grenze bei drei bis vier Injektionen pro Jahr.[21, 22] Die Injektionen müssen unter sterilen Bedingungen erfolgen und die Patienten müssen über die Risiken einer Spritze aufgeklärt sein.

Während bekannt ist, dass Kortison ein sehr potentes entzündungshemmendes Medikament ist, muss nachteilig in Kauf genommen werden, dass es auch den Knorpelstoffwechsel hemmt.

Wie fast überall in der Medizin gilt hier der Satz vom Arzt Paracelsus: „Alle Dinge sind Gift, und nichts ist ohne Gift, allein die Dosis machts, dass ein Ding kein Gift sei.“ Übersetzt wird das häufig mit: Die Dosis macht das Gift.

Gelegentliche Kortison-Injektionen können also durchaus hilfreich sein, sollten aber nicht zu oft durchgeführt werden, besonders dann nicht, wenn die Wirkung der Spritze nur kurz anhält. Die OARSI-[3] und die S2k-Richtlinien[4] nehmen Kortison-Spritzen in ihren Algorithmus auf.

Fakten und Fiktion

Kortison-Spritze
Die Angst vor den Kortison-Spritzen ist bei fachgerechter Durchführung unberechtigt. Bei Entzündungsschüben sind diese Spritzen extrem hilfreich, sollten aber nicht zu oft angewendet werden.

Hyaluronsäure ist ein Bestandteil der Gelenkflüssigkeit und kann ebenfalls direkt in das Gelenk gespritzt werden. Hyaluronsäure ist eine visköse Flüssigkeit mit einem Molekulargewicht von 1 bis 6 MDa und einer Konzentration von 2 bis 4 mg/ml. Die Spritzen werden ein- bis fünfmal appliziert und sollten nach sechs bis neun Monaten erneut verabreicht werden. Hyaluronsäure kann bis zu sechs Monate eine Schmerzreduktion und Funktionsverbesserung bewirken. Insgesamt liegt eine kontroverse Studienlage vor.[23, 24, 25]

Ich setze Hyaluronsäure in meiner Praxis ein und halte sie für sehr wirksam und sinnvoll. Da ich Kniegelenke sowohl konservativ als auch operativ behandle, halte ich mich bezüglich der Hyaluronsäure für relativ objektiv eingestellt. Ist der Arthrose-Grad noch nicht zu weit fortgeschritten, erreicht also nach den Röntgenkriterien nicht das Kellgren-Lawrence-Stadium 3–4, ist die Injektion von Hyaluronsäure sicher eine gute Option. Hyaluronsäure-Spritzen bringen klinisch eine Schmerzreduzierung und Funktionsverbesserung der Kniegelenke. Zudem haben sie nicht die

Nebenwirkungen von Kortison oder den NSAR-Medikamenten. Bei einem Arthrose-Grad von 3–4 nach Kellgren-Lawrence halte ich solche Injektionen nicht mehr für sinnvoll und lehne sie konsequenterweise ab. In unserem Zentrum haben wir unzählige Patienten, die mit einer jährlichen Hyaluron-Injektionsserie gut zurechtkommen und diese auch in regelmäßigen Abständen verlangen.

Fakten und Fiktion

Hyaluronsäure
Während AAOS, OARSI und NICE keine Empfehlung für Hyaluronsäure-Injektionen abgeben, nimmt die deutsche S2k-Leitlinie diese Option mit in den Behandlungsalgorithmus auf. Für mich ist Hyaluronsäure eine sinnvolle Option in der Arthrose-Therapie.

Immer mehr Studien aus den vergangenen Jahren belegen die Wirksamkeit von Eigenblutbehandlungen bei leichten Arthrosen. Dabei wird aus dem Blut ein Mittel hergestellt, das Wachstumsfaktoren enthält und bei beginnender Arthrose helfen kann. Beschriebene Wirkungen sind Zellproliferation, Zellmigration, Kollagensynthese und Entzündungshemmung für sechs bis zwölf Monate.[26, 27, 28] Der korrekte Begriff für diese Verfahren heißt PRP (plättchenreiches Plasma) oder ACP (autologes konzentriertes Plasma). Der Plättchenanteil sollte über einer Million pro Milliliter liegen. Folgt die Hyaluronsäure-Therapie eher einem mechanischen Ansatz, geht es bei der PRP- und ACP-Therapie mehr um einen biologischen Wirkungsansatz.

Für mich gehören die Eigenblutbehandlungen fest zur Palette der konservativen Möglichkeiten bei einer Arthrose am Kniegelenk. Ich setze sie aber erst nach einer erfolglosen Hyaluronsäure-Behandlung ein beziehungsweise dann, wenn der Patient das primär verlangt. Mein Algorithmus beruht darauf, dass die Hyaluronsäure-Behandlung bis jetzt über eine bessere

Die Stammzelltherapie kann differenzierte Zellen hervorbringen, die auch Knorpel regenerieren können.

Datenlage verfügt und erst mal das weniger invasive Verfahren ist, da hierfür dem Patienten nicht Blut abgenommen und aufbereitet werden muss. Gerade bei entzündlich aktivierten Arthrosen habe ich auch gute Ergebnisse mit einer Kombination von Hyaluron- und Eigenblutinjektionen beobachten können. Diese Injektionen werden von mir aber nicht gleichzeitig, sondern zeitlich getrennt durchgeführt.

Fakten und Fiktion

Eigenbluttherapie
Die Leitlinien von AAOS, OARSI und NICE geben keine Empfehlung für die Eigenbluttherapie und auch die deutsche Leitlinie führt diese Option nicht auf. Für mich ist PRP eine weitere Option in der Arthrose-Therapie.

Stammzelltherapie

Die Stammzelltherapie kann differenzierte Zellen hervorbringen, die auch Knorpel regenerieren können. Solche Stammzellen können zum Beispiel aus dem Bauchfett oder dem Knochenmark entnommen werden. Studien zeigen eine Schmerzreduktion und Funktionsverbesserung bis zu 24 Monate nach der Injektion.

Wenngleich dieser Ansatz interessant ist, so kann momentan nach der Literatur dafür noch keine Empfehlung gegeben werden.[29, 30] Die Stammzelltherapie wird nicht in den AAOS-[2], den OARSI-[3] und den S2k-Leitlinien[4] erwähnt. Weitere klinische Studien müssen hier abgewartet werden. Dennoch bleibt die Stammzelltherapie die vielleicht vielversprechendste Option für die frühe Arthrose-Therapie.

Obwohl in einigen Bereichen der konservativen Therapie hochwertige Studien zur definitiven Wirksamkeit fehlen, ist es doch ermutigend, dass es eine Vielzahl entsprechender Möglichkeiten gibt, eine Arthrose des Kniegelenks zu behandeln, bevor überhaupt eine Operation in Erwägung gezogen wird. Ein multidisziplinärer Ansatz

Der Ersatz des Kniegelenks steht auch bei Operationen immer an letzter Stelle.

und ein geringes Risikoprofil zeichnen die konservative Therapie aus.

Der orthopädische Grundsatz „konservativ vor operativ“ hat in seiner Aktualität nichts verloren.

Die Stichworte sind: Gewicht runter, Belastung reduzieren, Sport anpassen (kein Joggen mehr!), Bewegung und Beweglichkeit fördern, Hilfsmittel und Nahrungsergänzungsmittel ruhig ausprobieren. Und natürlich Medikamente und Spritzentherapie nicht auslassen.

Dieser Kanon an Möglichkeiten wird sicher nicht die Arthrose für immer heilen, aber er kann die Situation sowie die Lebensqualität verbessern und Ihnen Zeit schenken, bis vielleicht doch mal eine Operation notwendig wird. Oft ist dann bereits auch die magische Altersschwelle von 60 Jahren bei der Implantation eines künstlichen Kniegelenks überschritten – vielleicht sogar deutlich.

Ein Training der Funktion und der Muskeln des Kniegelenks hat zusätzlich positive Auswirkungen, wenn schließlich doch operiert werden muss. Wir Orthopäden nennen das „Better in, better out“.

Das ist ein Grundpfeiler in der Prähabilitation, also der Vorbereitung auf einen operativen Eingriff und wird im letzten Kapitel „Prähabilitation“ ab Seite 246 noch genauer erläutert.

Meine Erfahrung ist zudem, dass Patienten auch selbst mit einem künstlichen Gelenk zufriedener sind, wenn sie alles probiert haben, um nicht direkt operiert zu werden.

Operationen

Sind die Stufen der konservativen Therapie durchlaufen und zeigen keinen ausreichenden Erfolg mehr, haben aber im positiven Fall für eine längere Zeit eine beschwerdefreie oder erträgliche Situation gebracht, muss über Operationen am Kniegelenk gesprochen werden.

Auch bei den Operationen geht es analog einer Treppe weiter, das heißt, es fängt zunächst mit kleinen, gelenkerhaltenden Eingriffen an. Der Ersatz des Kniegelenks steht auch hier immer an letzter Stelle.

Für eine bessere Übersicht und Systematik werden in diesem Abschnitt auch Operationen wie Kreuzbandeingriffe und Meniskusoperationen besprochen, die bei vorliegender Arthrose nicht mehr zum Tragen kommen, aber präventiv im jungen Alter einen entscheidenden Beitrag leisten können, um später nicht – zum Beispiel durch ein instabiles Gelenk – eine Arthrose hervorzurufen.

Ich selbst habe schon mehrere Tausend Operationen am Kniegelenk durchgeführt, von Arthroskopien über Kreuzbandeingriffe und Achskorrekturen bis zum totalen Ersatz des Kniegelenks. Ich bin Instruktor der Gesellschaft für Arthroskopie und Gelenkchirurgie, Hauptoperateur in einem zertifizierten Endoprothetik-Zentrum in Berlin und zertifizierter Kniechirurg der Deutschen Gesellschaft für Kniechirurgie. Wissenschaftlich habe ich mich ebenfalls viel mit dem Kniegelenk beschäftigt und das Thema meiner Habilitation war ebenfalls das Knie. Auch wenn ich selbst viel Endoprothetik durchführe, halte ich mich immer an den unten abgebildeten Algorithmus. Denn gerade durch die operative Tätigkeit kenne ich auch die Schattenseiten und die möglichen Komplikationen nach Operationen.

!

Knieoperationen

Gelenkerhaltend
- Arthroskopie
- Meniskusoperation
- Knorpeloperation
- (Band-)Stabilisierungen
- Achskorrekturen

Gelenkersetzend
- Teilgelenkersatz
- Totalgelenkersatz
- Wechseloperationen

Gelenkinstabilitäten nach Kreuz- oder Seitenbandverletzungen, die konservativ nicht erfolgreich therapiert werden können, gehören operiert.

1. Gelenkerhaltende Operationen

Bei den gelenkerhaltenden Operationen geht es darum, durch operative Eingriffe den Zustand des Gelenks zu verbessern, um künftige Schäden am Gelenk zu verhindern. Im Rahmen der Prävention, also der Vorbeugung und Verhinderung von Erkrankungen, möchte man die Arthrose jedoch gar nicht erst entstehen lassen.

Deshalb gehören Gelenkinstabilitäten nach Kreuz- oder Seitenbandverletzungen, die konservativ nicht erfolgreich therapiert werden können, operiert. Ähnlich einem zu locker aufgezogenen Reifen beim Auto wird ein instabiles Gelenk eher einen Verschleiß, also eine Arthrose, nach sich ziehen. Auch starke O- oder X- Beine in der Jugend oder in der frühen Erwachsenenzeit können ohne operative Korrektur zu einem vorzeitigen Gelenkschaden führen, weshalb in diesen Fällen eine Achskorrektur erwogen werden muss. Das Gleiche gilt für Knorpelschäden nach Unfällen im frühen Lebensalter. Ein herausgebrochenes Stück Knorpel beim jungen Tennisspieler schreit förmlich nach einer Knorpelzelltransplantation und kann viel Leid und Schaden im späteren Erwachsenenalter verhindern. Weiterhin können auch Meniskusverletzungen im jüngeren Alter exzellent genäht werden, sodass hier weniger Folgeschäden zu erwarten sind. Ist eine Arthrose bereits aufgetreten, gibt es verschiedene operative Möglichkeiten, den Zustand des Gelenks zu verbessern, um einen späteren Gelenkersatz zu verhindern oder mindestens zu verzögern.

Als Schlussfolgerung all dieser Ausführungen kann zusammenfassend festgestellt werden:

Gelenkschäden sollten möglichst früh therapiert werden, bevor sie einen dauerhaften Schaden hinterlassen. Der Schlüssel liegt häufig bereits im jungen Lebensalter; die Quittung dafür bekommt man sonst mit 50+.

1.1 Arthroskopien

Wenn eine Arthrose des Kniegelenks (Gonarthrose) entstanden ist, kommen

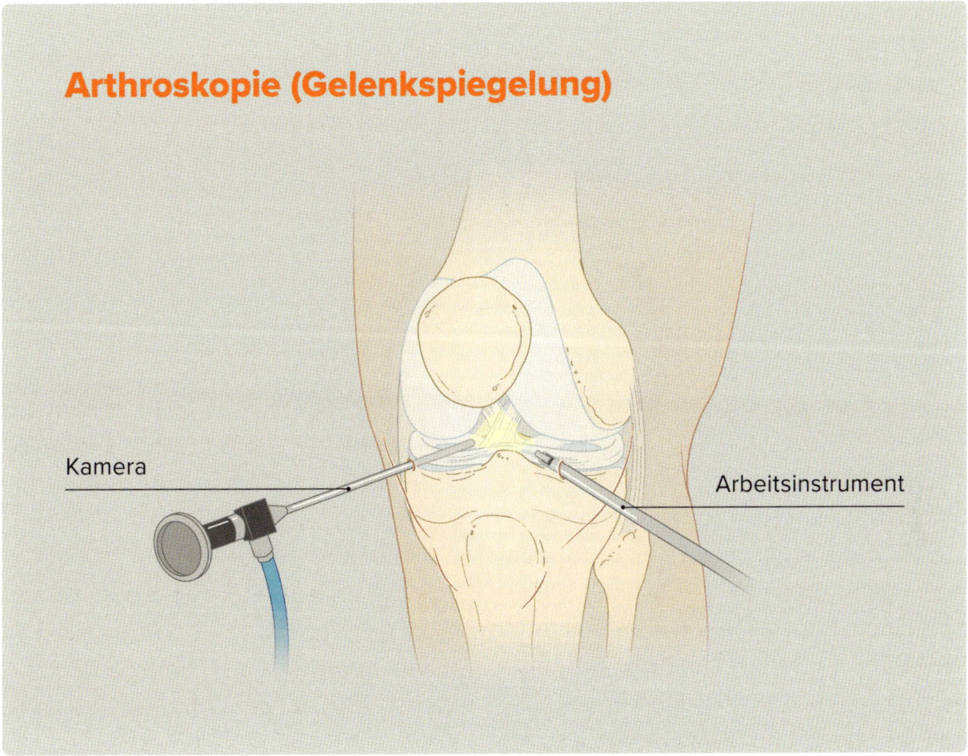

nach der konservativen Therapie auch operative Behandlungen zum Tragen. Die erste Stufe bilden hier die Gelenkspiegelungen, auch Arthroskopien genannt. Seit den 1970er-Jahren wurde die arthroskopische Chirurgie zunehmend populär und hat sich seitdem als Standardmethode bei knorpel- und meniskuschirurgischen Eingriffen am Kniegelenk entwickelt.

Bei solch einem minimal-invasiven Eingriff wird das Gelenk lediglich durch zwei kleine Löcher in der Gelenkkapsel eröffnet. Mithilfe von Arthroskopien können freie Gelenkkörper, die den Knorpel weiter zerstören, entfernt werden. Auch Meniskusrisse, die immer wieder in den Lauf des Gelenks einschlagen und das Gelenk schmerzhaft blockieren, können mit dieser Methode entfernt werden.

Störende Schleimhautfalten, entzündete Gelenkschleimhaut und das Entfernen loser Knorpelfragmente helfen dem Kniegelenk, aus der schmerzhaft entzündeten Phase herauszukommen.

Arthroskopische Eingriffe bei arthrotischen Kniegelenken wurden zeitweise zu einem weit verbreiteten Verfahren.

Verschiedene Studien konnten eine hohe Rate von ungefähr 20 Prozent an Implantationen eines künstlichen Kniegelenks innerhalb von zwei Jahren nach solchen Gelenkspiegelungen aufzeigen und kamen zu dem Ergebnis, dass die arthroskopische Chirurgie bei allgemeiner Gonarthrose keinen Nutzen gegenüber Physiotherapie und medikamentöser Behandlung hat.[31–34]

Das britische National Institute for Health and Clinical Excellence (NICE) spricht sich in seiner Empfehlung 2014 gegen arthroskopische Eingriffe bei Gonarthrose aus, wenn keine mechanischen Blockierungen vorliegen.[8] Ähnlich äußern sich die British Orthopaedic Association, die AAOS und die Australian Knee Society.

Fakten und Fiktion

Arthroskopie bei Gonarthrose
Die Leitlinien von AAOS, OARSI, NICE und S2k empfehlen keine Arthroskopie bei

Fortsetzung

Gonarthrose. Ausnahmen sind mechanische Gelenkblockierungen durch symptomatische Meniskusrisse oder freie Gelenkkörper. Wenn Ihnen jemand eine „Gelenktoilette“ vorschlägt, dann ist nicht nur der Begriff höchst unmedizinisch, sondern Sie sollten mehr als skeptisch sein!

Ein Beispiel einer erfolgreichen Arthroskopie bei einer Gonarthrose bot Monika vor einigen Jahren. Es war kurz vor Weihnachten, als Monika sich bei mir in der Praxis vorstellte. Sie berichtete, dass ihr Gelenk immer verhaken würde und sie es regelrecht ausschütteln müsste, um wieder weitergehen zu können. Bei der Untersuchung stellte ich fest, dass das Gelenk stark geschwollen war. Das Knie ließ sich zwar frei bewegen, in der kernspintomografischen Untersuchung sah ich jedoch viele freie Gelenkkörper. Im Röntgenbild zeigten sich leider auch schon deutliche Arthrose-Zeichen. Monika sah das Weihnachtsfest

Bild einer Gelenkspiegelung

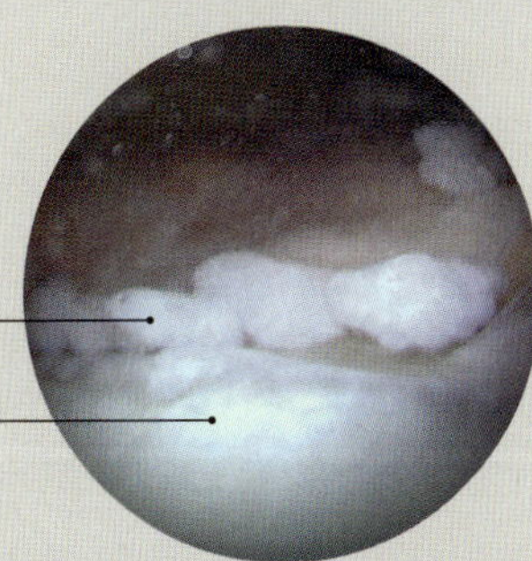

berechtigterweise schon in Gefahr. Wir vereinbarten deshalb einen kurzfristigen Operationstermin, um das Gelenk zu spiegeln und die freien Gelenkkörper zu entfernen. Bei der Arthroskopie sah ich dann unzählige freie Gelenkkörper verschiedener Größe. Im Gelenk sah es aus, als ob ein Beutel Reis beim Kochen aufgeplatzt wäre. Man kann sich gut vorstellen, dass jedes Mal, wenn solch ein freier Gelenkkörper in den Lauf des Gelenks einschlägt, dieses blockieren würde.

Das Gelenk hatte zwar schon eine deutliche Arthrose, sodass ich Monika auch mitteilen musste, dass wahrscheinlich mal ein Gelenkersatz auf sie zukommen würde, zumal sie erst 63 Jahre alt war. Sie profitierte jedoch stark von diesem Eingriff und das Weihnachtsfest war jedenfalls erst mal gerettet.

Als ich sie das letzte Mal sah, war sie bereits im Rentenalter und kam gut mit ihrem Knie zurecht, sodass ein Gelenkersatz gar nicht zur Diskussion stand.

Fazit: Eine arthroskopische Behandlung des Kniegelenks bei Gonarthrose ist nur bei mechanischen Gelenkblockierungen durch Meniskusrisse oder freie Gelenkkörper sinnvoll. Liegt bereits eine Knochen-Knochen-Arthrose vor, also ein Arthrose-Stadium Grad 4 nach Kellgren-Lawrence, bei dem Knochen auf Knochen reibt, ist eine Arthroskopie nicht zu empfehlen.

Arthroskopie:
- OP: ambulant
- Entlastung an Stützen: 3–6 Tage
- Schiene/Orthese: –
- Alltagsaktivität: 1–2 Wochen
- Leichter Sport: 3–4 Wochen

Meniskusverletzungen gehören zu den häufigsten Verletzungen im Kniegelenk.

1.2 Meniskuschirurgie (arthroskopisch)

Der Meniskus besteht hauptsächlich aus Kollagen I und ist eine bindegewebige Struktur. Die Menisken haben eine sichel- bis halbmondförmige Struktur und sitzen wie ein Stoßdämpfer zwischen Ober- und Unterschenkel. Das Knie hat einen inneren und einen äußeren Meniskus, der jeweils in Vorderhorn, Hinterhorn und Mittelteil eingeteilt wird.

Von innen nach außen wird in Abhängigkeit von der Blutversorgung eine weiße und eine rote Zone beschrieben. Nur die rote Zone hat eine gute Blutversorgung. Der Innenmeniskus ist größer als der Außenmeniskus und an der inneren Gelenkkapsel angeheftet, was ihn anfälliger für Verletzungen macht. Die Hauptfunktionen der Menisken sind eine Verbesserung der Kontaktfläche im Knie sowie eine Stabilisierung des Gelenks.[35, 36, 37]

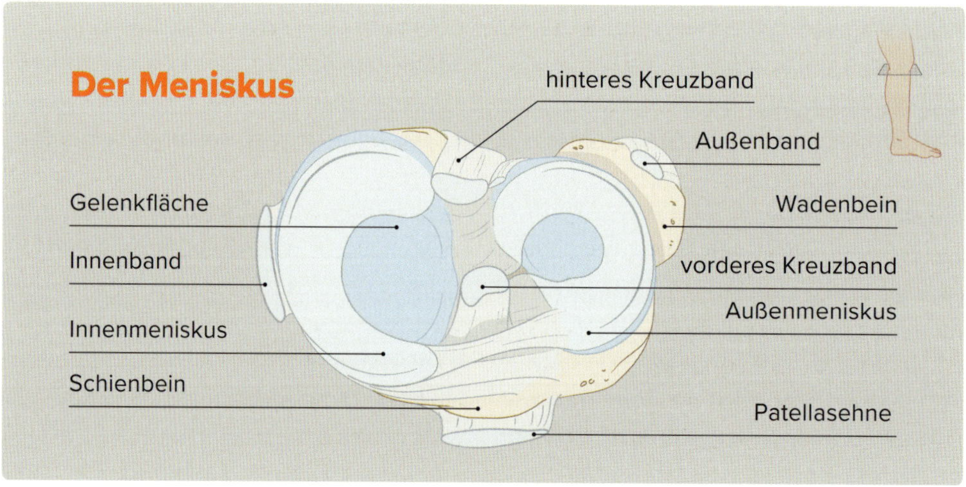

Bild einer Gelenkspiegelung

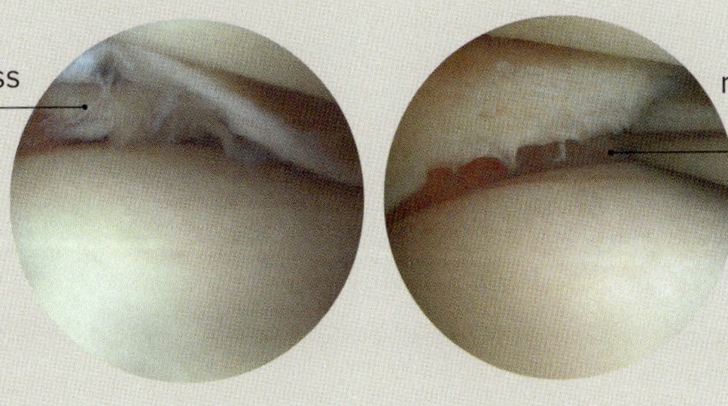

Meniskusverletzungen gehören zu den häufigsten Verletzungen im Kniegelenk. Männer haben ein größeres Risiko, eine Meniskusverletzung zu erleiden. Wir unterscheiden zwischen akuten und chronisch degenerativen Meniskusverletzungen.

Liegt eine Instabilität des Kniegelenks vor, zum Beispiel nach einer Kreuzbandverletzung, ist das Risiko für eine Meniskusverletzung erhöht. Reißt ein Meniskus, macht sich das meist durch Schmerz im inneren oder äußeren Gelenkspalt bemerkbar, manchmal kommt es auch zu Gelenkblockierungen oder einem Klicken.

Meniskusrisse werden in Longitudinal-, Radiär-, Horizontal- und Komplexrisse sowie Meniskuswurzelverletzungen unterteilt. Weiterhin wird nach Risslokalisation unterschieden, also ob ein Riss im Vorderhorn, Hinterhorn oder Mittelteil entsteht. Die Lage des Risses in der roten durchbluteten oder in der weißen Zone ist ebenfalls für eine Meniskusreparatur wichtig. Wurde in den frühen Jahren der Kniechirurgie der Meniskus noch großzügig entfernt, wissen wir heute, dass eine größere Meniskusentfernung zu einer Arthrose des Kniegelenks führt.[38, 39, 40]

Während kleinere asymptomatische Meniskusrisse und chronisch degenerative Läsionen konservativ behandelt werden können, werden akute, größere und symptomatische Risse operiert. Es gibt meniskusresezierende und meniskuserhaltende Eingriffe. Bei den resezierenden Verfahren wird das gerissene oder geschädigte Stück des Meniskus entfernt. Diese Methode sollte bei nicht nahtfähigen Rissen, im älteren Lebensalter und bei chronisch degenerativen Läsionen gewählt werden. Bei bereits bestehender Arthrose ist ebenfalls eine Meniskusnaht nicht mehr sinnvoll.

Meniskusgewebe sollte möglichst erhalten werden, um Spätschäden wie einer Arthrose vorzubeugen.

Meniskusnähte finden Anwendung bei der Lokalisation des Risses in der roten Zone oder in der Grenzregion von roter zu weißer Zone. Die Risse dürfen nicht zu ausgefasert sein und müssen sich biomechanisch für eine Naht eignen. In der Literatur werden unterschiedliche Erfolgsraten angegeben, die grob bei 75 Prozent liegen.

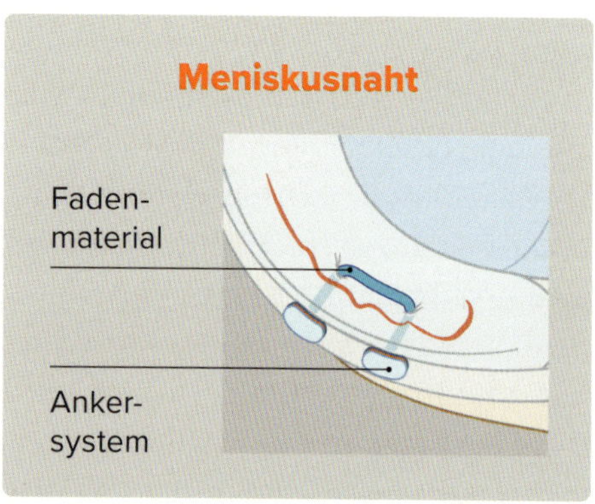

Künstliche Meniskusimplantate sind eine weitere Option, um bei einem ausgedehnten Meniskusschaden, der nicht nahtfähig ist, insbesondere im jüngeren Alter einen Ersatz zu schaffen.[41–44]

Anfang 2019 kam eine junge Volleyballspielerin zu mir. Erst zwei Jahre zuvor, da war sie gerade 20 geworden, hatte ich ihr nach einem Verdrehtrauma das vordere Kreuzband im rechten Knie ersetzt. Sie studierte inzwischen Jura in Frankfurt und kam mit dem Knie so gut zurecht, dass sie wieder voll im Volleyballsport aktiv war. Leider wissen wir aus diversen Untersuchungen, dass Frauen ein höheres Risiko einer Verletzung des vorderen Kreuzbands haben und dass das Risiko für eine Verletzung der Gegenseite nach erfolgtem Kreuzbandriss deutlich erhöht ist.[45] So war es unglücklicherweise auch hier. Das operierte Knie hatte bisher gut gehalten, jetzt war es das andere Knie, das sich die Sportlerin verletzte. Die Untersuchung zeigte mir eine Verletzung des vorderen Kreuzbands und auch des Innenmeniskus. Die MRT bestätigte diesen Verdacht. Bei der Operation zeigte sich glücklicherweise ein basisnaher Meniskusriss in der roten Zone, der sich gut mit zwei Meniskusnähten reparieren ließ. Auch das Kreuzband ließ sich mit einer Sehne aus der Oberschenkelrückseite gut rekonstruieren. Bei einem Alter von Anfang 20 hat der

Meniskuserhalt oberste Priorität und sollte auf jeden Fall angestrebt werden.

Zusammenfassend kann man sagen, dass Meniskusgewebe möglichst erhalten werden sollte, um Spätschäden wie einer Arthrose vorzubeugen. Wird eine Meniskusnaht in Betracht gezogen, muss auf das Risiko eines 25-prozentigen Versagens der Nähte hingewiesen werden. Bei chronisch degenerativen Meniskusschäden, die dauerhaft Beschwerden bereiten, sollte das betreffende Meniskussegment sparsam entfernt werden.

Meniskusteilentfernung:

- OP: ambulant
- Entlastung an Stützen: 3–6 Tage
- Schiene/Orthese: –
- Alltagsaktivität: 1–2 Wochen
- Leichter Sport: 3–4 Wochen

Meniskusnaht:

- OP: ambulant
- Entlastung an Stützen: 4–6 Wochen
- Schiene/Orthese: 4–6 Wochen
- Alltagsaktivität: 6 Wochen
- Leichter Sport: 3 Monate

1.3 Knorpelchirurgie (arthroskopisch)

Knorpel ist ein nicht durchblutetes Gewebe und wird hauptsächlich über die Gelenkschleimhaut ernährt. Der Knorpel ist nicht in der Lage, sich zu regenerieren. Kann sich der Knochen oder die Haut durch Zellteilung wieder selbst reparieren, ist das bei Knorpelgewebe leider nicht möglich. Deshalb wird der Knorpel auch „Gold der Gelenke“ genannt.

Knorpel bietet über viele Bewegungszyklen und Jahre exzellente Dämpfungs- und Gleiteigenschaften, wie es kein Technikwerkstoff besser vermag. Er besteht zu knapp 30 Prozent aus Kollagenfasern des Typs 2 und Proteoglykanen und zu 70 Prozent aus Wasser. Für eine schmerzfreie Funktion des Gelenks ist ein gesunder Knorpel die Voraussetzung. Wie geht man als Operateur jedoch am besten mit einem geschädigten Knorpel um?

Die einfachste Methode, einen Knorpelschaden zu reparieren, ist die erstmals 1994 vom Amerikaner Steadman beschriebene Mikrofrakturierung. Dabei wird unterhalb des Knorpels die subchondrale Lamelle mit einer Ahle etwa 4 mm tief aufgestoßen.

Die dabei entstehenden Löcher sollten einen Abstand von circa 4 mm haben. Dann wandern Stammzellen in die Defektzone ein und aus diesem „Blutkuchen“ kann sich ein Ersatzknorpel bilden, ähnlich einer bindegewebigen Narbe. Das ist ein Faserknorpel, der nicht die Originalzusammensetzung hat, jedoch einen Defekt bis zu 2,5 cm^2 gut abdecken kann. Dieses Verfahren gilt in der Literatur noch als Goldstandard in der Behandlung kleiner Knorpeldefekte. Die Vorteile dieses Verfahrens sind, dass es im Rahmen einer Operation durchgeführt werden kann, es kostengünstig und überall verfügbar ist. Unterstützend kann plättchenreiches Plasma (PRP) in den Defekt eingebracht werden.

Eine Weiterentwicklung der Mikrofrakturierung ist die AMIC, die autologe matrixinduzierte Chondrogenese. Dabei wird zunächst eine Mikrofrakturierung durchgeführt. In den Defekt wird anschließend eine Kollagenmembran eingebracht, in die die Stammzellen einwandern. Dieses Verfahren ist ebenfalls in einer Operation durchführbar. Nachteile der Mikrofrakturierung sind der minderwertige Ersatzknorpel, eine erschwerte spätere Knorpelzelltransplantation und der ungewisse Erfolg. In der Praxis vergleiche ich das immer mit Rasen säen auf schlechtem Untergrund, wobei auch nicht abzusehen ist, wie viel Saat tatsächlich angeht.

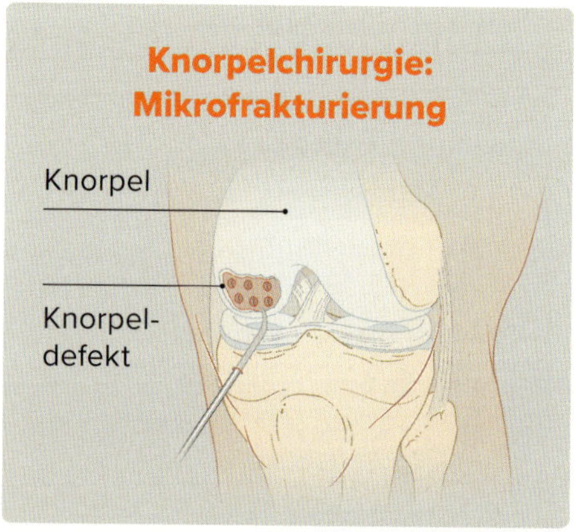

Mikrofrakturierung:

- OP: ambulant
- Entlastung an Stützen: 6 Wochen
- Schiene/Orthese: –
- Alltagsaktivität: 6 Wochen
- Leichter Sport: 3 Monate

Ist der Knorpelschaden größer als 2,5 cm², müssen andere Optionen herangezogen werden.

Alternativ gibt es bei kleinen Knorpelschäden bis 2,5 cm^2 die Möglichkeit, einen Knochen-Knorpel-Zylinder aus einem weniger belasteten Areal zu entnehmen und diesen in die Defektzone einzubringen. Dieses Verfahren wird OATS (osteochondrales autologes Transplantationssystem) genannt. Größter Nachteil dabei ist, dass ein neuer Defekt gesetzt wird, um einen anderen zu verschließen.[46, 47, 48] Ich persönlich führe aufgrund des Entnahmedefekts nur selten OATS durch.

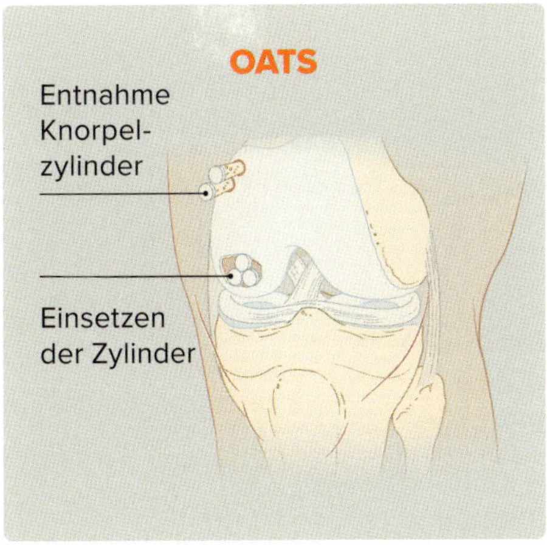

OATS:

- OP: ambulant/stationär
- Entlastung an Stützen: 6 Wochen
- Schiene/Orthese: fakultativ
- Alltagsaktivität: 6 Wochen
- Leichter Sport: 3 Monate

Ist der Knorpelschaden größer als 2,5 cm^2, müssen andere Optionen herangezogen werden. Die eleganteste Methode ist die Knorpelzelltransplantation. Dieses Verfahren wird ACT (autologe Chondrozyten-Transplantation) genannt und ist seit den 1990er-Jahren fester und etablierter Bestandteil der Knorpelchirurgie. Hierbei werden in einem ersten Eingriff Knorpelzellen aus dem Knie entnommen, im Labor gezüchtet, vermehrt und nach ungefähr sechs Wochen in einem zweiten Eingriff wieder in den Knorpeldefekt eingebracht. Der Vorteil hierbei ist, dass es sich um originalen hochwertigen Knorpel handelt. Solch ein Knorpelschaden muss aber einige Voraussetzungen erfüllen, um für eine ACT infrage zu kommen. Traumatische, also durch einen Unfall verursachte Defekte eignen sich dabei oft besser als

In der Praxis erkläre ich das am Beispiel des Parkettbodens: Fehlt ein Stäbchen im Parkett, aber der Rest ist in Ordnung, ist das ideal für eine Knorpelzelltransplantation.

degenerative, durch Verschleiß bedingte Schäden. Die Ränder des Defekts müssen glatt begrenzt und gesund sein. In der Praxis erkläre ich diesen Zustand immer am Beispiel des Parkettbodens: Fehlt ein Stäbchen im Parkett und ist der Rest des Parketts in Ordnung, ist das ideal für eine ACT. Ist der Schaden jedoch eher wie bei einer alten, ausgetretenen Treppenstufe, tragen die Ränder den frisch eingebrachten Knorpel nicht und der Defekt eignet sich nicht für eine Knorpelzelltransplantation. Das ist leider auch häufig bei fortgeschrittenen Arthrosen der Fall. Patienten mit einer erheblichen Arthrose, die in die Praxis mit der Frage nach einer Knorpelzelltransplantation kommen, sind dann auch berechtigterweise oft enttäuscht, wenn sie hören, dass diese Option bei ihrem Befund keine sinnvolle Wahl mehr ist. Die Weiterentwicklung der ACT ist die MACT (matrixassoziierte autologe Chondrozyten-Transplantation), bei der sich die gezüchteten Knorpelzellen in einer Kollagenmembran befinden und mit dieser zusammen in den Defekt eingebracht werden.[49, 50, 51]

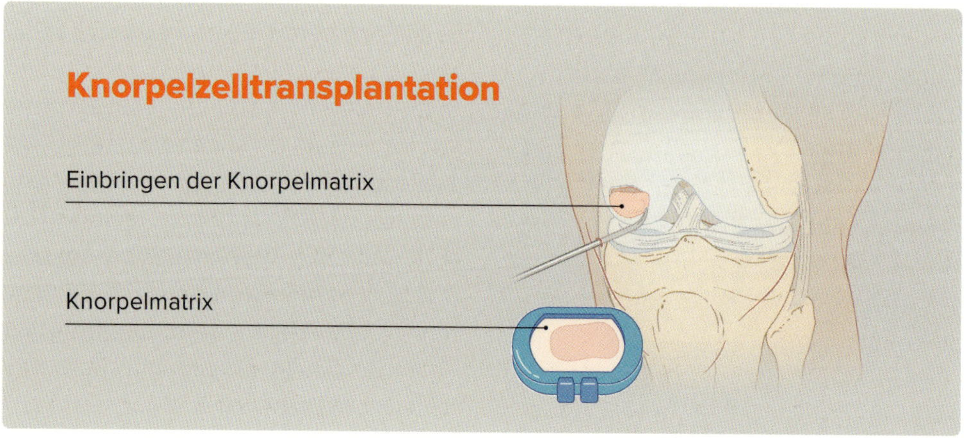

ACT:

- OP: ambulant/stationär
- Entlastung an Stützen: 6 Wochen
- Schiene/Orthese: fakultativ
- Alltagsaktivität: 6 Wochen
- Leichter Sport: 3 Monate

Frank hatte sich im Winter beim Snowboarden das Kreuzband gerissen. Im MRT sah man zudem einen Knorpelschaden im Bereich des äußeren Kniegelenks. Frank war erst Anfang 30 und sein Knie sah sonst altersentsprechend noch gut aus, sodass wir uns dazu entschieden, das Knie zu arthroskopieren. Sollte sich der Knorpelschaden für eine Knorpelzelltransplantation eignen, würden wir Knorpelzellen entnehmen, diese sechs Wochen im Labor anzüchten lassen und dann in einem zweiten Eingriff das Kreuzband ersetzen und die Knorpelzellen in den Defekt einpflanzen. Sollte sich der Knorpelschaden nicht für eine Transplantation eignen, würde das Kreuzband gleich in einem Eingriff behandelt werden. Während der Operation zeigte sich, dass der Knorpelschaden etwa 18 × 15 mm groß war und in der Hauptbelastungszone des äußeren Kniegelenks lag – ein idealer Fall für eine Knorpelzelltransplantation. Der Knorpelschaden war wie ein Loch im Knorpel und der umgebende Rand war stabil. Bei einer Knorpelzelltransplantation würde der umgebende Rand die eingepflanzten Zellen schützen, bis sie auf das Niveau des ursprünglichen Knorpels hochgewachsen waren. Frank musste nach der zweiten Operation sechs Wochen entlasten, um die neuen Knorpelzellen zu schützen. Die Zeit nutzte Frank aber für viel Physiotherapie und Stabilisierungstraining, sodass er bereits nach sechs Wochen eine gute Funktion des Kniegelenks hatte. Letztlich konnte der Defekt gut repariert werden, sodass sich der Aufwand sicherlich gelohnt hatte und eine Arthrose des Gelenks erst mal abgewendet werden konnte.

Zusammenfassend kann man sagen, dass trotz unzureichender Studienlage kleinere Knorpeldefekte bis 2,5 cm^2 gut durch Mikrofrakturierung oder OATS behandelt werden können, während sich für größere Defekte die ACT anbietet. Unumgänglich zur Diagnose eines Knorpelschadens

Für Stabilisierungen tragen wir unser Ersatzteillager praktischerweise gleich mit uns.

ist eine MRT-Untersuchung mit guten Knorpelsequenzen.[52]

Fakten und Fiktion

Knorpelzelltransplantation bei Gonarthrose
Liegt eine fortgeschrittene Arthrose des Kniegelenks vor (Kellgren-Grad 4), ist eine Knorpelzelltransplantation keine sinnvolle Option mehr.

1.4 Stabilisierungsoperationen

Unter diesem Unterpunkt werden die Stabilisierungsoperationen aufgeführt. Ist es durch eine Verletzung oder eine angeborene Schwäche zu einer Instabilität des Kniegelenks gekommen, muss häufig das Gelenk stabilisiert werden, damit es einwandfrei funktioniert und sich durch die Instabilität kein frühzeitiger Knorpel- oder Meniskusschaden einstellt. Solche Stabilisierungen werden in der Regel mit Sehnen aus dem eigenen Bein durchgeführt. Wir tragen also unser Ersatzteillager praktischerweise gleich mit uns. Für das Kniegelenk haben sich dabei folgende Sehnen etabliert: ein Teil des Sehnenspiegels der Quadrizepssehne, also des vorderen vierköpfigen Oberschenkelstreckers, ein Teil der Patellasehne, die Kniescheibe und Unterschenkel verbindet, sowie die Gracilissehne und die Semitendinosussehne, die zur hinteren Oberschenkelmuskulatur gehören und am *Pes anserinus,* dem Gänsefuß, innen am Schienbein unterhalb des Kniegelenks ansetzen.

Diese Sehnen können entnommen werden, ohne dass sich das negativ auf die Funktion des Beines oder des Kniegelenks auswirkt.

In den USA werden dafür vermehrt Leichensehnen verwendet, das ist in Deutschland aus rechtlichen und medizinisch-ethischen Gründen nicht so etabliert. Während Verletzungen des Innenbands meist ohne Operation und Stabilisierung ausheilen, gelingt das bei Verletzungen des vorderen und hinteren Kreuzbands meist nicht, sodass hier oftmals eine Operation notwendig wird. Ein weiteres großes Thema sind die Instabilitäten der Kniescheibe. Wird die Kniescheibe nicht ausreichend fest im Gleitlager geführt, kommt es vor, dass die Kniescheibe einfach aus dieser Führungsrinne herausspringt.

Von den ganzen Stabilisierungsoperationen möchte ich nachfolgend die beiden häufigsten näher beschreiben: die vordere Kreuzbandoperation und die Stabilisierung bei einer Instabilität der Kniescheibe im Kniescheibengleitlager.

1.4.1 Kreuzbandchirurgie (arthroskopisch)

Vordere Kreuzbandrisse sind gerade im jungen und aktiven Alter eine häufige Verletzung. Folgen davon sind eine Knieinstabilität, die wiederum das Entstehen von Meniskus- und Knorpelschäden begünstigt und zu einer Arthrose des Kniegelenks führen kann. Mehrheitlich reißt das vordere Kreuzband vom Oberschenkel ab und ragt dann als Stumpf von unten in das Gelenk. Es gibt aber auch Überdehnungen und Teilrisse des vorderen Kreuzbands. Vordere Kreuzbandrisse heilen leider nicht von allein. Verletzungen des hinteren Kreuzbands sind deutlich seltener als Risse des vorderen Kreuzbands und haben auch bessere Perspektiven unter konservativer Therapie.

Eine Knieinstabilität bedeutet neben einem erhöhten Arthrose-Risiko auch eine eingeschränkte Alltags-, Sport- und Berufsaktivität. Die Studienlage bezüglich der konservativen Behandlung mit Physiotherapie und Krafttraining versus der operativen Behandlung einer vorderen Kreuzbandverletzung ist unbefriedigend. In Literaturübersichten zeigt sich jedoch ein funktionell besseres Ergebnis nach Rekonstruktion des vorderen Kreuzbands.

Die Frage, ob man auch ohne Kreuzband noch aktiv Sport treiben kann, wurde von Torwartlegende Toni Schuhmacher und Ski-Ass Christian Neureuther jedenfalls mal mit Ja beantwortet. Der eine spielte ohne Kreuzband weiter im Tor, der andere nahm an Olympia teil. Das ist mutig, aber langfristig nicht unbedingt klug. Sicher ist nur, dass so weitere und schwerere Verletzungen genau wie ein langfristig höherer Verschleiß in Kauf genommen werden.[53–57]

Seit den 1960er-Jahren hat sich die Rekonstruktion des vorderen Kreuzbands zunächst mit der Patellasehne in einer offen-chirurgischen Technik und dann seit den 1980er-Jahren mit verschiedenen körpereigenen Sehnen in einer arthroskopischen Technik etabliert und ist seitdem in der Kreuzbandchirurgie den Goldstandard.

Während meines Jahresstipendiums 2006 an der Sportorthopädie der Universität Pittsburgh haben wir uns intensiv mit der Anatomie und Funktion des vorderen Kreuzbands beschäftigt. Wir haben es anatomisch präpariert, mit röntgendichten Stoffen bemalt und geröntgt, es mit hochauflösenden Magnetresonanztomografen untersucht, Stabilitätstestungen mit Computern vorgenommen und diverse Operationen getestet. Damals war das Doppelbündelkonzept des vorderen Kreuzbands hoch im Kurs. Dieses Konzept besagte, dass das vordere Kreuzband aus zwei Bündeln besteht, die unterschiedliche Funktionen erfüllen. Bei einer Doppelbündelrekonstruktion versuchte man, beide Bündel einzeln zu ersetzen. Meine Habilitation behandelt ebenfalls dieses Thema. Während sich das Doppelbündelkonzept in der Kreuzbandchirurgie nicht durchsetzen konnte, hat es doch zu einem Umdenken in diesem medizinischen Fachgebiet geführt.

Heutzutage steht die individuelle Anatomie des einzelnen Patienten mit einer Kreuzbandverletzung im Vordergrund.

Der Kreuzbandersatz wird nicht pauschal, sondern individuell durchgeführt und geplant. Anhand der jeweiligen ursprünglichen Kreuzbandanatomie wird eine individualisierte Operation durchgeführt und bei Teilrissen wird möglichst viel vom ursprünglichen Kreuzband erhalten.[58, 59]

Bei einer Kreuzbandrekonstruktion wird in der Regel eine körpereigene Sehne aus dem hinteren Oberschenkel

(Semitendinosussehne) oder aus dem vorderen Streckapparat des Kniegelenks (Quadrizepssehne, Patellasehne) entnommen und durch zwei Tunnel, die in den Ober- und Unterschenkel gebohrt werden, in das Knie eingezogen. Befestigt werden die Sehnen am Ober- und Unterschenkel mit verschiedenen Techniken.

Als neuere Technik hat sich in den vergangenen Jahren ein Nähen des Kreuzbands etabliert. Dabei wird das am Oberschenkel abgerissene Kreuzband mit einer speziellen Technik wieder am Oberschenkelknochen befestigt.

Voraussetzung dafür ist, dass das Kreuzband nicht zu zerfetzt ist und die Operation innerhalb der ersten 21 Tage nach dem Kreuzbandriss durchgeführt wird.

Hielt man sich früher bei Kindern wegen der offenen kniegelenknahen Wachstumsfugen mit einer Kreuzbandrekonstruktion zurück, hat sich gezeigt, dass mit speziellen OP-Techniken auch in der Wachstumsphase ein besseres Ergebnis erzielt wird.[60, 61]

Kreuzbandoperation

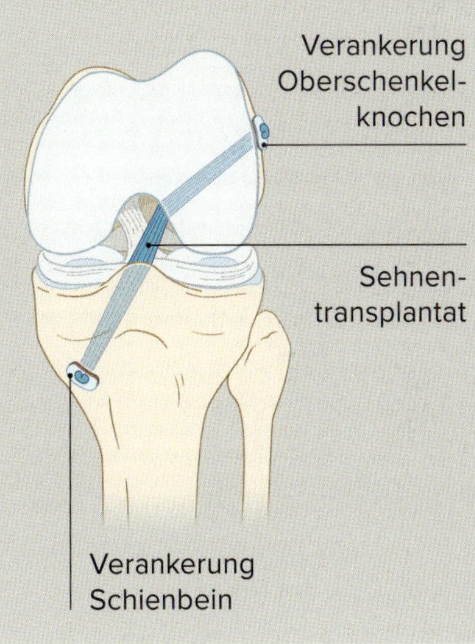

Kreuzbandplastik:
- OP: ambulant/stationär
- Entlastung an Stützen: 1–2 Wochen
- Schiene/Orthese: 4–6 Wochen
- Alltagsaktivität: 6 Wochen
- Leichter Sport: 3 Monate

Patienten, bei denen ich eine deutliche Instabilität feststelle, rate ich zu einer Operation.

Als Fazit kann man die Studienlage so prägnant zusammenfassen:

Junge und aktive Patienten mit einer subjektiven und objektiven Instabilität nach einer Kreuzbandverletzung erreichen mit einer Operation ein besseres Aktivitäts- und Sportniveau.

Die Patienten, die gut ohne Operation auskommen, reduzieren häufig bewusst oder unbewusst ihre sportlichen Aktivitäten, was zum vermeintlich guten Ergebnis beiträgt. Patienten, bei denen ich eine deutliche Instabilität feststelle, rate ich deshalb zu einer Operation.

Ältere Patienten, die mir schon beim Betreten des Sprechzimmers mitteilen, dass sie jetzt das Skilaufen oder das Tennisspielen aufgeben werden und eigentlich gut klarkommen, informiere ich über die Vor- und Nachteile einer konservativen und einer operativen Behandlung. Ich empfehle ihnen aber eher eine konservative Therapie.

Fakten und Fiktion

Verhindert ein Kreuzbandersatz eine Arthrose?
Ein Kreuzbandersatz kann eine Arthrose nicht 100-prozentig verhindern, verringert aber durch das Stabilisieren des Gelenks Folgeschäden an Meniskus und Gelenkknorpel.

1.4.2 Instabilität der Kniescheibe (arthroskopisch/offen chirurgisch)

Die Instabilität der Kniescheibe ist eine häufige Beschwerde im Jugend- und frühen Erwachsenenalter. Von einer chronischen Instabilität sind Frauen dreimal häufiger betroffen. Die Patienten berichten von einem vorderen Schmerz um die Kniescheibe herum. Bei einem akuten Verlauf kann die Kniescheibe sogar nach außen herausspringen.

Die Ursachen einer Kniescheibeninstabilität sind zugleich auch die Risikofaktoren. Meist steht die Kniescheibe zu hoch, die Führungsrinne der Kniescheibe ist unzureichend angelegt, die Bandstrukturen sowie Muskeln sind zu schwach und neben einer X-Bein-Stellung liegt oft ein Drehfehler im Oberschenkel vor. Während die Bänder und knöchernen Strukturen am wichtigsten sind, spielen die Muskeln eine untergeordnete Rolle.

Am sitzenden Patienten fallen die nach außen stehenden Kniescheiben auf – wie die Augen eines Frosches oder Grashüpfers, sodass sich in der Orthopädie der sehr bildhafte Begriff des Froschaugen- oder Grashüpferzeichens etabliert hat.

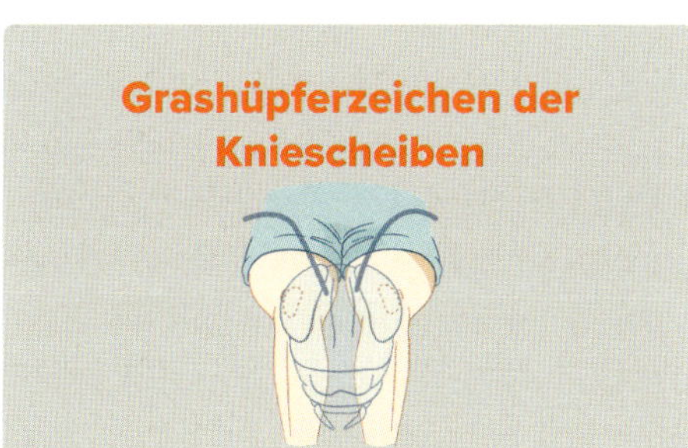

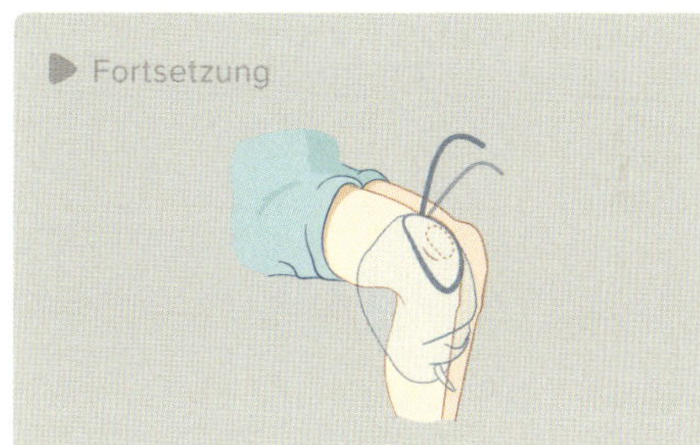

Führen diese Patienten einbeinig eine Kniebeuge durch, sieht man ein Einwärtsdrehen des Oberschenkels und ein Auswärtsdrehen des Unterschenkels bei starker X-Bein-Stellung. Diese Haltung begünstigt ein Herausspringen der Kniescheibe im akuten Fall oder ein Nach-außen-Drücken der Kniescheibe im chronisch-schmerzhaften Verlauf.

Strecken die Patienten in sitzender Position das Knie, ist zu sehen, wie die Kniescheibe in der Streckung nach außen wegdreht, das sogenannte J-Zeichen. Das ist ein Hinweis darauf, dass die Kniescheibe nicht ausreichend geführt wird.

J-Zeichen bei instabiler Kniescheibe

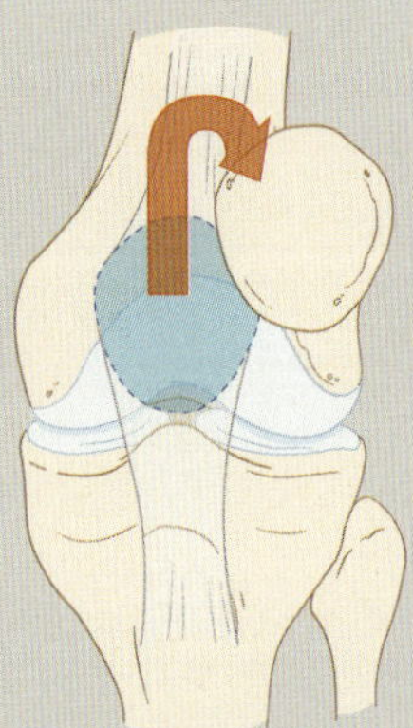

J-Zeichen bei gestrecktem Knie

Springt die Kniescheibe richtig aus der Rinne, ist das ein sehr schmerzhaftes Ereignis.

Die Datenlage bezüglich operativer oder konservativer Behandlung nach erstmaligem Ereignis ist noch nicht eindeutig.

Gibt es keine größeren Absprengungen, kann ein konservativer Behandlungsversuch mit kurzzeitiger Knieschiene und Krankengymnastik unternommen werden.

Ist ein größeres Stück aus dem Knochenknorpel herausgeschlagen, ist das eine Operationsindikation, ebenso in den Fällen, wenn die Kniescheibe häufiger aus dem Gelenk springt.

Amelie war gerade 16 Jahre alt geworden, als sie sich erstmals bei mir in der Praxis vorstellte. Beide Kniescheiben waren ihr schon mehr als fünfmal auf jeder Seite herausgesprungen, das erste Mal, als sie mit der Grundschule fertig war und das Gymnasium besuchte. Das ist ein eindeutiger Fall für eine Operation, da die Kniescheibe und auch das Gleitlager bei jedem Herausspringen aus dem Gelenk geschädigt werden, sodass langfristig ein schwerer Knorpelschaden im Kniescheibengelenk entsteht. Hier war also ein zügiges Vorgehen gefragt. Die Röntgenbilder zeigten, dass die Wachstumsfugen im Bereich des

Ist ein größeres Stück aus dem Knochenknorpel herausgeschlagen, ist das eine Operationsindikation.

Kniegelenks bereits verschlossen waren, sodass wir die Operation umgehend planten. Mit einer Sehne aus dem Oberschenkel wurde das innenliegende gerissene Band, das die Kniescheibe im Gleitlager führt, ersetzt. Dieses Band nennt sich medizinisch mediales patellofemorales Ligament (MPFL) und die Bandplastik entsprechend MPFL-Plastik. Wir führten erst eine Operation der rechten Seite durch und knapp drei Monate später wurde die linke Seite operiert. Ich begleite Amelie nun schon seit fünf Jahren als Patientin in meiner Praxis, sie studiert inzwischen Medizin – und die Kniescheiben sind seit der Operation nie wieder herausgesprungen. Auf der Treppe merkt sie jedoch hin und wieder ein Reiben hinter der rechten Seite, hier lag schon bei der Operation ein kleiner Knorpelschaden vor. Insgesamt kommt sie jedoch sehr gut zurecht.

Die MPFL-Plastik hat noch keine lange Historie: Sie ist erst Anfang der 2000er-Jahre zunehmend populär geworden.

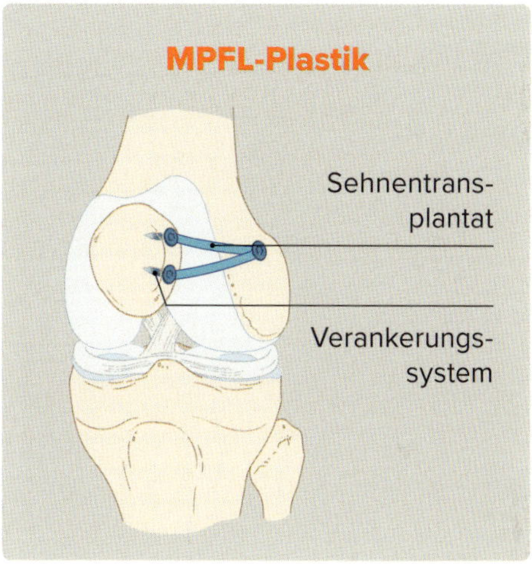

Viel häufiger liegt eine chronische Instabilität der Kniescheibe vor, bei der die Kniescheibe nicht aus dem Gelenk herausspringt, aber im Gelenk ungenügend stabil läuft. Hier ist das Vorgehen sehr viel schwieriger. Die Patienten kommen aufgrund des geringeren Leidensdrucks erst relativ spät zum Arzt, sodass häufig schon ein deutlicher Knorpelschaden existiert.

Eine Operation ist am sinnvollsten, wenn noch kein Knorpelschaden vorliegt.

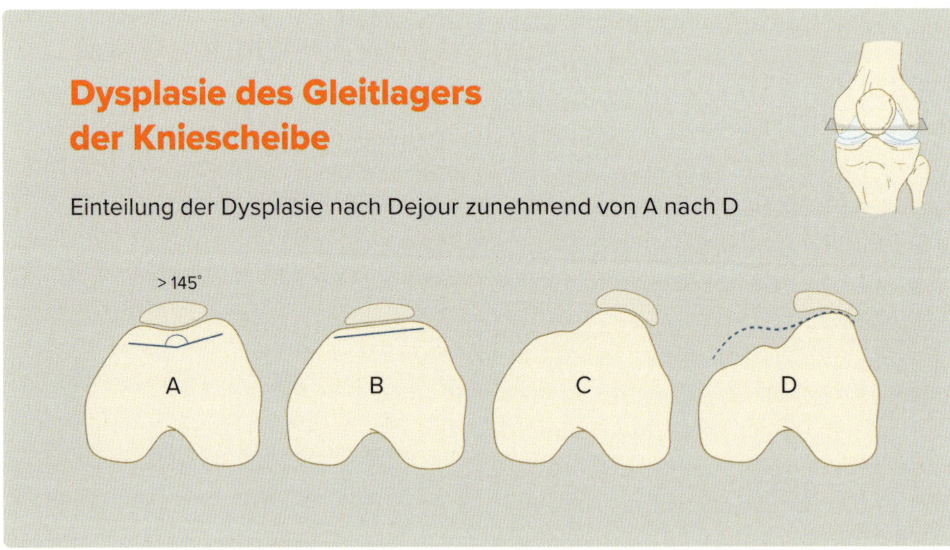

Dysplasie des Gleitlagers der Kniescheibe

Einteilung der Dysplasie nach Dejour zunehmend von A nach D

Selbst wenn die Kniescheibenführung operativ korrigiert wird, ist der vorhandene Knorpelschaden oft nicht mehr rückgängig zu machen, sodass Beschwerden und der klassische vordere Knieschmerz bleiben. Hinzu kommt, dass eine Neugestaltung der Führungsrinne extrem schwierig ist und auch das X-Bein und der Drehfehler korrigiert werden müssen, was ein sehr komplexer Eingriff ist. Deshalb muss das Vorgehen im Einzelfall besprochen und analysiert werden.

Eine Operation ist am sinnvollsten, wenn noch kein Knorpelschaden vorliegt und eine Korrektur der unzureichend angelegten Kniescheibenführung sehr früh vorgenommen wird. Der Grad der Knorpelschädigung kann am besten mithilfe einer hochauflösenden Magnetresonanztomografie (MRT) geprüft werden.[62–67]

MPFL-Plastik:

- OP: ambulant/stationär
- Entlastung an Stützen: 1–2 Wochen
- Schiene/Orthese: 4–6 Wochen
- Alltagsaktivität: 6 Wochen
- Leichter Sport: 3 Monate

1.5 Achskorrekturen (offen chirurgisch)

Eine weitere große Gruppe der gelenkerhaltenden Operationen sind die Achskorrekturen, orthopädisch auch Umstellungsosteotomien genannt. Stärkere O- oder X-Beine führen im Verlauf häufig durch die vermehrte Belastung an der Innen- oder Außenseite des Kniegelenks zu einem vermehrten und vorzeitigen Verschleiß, ähnlich einer Schuhsohle, die ungleichmäßig abgelaufen wird. Stärkere O-Beine werden durch eine Korrektur im Schienbeinkopf korrigiert, während X-Beine in der Regel am unteren Oberschenkel zu korrigieren sind. Diese Operationen sind aber aufwendig, da hierbei der Knochen durchtrennt, neu ausgerichtet und mit einer Platte fixiert wird, die in einem zweiten Eingriff wieder entfernt werden muss.

Diese Operationen kann man zum einen präventiv durchführen, um der Entwicklung einer Arthrose entgegenzuwirken, oder zum anderen therapeutisch bei eingetretener Arthrose. Der Wille der Patienten, sich dieser Operation präventiv ohne Leidensdruck zu unterziehen, ist meist gering. Bei jüngeren aktiven Patienten, also Menschen unter 60 Jahren, ist dieser Eingriff bei eingetretener Arthrose aber oft eine gute Option, um ein künstliches Knie noch zu vermeiden und weiterhin sportliche Aktivitäten zu erlauben, die mit einem Kunstgelenk nicht möglich sind, beispielsweise Volleyball. Bei der Gonarthrose wird mit einer Achskorrektur der Druckpunkt aus dem kranken arthrotischen in das gesunde Kompartiment verlagert.

Achskorrekturen sind bereits seit den 1960er-Jahren ein fester Bestandteil der operativen Therapie der Gonarthrose. Da es immer mehr aktive Patienten unter 60 Jahren gibt, die eine operationswürdige

Die notwendige Achskorrektur wird auf Röntgenbildern vor der Operation genau berechnet und ausgemessen.

Gonarthrose haben, ist eine Achsumstellung eine gute Alternative zu einer Endoprothese, insbesondere in Kombination mit knorpelchirurgischen Maßnahmen wie einer Knorpelzelltransplantation. Die Gruppe der unter 60-Jährigen, in der englischen Literatur „the young and active patient" genannt, verzeichnet in der Bertelsmann-Studie einen Anstieg in der Endoprothesen-Versorgung von alarmierenden 30 Prozent. Da dieses Patientenkollektiv aufgrund des jungen Alters und der zunehmenden Lebenserwartung eine hohe Wahrscheinlichkeit hat, die erste Prothese zu überleben, und sich im weiteren Lebensverlauf mindestens einem Prothesenwechsel stellen muss, rückt dieses Verfahren wieder vermehrt in den Fokus.

Voraussetzungen für eine Achskorrektur bei einer Gonarthrose sind eine ausreichende Beweglichkeit von über 90° Kniebeugung und eine gute Streckung des Gelenks sowie die Fähigkeit, die aufwendige Rehabilitation und Zweitoperation zur Metallentfernung durchzustehen. Das gegenseitige Gelenkkompartiment sollte noch keine wesentlichen Schäden aufweisen. Ein stärkeres Übergewicht mit einem BMI von über 30 und Rauchen sind klare Faktoren, die den Erfolg solch einer Operation gefährden.[68, 69, 70]

Für die innenseitige, die mediale Gonarthrose gibt es die innenseitig öffnende und die außenseitig schließende Achskorrektur, wie auf den beiden Abbildungen rechts zu erkennen ist. Die orthopädische Abkürzung für diese Eingriffe ist HTO (hohe tibiale Osteotomie).

Die notwendige Achskorrektur wird auf Röntgenbildern vor der Operation genau berechnet und ausgemessen. Nach der Operation muss das Bein in Abhängigkeit von der Fixierung bis zu sechs Wochen teilentlastet werden, das heißt, der Patient tritt in diesem Zeitraum meist nur mit dem Eigengewicht des Beines oder dem halben Körpergewicht auf. Die Platten und Fixierungen werden in der Regel nach einem Jahr entfernt, wenn der Knochen wieder seine ursprüngliche Festigkeit erreicht hat. In der Literatur werden für diese Eingriffe gute Ergebnisse mit über 80 Prozent Patientenzufriedenheit nach zehn Jahren und einer 10-Jahres-Überlebensrate um

80 Prozent beschrieben. Das bedeutet, dass nach zehn Jahren noch 80 Prozent aller Patienten mit dieser Versorgung herumlaufen und sich nicht inzwischen ein künstliches Kniegelenk haben implantieren lassen. Bei einem Scheitern wird meist ein Oberflächenersatz implantiert. In bis zu 30 Prozent treten Komplikationen wie Knochenbrüche, Gefäßverletzungen, ausbleibende Knochenheilung, Bewegungseinschränkungen oder Korrekturverlust auf.[71, 72, 73]

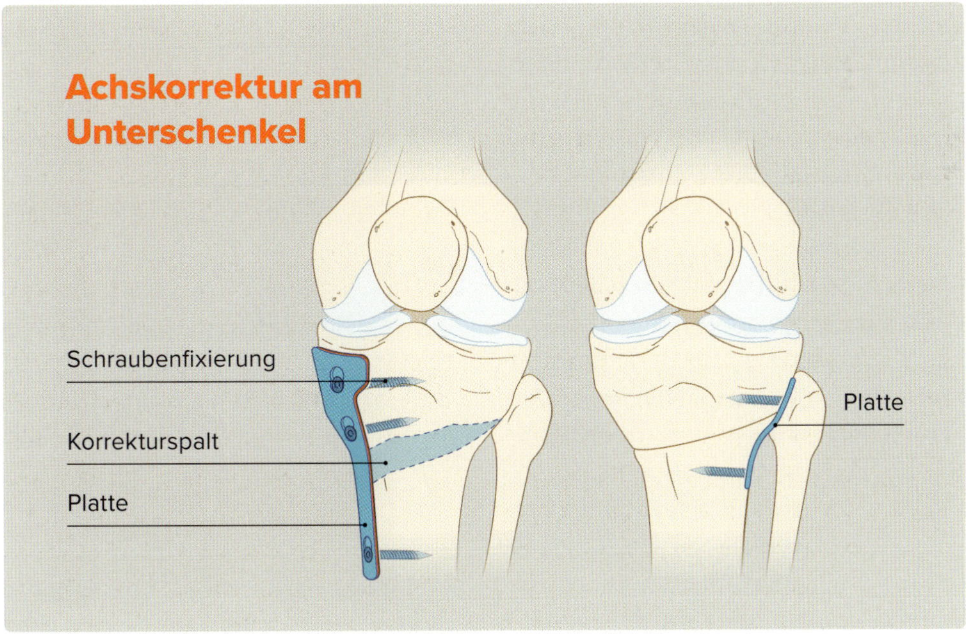

Ein Beispiel aus der Praxis für solch eine Situation war ein Elektriker, Jahrgang etwa 1980, der vor einigen Jahren mit O-Beinen und zunehmenden Beschwerden zu mir kam. Er hatte schon diverse konservative Behandlungen durch und kam einfach nicht zurecht. Der junge Elektriker hatte zudem berechtigterweise Angst um seine berufliche Zukunft, da er gerade den väterlichen Betrieb übernommen hatte und sich körperlich zunehmend eingeschränkt erlebte. Im Röntgenbild sah man die erwähnten O-Beine und vor allem auf der linken Seite eine Verengung des inneren Gelenkspalts.

Nach ausführlicher Beratung entschied sich der 35-jährige Patient schließlich für eine Achskorrektur zunächst des linken Beines. Die Operation selbst und der postoperative Verlauf waren komplikationslos, sodass die Platte bereits nach neun Monaten wieder entfernt werden konnte. Eigentlich steht auch beim rechten Bein noch eine Korrekturoperation aus, da er jedoch beruflich so eingespannt ist und derzeit keine Beschwerden auf der rechten Seite hat, möchte er erst mal abwarten.

Ganzbein-Standaufnahme

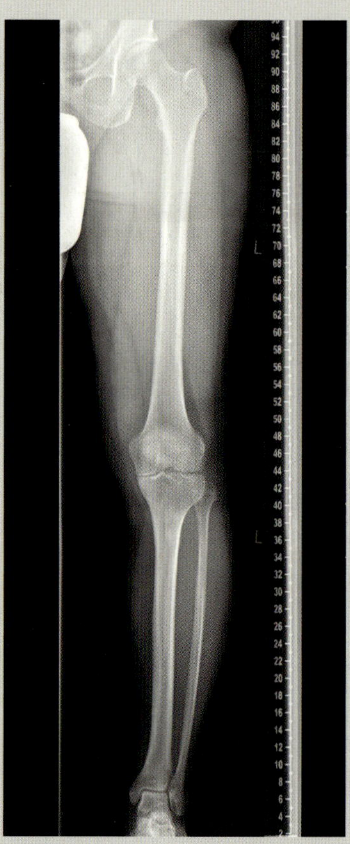

Röntgenbild nach Achskorrektur

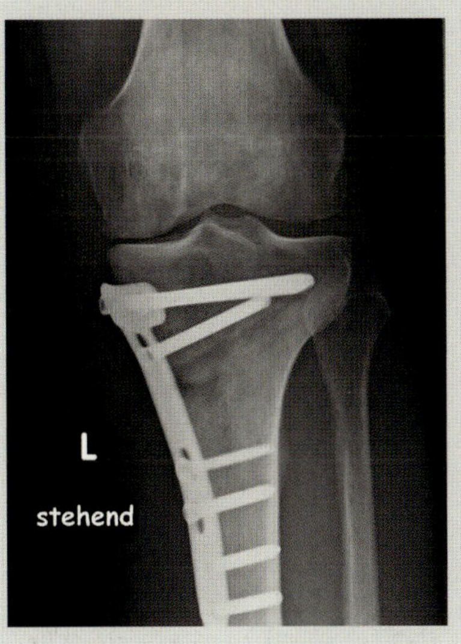

Bei einem X-Bein mit vorliegender Arthrose kann eine Achskorrektur am unteren Oberschenkel durchgeführt werden. Diese Operation wird als innenseitig schließende oder außenseitig öffnende Korrektur vollzogen, wie auf den Abbildungen zu erkennen ist.

Achskorrektur am Oberschenkel

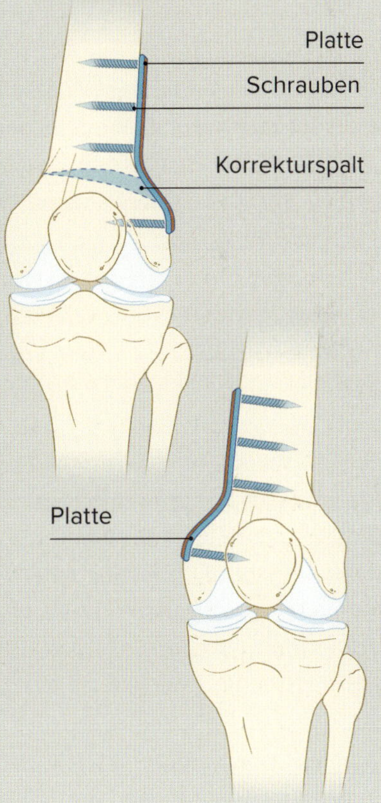

Achskorrekturen sind weiterhin ein wichtiger Bestandteil der Kniechirurgie.

Insgesamt wird die innenseitig schließende Operation häufiger durchgeführt. Der medizinische Begriff für diese Eingriffe lautet DFO (distale femorale Osteotomie). Ebenso wie bei der bereits beschriebenen HTO müssen eine ausreichende Kniebeweglichkeit, eine Rehabilitationsfähigkeit und nach Möglichkeit kein Übergewicht oder Nikotinabusus vorliegen. Außerdem sollte das innere Gelenkkompartiment keine größeren Schäden aufweisen.

Da dieser Eingriff wesentlich seltener als die HTO durchgeführt wird, gibt es auch keine größeren Studien zu den Ergebnissen. Die 10-Jahres-Überlebensrate liegt zwischen 64 und 90 Prozent, das heißt, 10 bis 36 Prozent haben sich innerhalb der ersten zehn Jahre nach dem Eingriff inzwischen einer weiteren Operation, meist der Implantation eines künstlichen Kniegelenks, unterzogen. Die häufigsten Komplikationen sind eine ausbleibende knöcherne Heilung und eine Bewegungseinschränkung.[74, 75, 76]

Zusammenfassend lässt sich sagen, dass Achskorrekturen weiterhin ein wichtiger Bestandteil der Kniechirurgie sind und insbesondere bei den unter 60-jährigen Patienten einen Gelenkersatz vermeiden oder hinauszögern können. Risikofaktoren wie Rauchen und Übergewicht müssen benannt werden.

Umstellungsosteotomien:
- OP: stationär
- Entlastung an Stützen: 6 Wochen
- Schiene/Orthese: fakultativ
- Alltagsaktivität: 6 Wochen
- Leichter Sport: 3 Monate

2. Gelenkersetzende Operationen (offen chirurgisch)

Wurde bereits die ganze Kaskade an konservativen Maßnahmen und gelenkerhaltenden Eingriffen durchlaufen oder aber ist der Zustand des Kniegelenks schon desolat, steht eine gelenkersetzende Operation zur Diskussion. Bei diesen Eingriffen unterscheiden wir zwischen einem Teil- und einem Komplettgelenkersatz. Leider gibt es immer noch nicht den genialen Gelenkersatz, der die Leistungsfähigkeit eines gesunden Gelenks erreicht oder sogar überbieten kann.

Optionen der Endoprothetik

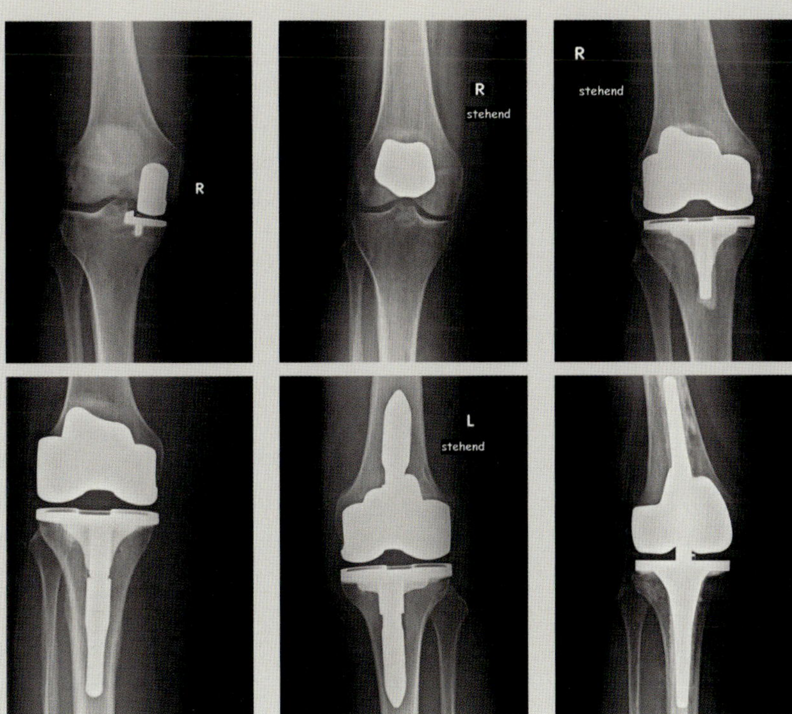

Eine der bekanntesten Schlittenprothesen ist der Oxford-Schlitten.

2.1 Teilgelenkersatz (offen chirurgisch)

Das Kniegelenk besteht aus drei Kompartimenten: dem inneren, dem äußeren und dem Kniescheibenkompartiment. Ist lediglich eines dieser drei Kompartimente geschädigt, bietet sich ein Teilgelenkersatz an. Ist der innere oder äußere Bereich geschädigt, werden sogenannte Schlittenprothesen (unicondyläre Prothesen) verwendet, die lediglich die innere oder äußere Oberschenkelrolle und den dazu korrespondierenden Teil des Unterschenkels ersetzen.

Eine der bekanntesten Schlittenprothesen ist der Oxford-Schlitten, der im Jahr 2016 sein 40-jähriges Jubiläum feierte. John O'Connor und John Goodfellow entwickelten diese Prothese 1966 in der britischen Universitätsstadt Oxford.

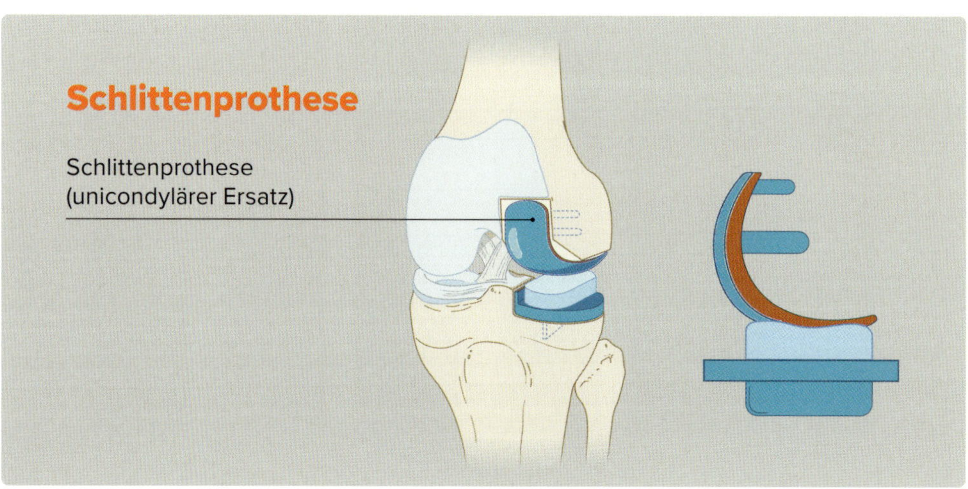

Ist das Kniescheibengelenk betroffen, kann auch dieses mit einem patellofemoralen Ersatzgelenk versehen werden.

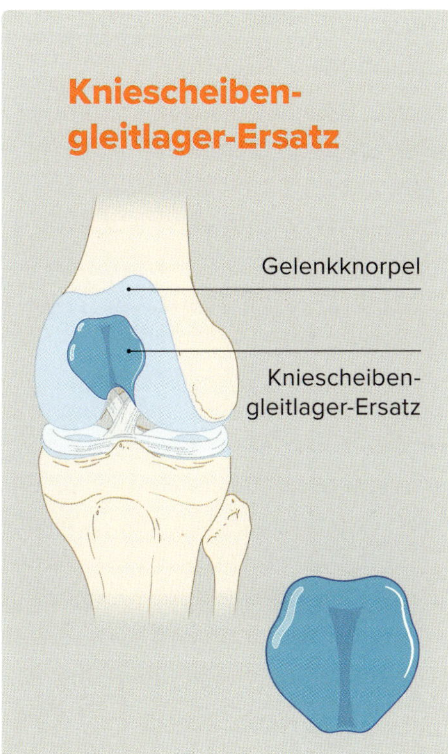

Vorteile einer Teilprothese gegenüber einem vollständigen Ersatz sind eine schnellere postoperative Rehabilitation, kürzere Operationszeiten und der Erhalt einer natürlicheren Gelenkbewegung.

Besonders für die unter 60-jährigen Patienten, die bereits eine Arthrose haben und heute schon 20 Prozent der Knieimplantationen ausmachen, ist der Teilgelenkersatz eine wichtige Option. In verschiedenen Registern wird für Teilprothesen ein Anteil von bis zu 10 Prozent an allen Prothesen beschrieben. Am häufigsten sind die inneren Schlittenprothesen vertreten. Das Verhältnis von inneren zu äußeren Schlittenprothesen beträgt 10:1. Isolierte Kniescheibenprothesen werden äußerst selten verwendet. Knieprothesen, die das innere und das patellofemorale Kompartiment gleichzeitig ersetzen, haben sich auf dem Markt nicht durchsetzen können.

Indikationen für eine Teilprothese sind eine isolierte Schädigung in einem der drei Kniekompartimente, ein Alter über 50,

Der Wechsel von einem Schlitten zu einem Oberflächenersatz bringt schlechtere Ergebnisse als der primäre Einbau einer Oberflächenprothese.

Kniebeugung über 90°, wenig Streckdefizit und ein intaktes vorderes Kreuzband. Größere Achsabweichungen von über 15° sollten nicht vorliegen. Bei den Kniescheibenteilprothesen sollte kein gröberer Kniescheibenfehllauf vorliegen.

Kontrovers wird in letzter Zeit die Rolle des vorderen Kreuzbands sowie des Gewichts diskutiert. Die konservative traditionelle Sichtweise ist derzeit, dass ein intaktes vorderes Kreuzband und ein BMI unter 30 vorliegen sollten. Neuere Studien müssen hier abgewartet werden. 10-Jahres-Überlebensraten von über 80 Prozent werden bei Schlittenprothesen beschrieben. Das bekannte schwedische Knie-Endoprothesen-Register nennt für Schlittenprothesen eine 10-Jahres-Überlebensrate von 83 Prozent bei unter 65-Jährigen. Die Knie-Scores WOMAC und KOOS verbesserten sich deutlich.

Häufigste Versagensgründe von Schlittenprothesen sind die Lockerung der Implantate und das Fortschreiten der Arthrose in den übrigen Gelenkkompartimenten. Die Versagensrate ist im Alter unter 60 Jahren höher und auch höher als bei den Oberflächenersatzprothesen. Der Wechsel von einem Schlitten zu einem Oberflächenersatz bringt schlechtere Ergebnisse als der primäre Einbau einer Oberflächenprothese. Stauchende Sportarten wie Tennis oder Joggen werden mit Schlittenprothesen aufgrund der Gefahr einer Prothesenlockerung nicht empfohlen.[77–88]

Bestes Beispiel aus meiner Praxis für eine Schlittenprothese ist Detlef, der im Alter von 60 Jahren explizit mit dem Wunsch, eine Schlittenprothese zu bekommen, auf mich zukam. Er war sehr sportlich, fuhr Ski und machte sogar Helikopter-Skiing, spielte Tennis und reiste viel. Detlef hatte alles an konservativer Therapie von Akupunktur über Krankengymnastik bis zu Hyaluronsäure-Spritzen durch und auch Gelenkspiegelungen brachten nicht den gewünschten Erfolg. Er hatte Schmerzen im inneren Gelenkspalt beider Kniegelenke und konnte das auch genau zeigen. Wir Orthopäden sprechen vom 1-Finger-Zeichen, wenn Patienten mit einer isolierten Arthrose auf die Frage, wo es weh tut, mit einem Finger auf den äußeren oder inneren Gelenkspalt zeigen. Das sind die

Versorgung mit Schlittenprothesen (vorher/nachher)

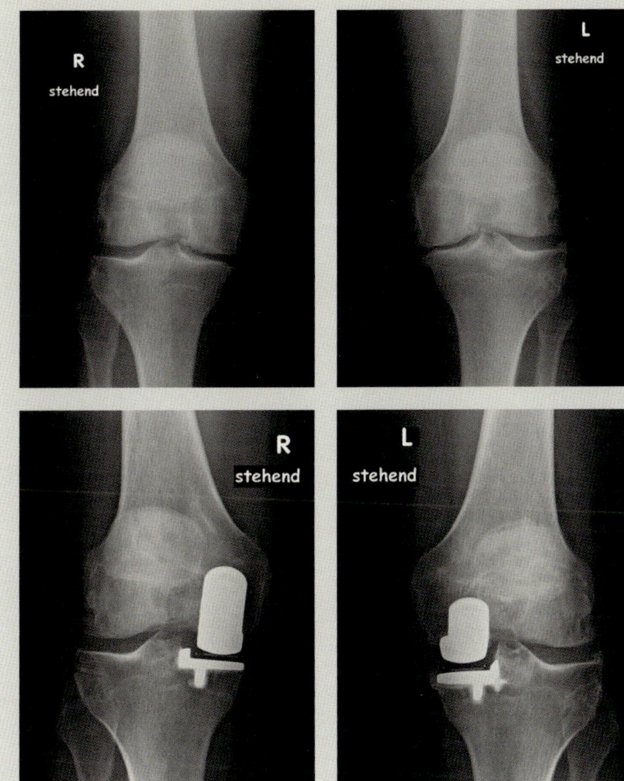

idealen Kandidaten für eine Schlittenprothese. Wird der Schmerz eher mit der ganzen Handfläche auch um die Kniescheibe herum angezeigt, ist meist das Kniescheibengelenk ebenfalls betroffen und eine Schlittenprothese bringt keine komplette Beschwerdefreiheit. Im Abstand von wenigen Monaten operierte ich Detlef erst an der linken und dann auf der rechten Seite.

Detlef fährt heute wieder beschwerdefrei Ski und jeden Winter bekomme ich aus verschiedenen Skigebieten Postkarten mit einem Gruß. Das freut mich natürlich für den Patienten – und für mich als Orthopäde sind es genau diese Momente, wenn man den Patienten ein Stück Lebensqualität zurückschenken kann, die einem Freude am Beruf bringen.

Versorgung mit Kniescheibengelenk

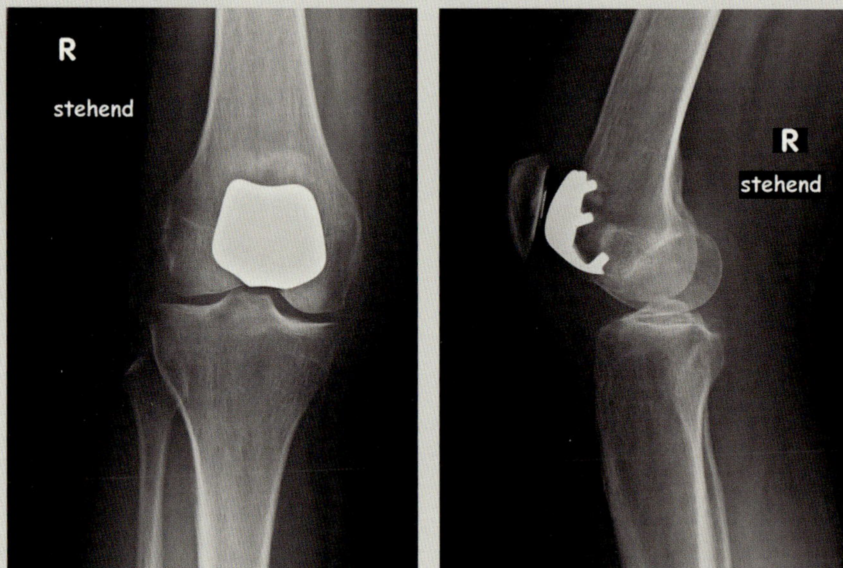

Erst 2019 habe ich eine 56-jährige Patientin mit einer in der frühen Jugend gebrochenen Kniescheibe operiert, die dazu geführt hatte, dass die Patientin nun eine Arthrose im Kniescheibengelenk entwickelt hatte. Bei jedem Schritt auf der Treppe konnte man das Reiben hinter der Kniescheibe hören und die Patientin musste schon mit Anfang 50 den Fahrstuhl benutzen.

Bei der klinischen und radiologischen Untersuchung zeigte sich, dass der Rest des Kniegelenks noch in einem super Zustand war, sodass man wirklich nur den geschädigten Teil hinter der Kniescheibe und im Gleitlager der Kniescheibe ersetzen musste. Der größte Teil des eigenen Gelenks konnte erhalten werden.

Das schlimme Reiben im Knie auf jeder Treppenstufe war damit schlagartig vorbei und die Lebensqualität wieder da.

Zusammenfassend ist der Teilgelenkersatz eine sehr gute Option, wenn wirklich nur ein Gelenkkompartiment geschädigt ist. Wird bei der Untersuchung ein genereller Schmerz auch in anderen Bereichen des Kniegelenks gezeigt oder über Schmerz beim Treppensteigen geklagt, ist der Erfolg einer Teilprothese oft eingeschränkt.

Für mich ist der Teilgelenkersatz eher eine Option bei einem Alter unter 75 Jahren, auch wenn gegenwärtig die Schlittenprothese vermehrt in der Gruppe der über 75-Jährigen eingesetzt wird. Ab 75 Jahren liefert der komplette Oberflächenersatz verlässlichere gute Ergebnisse und bei den heutigen Standzeiten der Prothesen wird der Patient in seinem Leben voraussichtlich keinen Prothesenwechsel benötigen.

Teilgelenkersatz:

- OP: stationär
- Entlastung an Stützen: 3–4 Wochen
- Schiene/Orthese: –
- Alltagsaktivität: 6 Wochen
- Leichter Sport: 3 Monate

2.2 Totaler Kniegelenkersatz (offen chirurgisch)

Implantate, die das Kniescheibengelenk und die innere oder äußere Oberschenkelrolle ersetzen, haben sich bislang nicht durchsetzen können. Sind mindestens zwei Kompartimente betroffen, ist der Goldstandard der Oberflächenersatz, auch totaler Kniegelenkersatz (TKE) genannt. Bereits in den 1950er- und 1960er-Jahren kamen die ersten Knieprothesen, die in größeren Fallzahlen implantiert wurden, auf den Markt.

Den Siegeszug traten die Knieprothesen jedoch erst seit den 1970er-Jahren an.

Auch zwei deutsche Knieprothesenmodelle waren maßgeblich an dieser Entwicklung beteiligt: das St.-Georg-Knie aus Hamburg und das Blauth-Knie aus Kiel. Diese ersten Prothesen waren noch Scharnierprothesen: Durch eine feste Kopplung waren der Oberschenkel- und der Unterschenkelanteil verbunden. Heutzutage ist der Oberflächenersatz ohne feste Kopplung zwischen den Komponenten der Standard.

Einige erfolgreiche Knieprothesen wie die Genesisprothese sind schon seit gut 20 Jahren in immer wieder aktualisierter Form auf dem Markt.

Laut einer Studie der Bertelsmann-Stiftung gab es von 2009 mit 158.000 TKE einen Anstieg auf 169.000 TKE im Jahr 2016, was einem Plus von 7 Prozent entspricht. Der Anteil der unter 60-Jährigen stieg in diesem Zeitraum von 25.000 auf 33.000

Oberflächenersatz

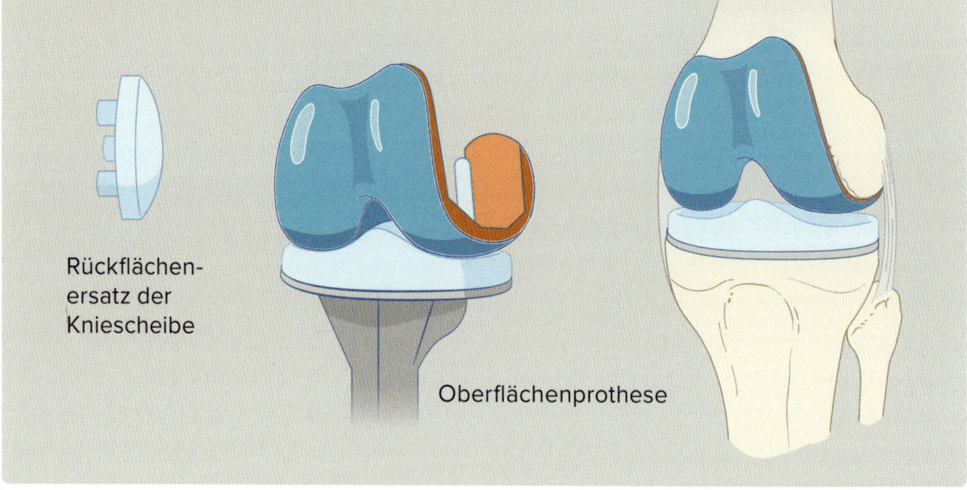

an, was einem Anteil von 20 Prozent entspricht.[89] Patienten, die sich einer TKE unterziehen, wollen eine optimale Haltbarkeit der Prothese und möglichst viele Aktivitäten wieder betreiben oder aufnehmen können. Zu den vier Hauptversagensgründen einer TKE zählen Lockerung, Instabilität, Infektion und Implantatfehllage. Lockerungen machen dabei bis zu 40 Prozent und Infektionen bis zu 28 Prozent aus.

Bei der Operation wird der untere Oberschenkel zurechtgefräst und mit einer Kappe ähnlich einer Zahnkrone überzogen. Am Unterschenkel wird eine dünne Schicht entfernt und eine Platte wird auf den Unterschenkel aufgebracht. Diese Implantate können mit Knochenzement befestigt oder zementfrei aufgebracht werden.

In letzter Zeit rückt die zementfreie Fixierung wieder vermehrt in den Fokus. Wahlweise kann man bei diesen Systemen auch die Rückfläche der Kniescheibe ersetzen. Die Vorteile eines Rückflächenersatzes (RFE) sind geringere Reoperationen, die Nachteile sind Lockerung des RFE, Brüche der Kniescheibe und Bewegungseinschränkungen.

Bislang kann keine eindeutige Empfehlung nach Literaturangaben dafür oder dagegen abgegeben werden. Bei jüngeren Patienten sollte man eher zurückhaltend mit einem Rückflächenersatz sein, um bei späteren Wechseloperationen noch alle weiteren Möglichkeiten zu haben.[90–94]

Wenig andere Operationen sind so erfolgreich und bringen den Menschen Aktivität und Lebensfreude zurück.

Diese Oberflächenersatzsysteme gibt es mit verschiedenen Kopplungsgraden, das heißt, wenn ein Gelenk keine eigenen funktionsfähigen Seitenbänder mehr hat, kann das bei höheren Kopplungsgraden mit der Prothese ausgeglichen werden.

Traditionell wird das vordere Kreuzband entfernt, wobei das hintere Kreuzband wahlweise erhalten (CR = cruciate retaining) oder entfernt (PS = posterior stabilized) werden kann. Neuere Systeme bieten auch die Möglichkeit, beide Kreuzbänder zu erhalten.

Sind Instabilität und Achsabweichungen zum Beispiel bei rheumatoider Arthritis, Knochentumoren oder in Wechselsituationen zu groß, können auch Prothesen verwendet werden, die sich mit einem Stiel im Ober- und Unterschenkel verankern und fest miteinander gekoppelt sind.

Bei aller berechtigten Zurückhaltung gegenüber einem neuen Gelenk muss man trotzdem sagen, dass die künstlichen Kniegelenke ein Segen sind.

Es gibt wenig andere Operationen, die so erfolgreich sind und den Menschen Aktivität und Lebensfreude zurückbringen können. Erst kürzlich sagte mir unsere medizinische Fachangestellte, die in meiner Klinik den Aufwachraum betreut, wie großartig sie es fände, dass sie den Patienten zum Abschied wieder Aktivität und Lebensfreude wünschen kann. Vorher war sie in einer Klinik, in der ausschließlich Krebsfälle behandelt wurden, und kannte so etwas gar nicht.

Im Jahr 2018 operierte ich Peter. Er war 74 Jahre alt und ein unglaublich agiler Mensch, der beruflich immer noch als Unternehmer aktiv war. Er hatte schlimme Kniegelenke und wollte endlich wieder Ski laufen und Tennis spielen, hatte sich aber bisher nicht zu einer Operation durchringen können. Auf den Bildern sah man eine Knochen-Kochen-Arthrose beider Kniegelenke.

Sechs Monate nach der zweiten Operation bekam ich ein Video von ihm, wie er flott einen Skihang hinunterwedelte. Ich habe mich sehr darüber gefreut!

Versorgung mit Oberflächenersatz beidseits (vorher/nachher)

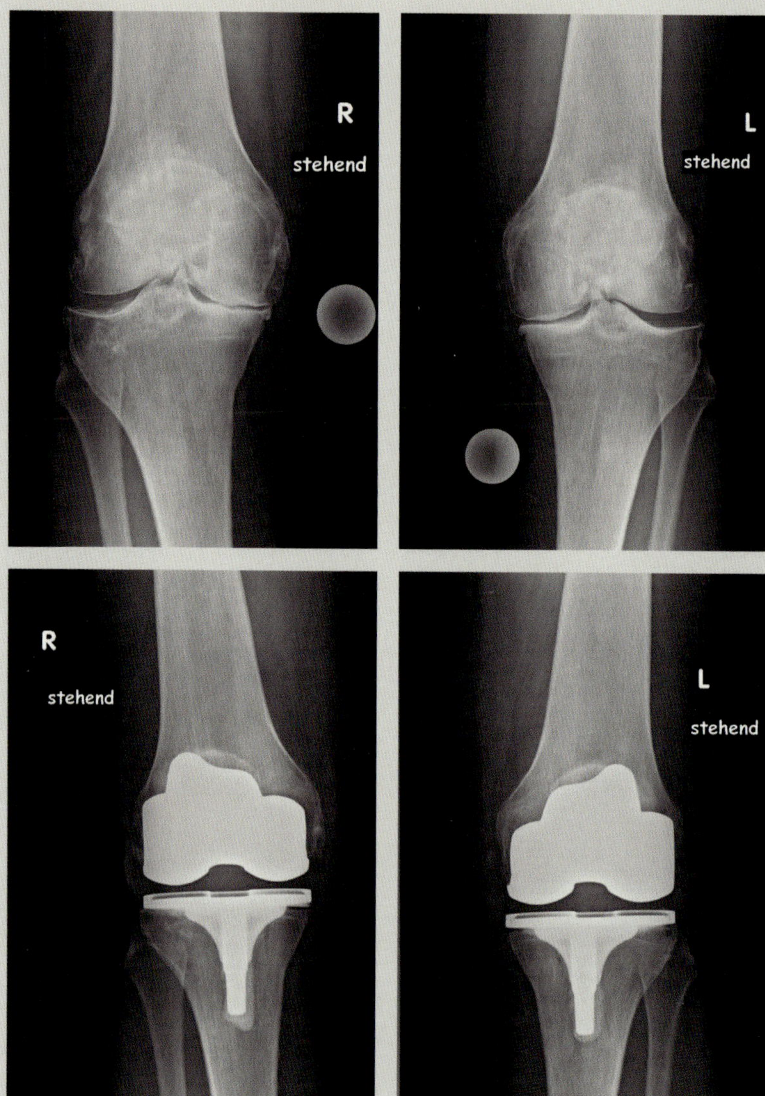

Versorgung mit teilgekoppelter Knieprothese

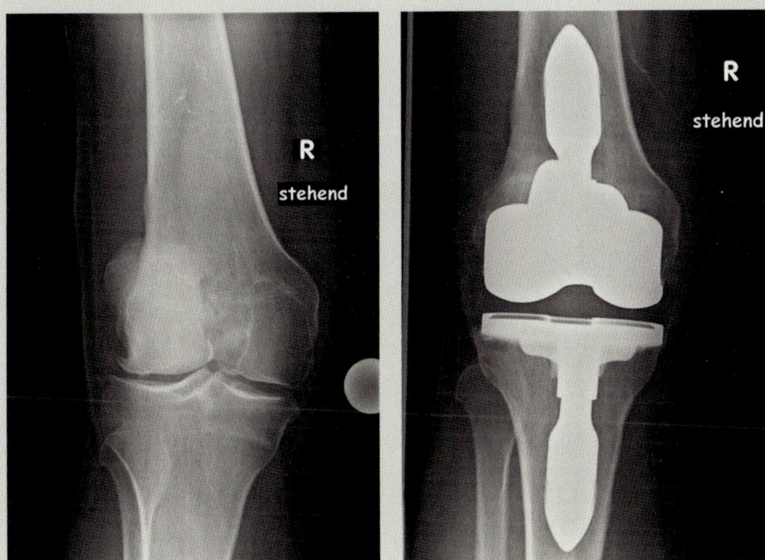

Werner, von Beruf Feuerwehrann, stellte sich bei mir vor. In der Jugend hatte er schon verschiedene Kreuzbandoperationen gehabt. Durch seine Leidenschaft für den Amateurfußball war er leider häufiger am Knie verletzt gewesen. Er hatte so ein instabiles und kaputtes Gelenk, dass ich verwundert war, wie lange er das schon aushielt. Er kam zu mir mit den Worten, dass er jetzt mit seinen Kindern aktiv sein wolle, bevor diese aus dem Haus wären.

Bei ihm reichte ein normaler Oberflächenersatz nicht aus. Aufgrund der Instabilität musste ich ein teilgekoppeltes Implantat mit einer Stielverankerung in den Ober- und Unterschenkelknochen wählen. Damit kann man eine gute Beweglichkeit und Stabilität erzielen.

Werner sehe ich zur Kontrolle einmal im Jahr. Inzwischen sind seine Kinder aus dem Haus, aber er pflegt einen aktiven Lebensstil und ist sehr zufrieden.

Versorgung mit gekoppelter Knieprothese beidseits

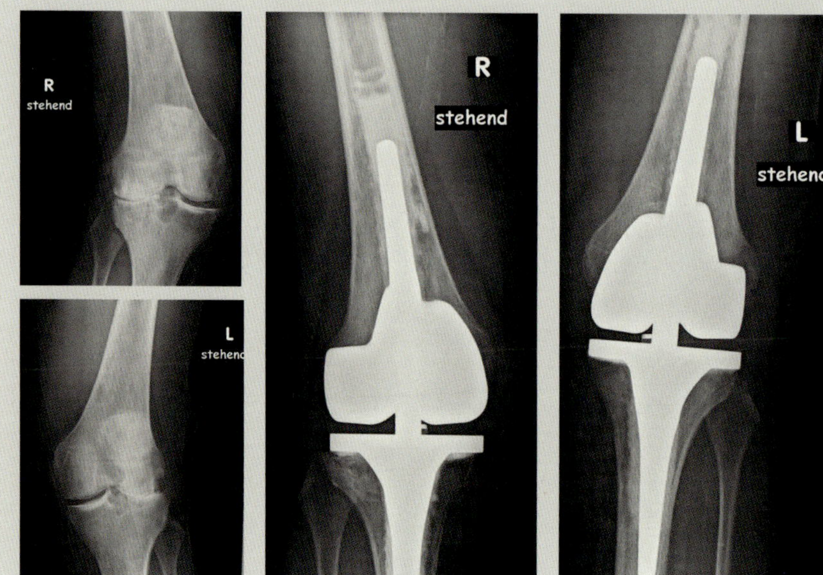

Gertrud war schon 80 Jahre alt, als ich sie in meiner Praxis kennenlernte. Seitdem sie eine junge Frau war, hatte sie eine schwere rheumatoide Arthritis. Die Kniegelenke waren so stark geschädigt und instabil, dass sie nur noch wenige Meter an einem Rollator laufen konnte. Gertrud hatte aber einen starken Willen und wollte sich durch ihre Kniegelenke nicht einschränken lassen. Sie wohnte allein und hatte auch nicht vor, ihre Wohnung aufzugeben. Nach gründlicher Aufklärung und Überlegung entschied sie sich für eine gekoppelte Knieprothese, die sie im Abstand von vier Monaten auf beiden Seiten erhielt. Auch sie sehe ich einmal im Jahr zur Kontrolle und bin jedes Mal beeindruckt, wie agil und aktiv die Patientin wieder ist.

Gelenkprothesen halten nicht ewig und haben eine sogenannte Standzeit.

Das Problem der Endoprothetik, das muss klar erwähnt werden, besteht darin, dass Gelenkprothesen nicht ewig halten und eine sogenannte Standzeit haben. In der Literatur werden 10-Jahres-Überlebensraten angegeben. Diese beziffern, wie viele Patienten nach zehn Jahren noch mit dieser Versorgung herumlaufen, ohne sich inzwischen einer Wechseloperation oder einer anderen operativen Versorgung unterzogen zu haben.

	HTO	UKA	TKE
10 Jahre	80–90 %	85–90 %	95 %

LEGENDE **HTO:** Umstellungsoperation **UKA:** Schlittenprothese **TKE:** komplette Knieprothese

Teilprothesen haben meist eine geringere Haltbarkeit, sind aber besonders bei jüngeren Patienten, die sich in ihrem Leben vielleicht erneut einer Operation, einem Prothesenwechsel, unterziehen müssen, oftmals eine gute Option, um nicht gleich ein komplettes Gelenk einzubauen. Ein Teilgelenk kann besser gewechselt werden und das spätere komplette Gelenk hält dann vielleicht bis zum Lebensende.

Die Ergebnisse der Umstellungsosteotomien sind in den verschiedenen Untersuchungen sehr unterschiedlich, können aber eine sinnvolle Option sein, um die Implantation eines künstlichen Gelenks zu verzögern. Für die TKE-Prothesen liegen auch 20-Jahres-Überlebensraten vor, die zwischen 80 und 85 Prozent liegen.[95–101]

Angaben über die Zufriedenheit nach einer TKE schwanken in der Literatur zwischen 70 und 90 Prozent. Das ist schlechter als bei einer Hüftprothese, aber immer noch ein sehr gutes Ergebnis.

Für die postoperative Zufriedenheit ist eine gute Information vor der Operation entscheidend, was im Hinblick auf sportliche Aktivität, Rückkehr in den Beruf und knieende Tätigkeiten nach einer TKE realistisch zu erwarten ist.[102, 103, 104]

Durch die 3-D-Drucktechnologie wird die Entwicklung der Endoprothesen von allen mit Interesse verfolgt.

Oberflächenersatz:
- OP: stationär
- Entlastung an Stützen: 4–6 Wochen
- Schiene/Orthese: –
- Alltagsaktivität: 4–6 Wochen
- Leichter Sport: 3–4 Monate

2.2.1 Patientenspezifische Instrumentierung (PSI) (offen chirurgisch)

Um die Genauigkeit der Operationsschritte beim Einbau einer Knieprothese zu verbessern und damit die Operation und die Verwendung der Instrumente zu vereinfachen, wurde in den vergangenen zehn Jahren ein Verfahren entwickelt, bei dem individuelle Schnittschablonen für die Patienten hergestellt werden. Diese Schablonen werden nach Röntgen, Computertomografie- oder Magnetresonanztomografie-Bildern angefertigt.

Die Vorteile sollten eine exaktere intraoperative Ausrichtung und eine verkürzte Operationszeit sein. Nach gegenwärtigem Stand konnte sich die Operationsdauer nicht deutlich senken und auch die klinischen Ergebnisse sind nicht überlegen. Hier bleibt die weitere Entwicklung abzuwarten. Derzeit ist die Verwendung der patientenspezifischen Implantate sicher keine Option in der Alltagsversorgung, sondern muss im Rahmen von Studien in größeren Zentren weiterhin getestet werden.[105, 106]

Fakten und Fiktion

PSI

PSI bringt in den Studien noch keinen deutlichen Vorteil, sodass eine generelle Anwendung momentan nicht empfohlen werden kann.

2.2.2 Individualprothesen (offen chirurgisch)

Unter dem Motto „Kein Knie gleicht dem anderen" werden immer wieder nach Maß gefertigte Knieprothesen in die Diskussion gebracht. Den „Customized Implants" werden hier die „Off the shelf"-Prothesen gegenübergestellt.

Diese Individualprothesen werden nach MRT- oder CT-Schnitten hergestellt und berücksichtigen die individuelle Anatomie des Patienten.

Da es weiterhin eine Rate von bis zu 20 Prozent von Patienten gibt, die nicht komplett zufrieden mit dem Ergebnis ihres neuen Kniegelenks sind, ist eine weitere Verbesserung sicher sinnvoll und notwendig. Die theoretischen Vorteile sind bessere Passgenauigkeit, Achsausrichtung und Funktion. Durch die zunehmende Verwendung der 3-D-Drucktechnologie wird die Entwicklung auf dem Markt der Endoprothesen von allen mit Interesse verfolgt. Derzeit gibt es keine weitreichende Studienlage, die eine generelle Überlegenheit der Individualprothesen feststellen kann. Da diese Prothesen erst in den vergangenen zehn Jahren weitere Verbreitung gefunden haben, bleiben die weitere Entwicklung und die Studienergebnisse abzuwarten. Auch diese Prothesen sollten in größeren Zentren im Rahmen von Studien getestet werden.[107–110]

Fakten und Fiktion

Individualprothesen
So interessant der Ansatz wissenschaftlich ist: Generell lässt sich die Anwendung derzeit nicht empfehlen.

2.2.3 Prothesen und Allergien

Häufig werde ich nach Allergien auf Knieprothesen gefragt. Da die meisten Knieprothesen aus einer Legierung aus Kobalt, Chrom, Nickel und Molybdän bestehen, ist das eine berechtigte Frage. Am bekanntesten ist eine allergische Reaktion auf Nickel. Nickel ist ein Metall und in zahlreichen Alltagsgegenständen wie Schmuck, Brillen, Knöpfen und Reißverschlüssen enthalten. Manche Menschen können nickelhaltige Gegenstände nicht auf der Haut tragen und entwickeln sofort Juckreiz, Hautrötungen und Ekzeme. Liegt so eine

Unverträglichkeit vor, reagiert das Immunsystem in Form einer Kontaktallergie auf bestimmte Stoffe.

Ein Hautarzt und Allergologe kann solche Kontaktallergien mit einem Epikutantest nachweisen. Etwa 10 Prozent der Deutschen leiden an einer Nickelallergie, damit ist sie die häufigste Kontaktallergie.

Ist eine Nickelallergie bekannt, sollte auf ein nickelhaltiges Implantat verzichtet werden. Umgekehrt bedeutet das aber nicht, dass bei einem Menschen mit einer Nickelallergie ein nickelhaltiges Implantat nicht vertragen wird. Keine wissenschaftliche Studie konnte bisher zeigen, dass eine Nickelallergie zu einer vorzeitigen Lockerung einer Prothese oder einem Implantatversagen führt. Kommt es zu Symptomen wie Wundheilungsstörungen, Gelenkschmerz, Gelenkerguss und Lockerung, sind meist andere Gründe wie Infektionen und mechanische Probleme dafür verantwortlich. Dann muss alles abgeklärt werden, um der Ursache auf die Spur zu kommen. Patienten mit einem nickelhaltigen Implantat sollten sich daher keine Sorgen machen.

Anders ist es, wenn eine Operation bei bekannter Nickelallergie geplant wird. Für diese Gruppe von Patienten gibt es besondere Implantate in der Knie-Endoprothetik, die entweder beschichtet, aus Keramik oder aus einer speziellen Legierung angefertigt werden. Das sind Spezialimplantate, die bei metallsensitiven Menschen besser geeignet sind, aber auch wieder eigene Merkmale aufweisen. Vollkeramische Implantate sind bruchgefährdeter und Beschichtungen können sich ablösen, sodass spezielle Legierungen eine interessante Alternative bieten. Für diese Spezialimplantate gibt es weniger Langzeitdaten und Erfahrungen, sodass die Haltbarkeit nicht so sicher beurteilt werden kann wie bei den traditionellen Prothesen. Bei einer Nickelallergie sollte aber auf jeden Fall die Implantatauswahl mit den Patienten besprochen werden.[111–116]

2.3 Wechseloperation (offen chirurgisch)

Dieses Kapitel gehört natürlich nur bedingt zur Arthrose-Treppe, fügt sich aber thematisch sehr gut ein. Jeder zehnte Protheseneingriff ist bereits eine Wechseloperation, bei der einzelne Komponenten oder die ganze Prothese gewechselt werden. Die Kapitelüberschrift könnte auch „Die schmerzhafte Knieprothese" heißen. Jeder fünfte Patient ist mit seiner Prothese nicht 100-prozentig zufrieden. Es gibt ungefähr 3 Prozent Revisionen innerhalb der ersten fünf Jahre. Die vier Hauptgründe dafür sind Bewegungseinschränkung, Instabilität, Lockerung und Infektionen. Insgesamt sind wir hier vom Ziel „the forgotten knee" also noch weit entfernt. Bei der

Wechsel einer Schlittenprothese

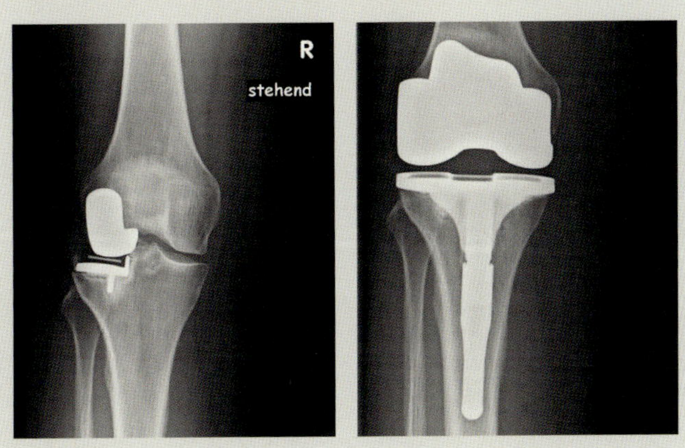

Bewegungseinschränkung stört am meisten, wenn keine Beugung von über 110° erreicht wird, weil dann Treppensteigen und Fahrradfahren erschwert bis unmöglich sind. Das kann mechanische Gründe wie Prothesengröße, Herstellung der Gelenklinie, Streck- und Beugespaltbalancierung sowie Kniescheibenlauf oder eher biologische wie eine Arthrofibrose haben. In der Gruppe der Instabilität unterscheiden wir eine Seitenband-, eine Rotations- und eine vordere beziehungsweise hintere Knieinstabilität. Die dritte Gruppe betrifft die Lockerungen, was insbesondere ein Problem der Standzeit ist. Jede Prothese lockert sich irgendwann, wenn sie entsprechend lange im Körper ist. Das ist auch der Grund für eine Zurückhaltung bei Prothesenimplantationen im Alter von unter 60 Jahren. Die vierte und letzte Gruppe stellen die Infektionen dar. Das ist der Super-GAU in der Endoprothetik, der von Arzt und Patient gleichermaßen gefürchtet wird. Hier werden frühe, verzögerte und späte Infektionen unterschieden.[117–120]

Oben ist der Fall einer 70-jährigen Patientin abgebildet. Sie kam mit einer gelockerten Schlittenprothese zu mir, die sie vor knapp zehn Jahren bekommen hatte. Sie hatte starke Schmerzen und auf dem Röntgenbild war ein neuer, auf den Voraufnahmen nicht sichtbarer, deutlicher Saum unter der unteren Prothesenkomponente zu erkennen. Die Prothese war locker und verursachte Beschwerden, weshalb ich sie wechselte. Die Patientin bekam einen regulären Oberflächenersatz mit einer etwas längeren Stielverankerung im Unterschenkel zur Fixierung. Die Patientin kommt damit jetzt schon fünf Jahre gut zurecht.

Sind das echte Alternativen – oder ist es Marketing?

3. Alternativen

Viele Patienten wollen aus verschiedenen Gründen kein neues Kniegelenk erhalten und suchen nach Alternativen. In den verschiedenen Medien tauchen da Begriffe wie Platzhaltersysteme beziehungsweise Spacer, Federn und Stoßdämpfersysteme sowie Kniedenervationen auf. Was ist davon zu halten? Sind das echte Alternativen – oder ist das Marketing?

Die Abbildung rechts zeigt das Knie eines 63-jährigen Patienten, der diesen Spacer mit 60 Jahren erhielt. Er kam mit diesem System nie wirklich gut zurecht, sodass ich ihm den Spacer ausbauen musste und einen Oberflächenersatz implantierte. Mit dem Oberflächenersatz fühlt sich der Patient nun schon seit knapp zehn Jahren sehr wohl. Einen Spacer würde er sich wohl nicht mehr einbauen lassen.

3.1 Spacer (offen chirurgisch)

Als Alternativen zum Gelenkersatz werden immer wieder Platzhaltersysteme, die in den Gelenkspalt eingebracht werden, oder Distraktionssysteme diskutiert. Platzhaltersysteme wie der rechts abgebildete Spacer, der zu Beginn der 2000er-Jahre auf den Markt kam, sollen den Schmerz reduzieren, die Beweglichkeit des Kniegelenks verbessern, wieder die natürliche Gelenkachse herstellen sowie eine Stabilität gewährleisten.

Diese Systeme haben sich mehrheitlich nicht bewährt und sind weitgehend vom Markt verschwunden.[121, 122]

Fakten und Fiktion

Spacer
Gemäß derzeitiger Datenlage können Spacer meiner Einschätzung nach nicht empfohlen werden.

Spacer

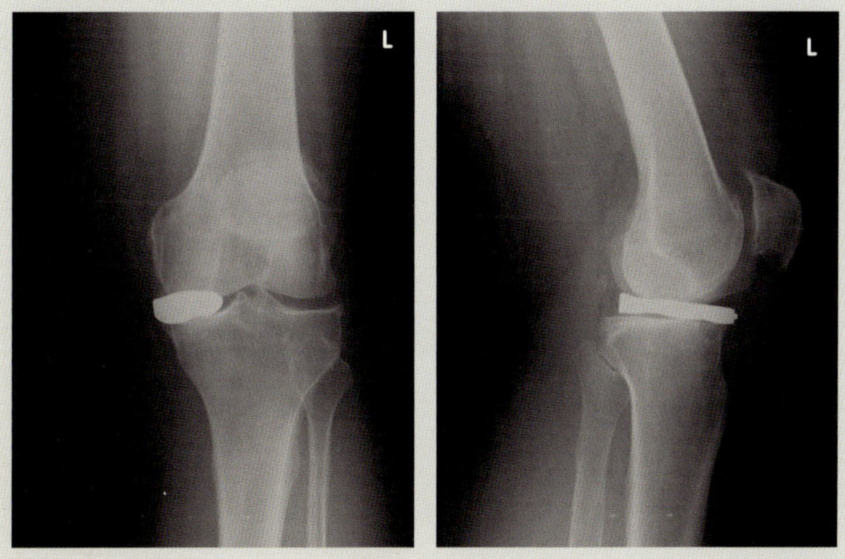

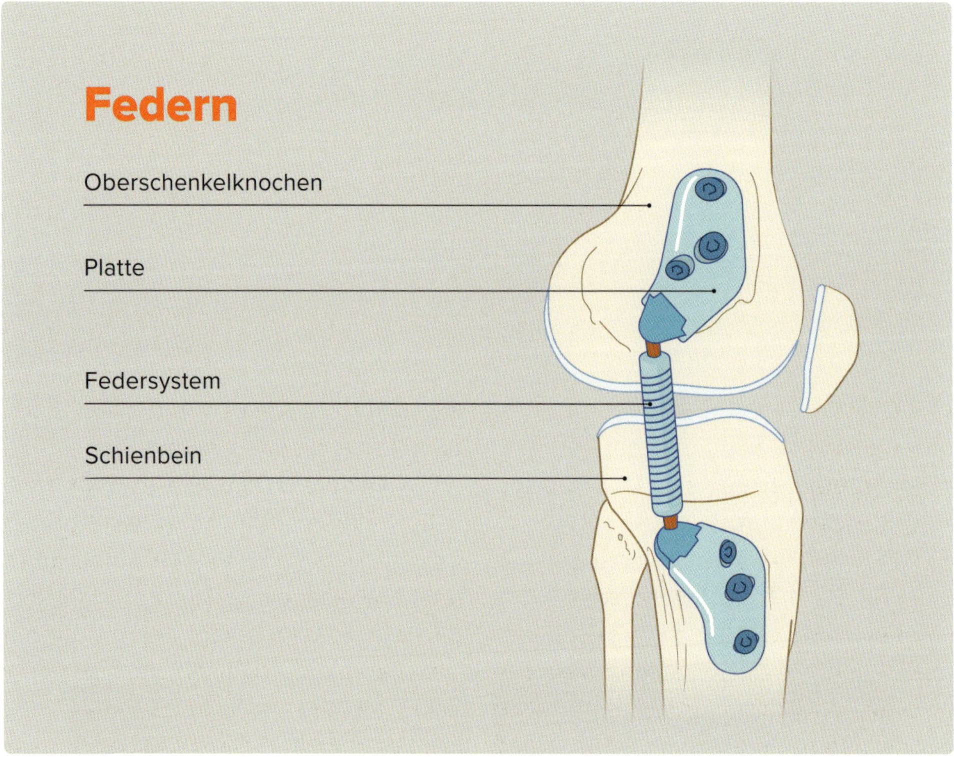

3.2 Federn (Distraktionssysteme) (offen chirurgisch)

Entlastungsfedern, die das geschädigte Gelenkkompartiment auseinanderdrücken sollten, wurden wie ein Stoßdämpfer innenseitig am Kniegelenk angebracht. Über die Reduzierung des Gelenkdrucks sollte eine schmerzreduzierende Wirkung erzielt werden, wie die ersten Studien 2013 und 2016 berichteten.[123, 124] Diese und ähnliche Systeme haben sich bisher nicht am Markt durchsetzen können.

Fakten und Fiktion

Kniefedern/ Distraktionssysteme

Eine Anwendung kann bei derzeitiger Datenlage meines Erachtens nicht empfohlen werden.

Die Wirkung dieser Behandlung hält zwischen sechs und 24 Monate an.

3.3 Kniedenervation (offen chirurgisch)

Seit den 1990er-Jahren taucht die sogenannte Kniedenervation immer wieder in den Medien auf. Bei diesem Verfahren werden die für die Schmerzleitung verantwortlichen drei sensiblen Nerven *N. genicularis lateralis superior, N. genicularis medialis superior* und *N. genicularis medialis inferior* entweder offen chirurgisch durch kleine Zugänge durchtrennt oder minimal-invasiv durch eine Radiofrequenzsonde thermisch verödet. Der *N. genicularis lateralis inferior* wird aufgrund seiner engen Nachbarschaft zum Peronealnerv meist nicht verödet, um diesen dabei nicht zu verletzen.

Vor dieser Behandlung wird mit einem Lokalanästhetikum getestet, ob sich durch eine Blockade dieser Nerven der Schmerzzustand deutlich bessert.

Die Wirkung dieser Behandlung hält zwischen sechs und 24 Monate an. Mögliche Komplikationen des Verfahrens sind Blutungen, Infektionen, lokaler Schmerz im Eingriffsgebiet und Hautbrennen.

Die Denervierung wird in Deutschland selten durchgeführt und ist eher eine Option bei Ausnahmefällen. Die lang anhaltende Wirksamkeit ist bisher nicht ausreichend in Studien belegt worden. Zwei neuere Literaturübersichtsarbeiten bemängeln eine unzureichende Datenlage mit kurzen Nachbeobachtungszeiten und wenig randomisierten Studien.[125, 126]

Fakten und Fiktion

Kniedenervierung
Eine Anwendung kann bei derzeitiger Datenlage meines Erachtens nicht empfohlen werden.

Die Angst vor Infektionen und Keimen ist ein häufiger Grund, warum Patienten notwendige Operationen nicht durchführen lassen.

4. Infektionen

Man kann das Kapitel „Operationen" nicht abschließen, ohne über Infektionen zu sprechen. Die Angst vor Infektionen und Keimen treibt viele Patienten um und ist ein häufiger Grund, warum Patienten notwendige Operationen nicht durchführen lassen. Aber auch unter Medizinern und speziell im Bereich der Endoprothetik ist dieses Thema omnipräsent und wird bei jedem Kongress in eigenen Sitzungsblöcken behandelt.

Es geht also um Keime, also Mikroorganismen. Jeder Mensch ist von Mikroorganismen besiedelt, die als Ganzes Mikrobiom genannt werden. Durch Händeschütteln, Türklinken, Haltegriffe in der U-Bahn und Zeitungen in Wartebereichen werden diese Bakterien von Mensch zu Mensch übertragen.

Solange der Wirt, also wir, gesund ist, ist das unproblematisch und wir bekommen von diesem ständigen Bakterienaustausch und der Bakterienabwehr gar nichts mit.

Die Bakterien, die eben noch friedlich mit uns zusammengelebt haben, können für einen frisch operierten Patienten jedoch zu einer gefährlichen Infektionsquelle werden. In der Medizin wird dabei zwischen Bakterien unterschieden, die bereits vor Operationen und Krankenhausaufenthalten im Körper des Patienten waren, zum Beispiel durch chronische Zahnentzündungen, und klassischen Krankenhauskeimen, die während der Klinikzeit erworben wurden. Bekannte Krankenhauskeime sind *Staphylococcus aureus* und *Staphylococcus epidermidis.* Beim Krankenhauskeim MRSA handelt es sich zum Beispiel um eine sehr resistente Form des *Staphylococcus aureus,* der gegen die gängigen Antibiotika unempfindlich ist. Will man diese Keime bekämpfen, müssen häufig verschiedene Antibiotika kombiniert und über eine lange Zeit eingenommen werden, eines allein schafft es nicht mehr.

Durch Krankenhauskeime kann es zu Lungenentzündungen, Blutvergiftungen, Harnwegsinfekten und Wundinfektionen kommen. Betroffen sind häufig ältere Patienten und Schwerstkranke. Jährlich verursachen

Krankenhauskeime in Deutschland bis zu 500.000 Infektionen, 15.000 Todesfälle gehen auf ihr Konto.

Was können Sie als Patient also tun? Vor einer Operation sollten Sie sich selbst kritisch fragen, ob Sie gesund sind.

Was machen die Zähne, gibt es da schon länger Wurzelentzündungen? Wie sehen die Fußnägel aus, bestehen dort Pilzinfektionen? Haben Sie Zucker, Diabetes mellitus, und wenn ja: Ist dieser gut eingestellt? Gibt es andere kritische Stellen an Ihrem Körper, die vor einer Operation behandelt werden sollten, zum Beispiel offene Beine *(Ulcus cruris)?* Immer mehr Kliniken gehen auch dazu über, den Patienten vor endoprothetischen Eingriffen ein spezielles Waschmittel für Haut und Haare mitzugeben, damit die Bakterien in diesen Bereichen reduziert werden.

Während des Krankenhausaufenthaltes sollte nicht nur das Klinikpersonal, sondern auch Sie selbst auf regelmäßige Händedesinfektion achten. Diese Maßnahmen gewähren zwar keinen 100-prozentigen Schutz, sind jedoch extrem wirkungsvoll und deshalb zu empfehlen.

Meiner persönlichen Erfahrung nach weisen Patienten, die sich in Kliniken eine Infektion mit Keimen eingefangen haben, häufig einen oder mehrere Risikofaktoren auf, beispielsweise Rauchen, vermehrter Alkoholkonsum, Übergewicht, Zucker, schlechte Zähne oder Durchblutungsstörung. Bei ihnen ist das Immunsystem auch ohne Operation schon so sehr mit diesen Baustellen beschäftigt, dass es die zusätzlichen Bakterien schlecht abwehren kann. Je besser also Ihr Allgemeinzustand ist, umso eher wird Ihr Immunsystem in der Lage sein, Keimen und Bakterien einen Riegel vorzuschieben.[127, 128, 129]

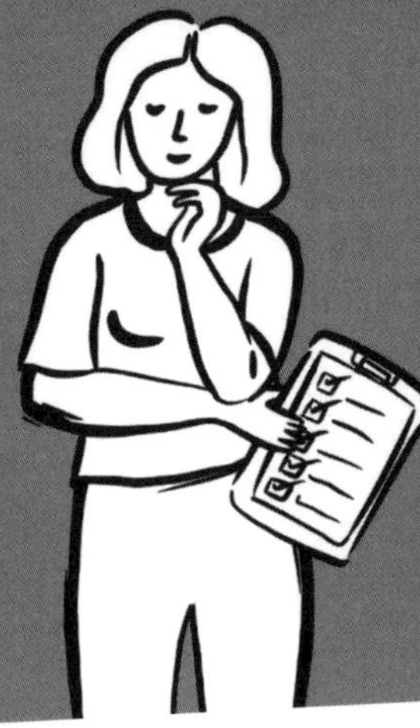

KAPITEL 7

Die Aufgaben für den Patienten

In den vorangegangenen Kapiteln habe ich aufgezeigt, dass eine Arthrose leider nicht heilbar ist. Wir können dennoch sehr viel tun, um den Verlauf der Arthrose aufzuhalten, ihn zu verlangsamen oder dazu beizutragen, dass man mit gewissen kleinen Einschränkungen gut durchs Leben kommt. Entscheidend ist, dass man dabei nicht in den Teufelskreis von schmerzhafter Gelenkentzündung mit Erguss, dadurch vermehrtem Knorpelabbau und letztlich einem Fortschreiten der Arthrose gerät.

Nochmals zur Erinnerung: Die Arthrose ist keine reine Abnutzung wie bei einem Autoreifen, eine Arthrose ist immer auch eine Entzündung.

Weiterhin haben einige präventive Maßnahmen einen extrem hohen Wirkungsgrad. So wissen wir, dass Übergewicht sowie Fett- und Zuckerstoffwechselstörungen mit einem erhöhten Risiko für die Entwicklung einer Arthrose einhergehen.[1, 2]

In unserer modernen westlichen Zivilisationsgesellschaft geht es heutzutage primär um Prävention. So wäre zu hinterfragen, was die entscheidenden Stellschrauben sind, die man hat, um eine Arthrose gar nicht erst entstehen zu lassen. Auch die Diagnose einer Arthrose ist nicht immer gleich ein Grund zur Panik. Oft kann man auch mit einer Arthrose ganz gut zurechtkommen. Ist das Glas halb voll oder halb leer? Passen Anspruch und Lebensrealität zusammen?

In diesem Zusammenhang erinnere ich mich an einen von mir behandelten Architekten im Alter von 73, der von außen betrachtet eigentlich ein gutes Leben führte, jedoch unbedingt Marathon laufen wollte. Für diese Herausforderung waren seine Kniegelenke leider nicht mehr perfekt geeignet. Für den Architekten begann eine lange Odyssee durch verschiedene Institutionen, Praxen und Kliniken. Richtig glücklich wurde er dabei nie. Hätte er sich auf Fahrradfahren umgestellt, wäre er vermutlich glücklicher gewesen.

Ein Kollege sagte mir erst vor Kurzem, dass manche „Patienten gern unter einer Lampe suchen, weil es dort heller ist, die Antwort aber manchmal im Gebüsch liegt". Das ganze Arthrose-Thema hat also ganz viel mit Aufklärung und Patientenmanagement zu tun. Jeder Lebensabschnitt hält

Nach Möglichkeit sollten Sie pro Tag eine halbe Stunde im Sonnenlicht sein.

neue Herausforderungen für uns bereit und kann mit dem richtigen Ansatz oft gut gemeistert werden.

Wichtig ist, dass die Erwartungshaltung der Patienten realistisch ist und mit den verschiedenen konservativen und operativen Methoden erreicht werden kann.

!

Die sieben Gesundheitsfaktoren

1. Ausreichend Sonnenlicht
2. Nicht rauchen
3. Wenig Alkohol
4. Stress reduzieren
5. Ausreichend schlafen
6. Wenig sitzen
7. Gut ernähren

Mit diesen sieben Faktoren lassen sich relativ schnell und ohne großen Aufwand sowohl Lebensqualität als auch Lebenserwartung deutlich verbessern.

Für einen vernünftigen Schutz vor Osteoporose und für gesunde Knochen brauchen wir nicht nur Calcium, sondern auch Vitamin D. Dieses wird mithilfe von Sonnenlichtexposition über die Haut gebildet. Deshalb ist eine vernünftige Sonnenlichtexposition ohne Sonnenbrand und Hautkrebsrisiko eine wichtige Maßnahme für die Knochengesundheit.

Nach Möglichkeit sollten Sie pro Tag eine halbe Stunde im Sonnenlicht sein. Zugegeben, im Winter ist das schwieriger, aber in den hellen Jahreszeiten ein Muss. In Herbst und Winter nehme ich selbst – und empfehle es auch meinen Patienten – 1.000 I.E. Vitamin D pro Tag, da in unseren Breiten aufgrund der geringen Sonneneinstrahlung meist nicht genug Vitamin D über die Haut gebildet werden kann. Laborkontrollen vom Vitamin-D-Status (25-OH-Vitamin D_3) im Blut sind zu empfehlen, um nicht unter den kritischen Wert von 30 ng/ml zu rutschen.

Bei Patienten ab 50 Jahren zeigt sich bereits ein eklatanter Unterschied, ob man Raucher ist oder nicht. Rauchen lässt nicht nur vorzeitig Haut und Gefäße altern, sondern hat auch einen extrem negativen Einfluss auf den Knochenstoffwechsel. Raucher altern schneller. Wenn Sie das nicht wollen, haben Sie eine wichtige Motivation, um das Rauchen einzustellen, selbst wenn das natürlich nicht einfach ist.

Ein weiterer stark gesundheitsschädigender Faktor ist Alkohol. Zu viel Alkoholkonsum zerstört Ihre Knochen. Alkohol frisst förmlich Löcher in Ihre Knochen und macht diese spröde und zerbrechlich wie ein Stück morsches Holz. Von den Auswirkungen auf den restlichen Körper wollen wir gar nicht erst reden.

Beim Thema „Stress" handelt es sich um ein zweischneidiges Schwert. Erst kürzlich habe ich in einer Zeitung gelesen: „Stress ist der Motor für ein glückliches Leben." Wir unterscheiden zwischen negativem und positivem Stress. Positiver Stress wird als Eustress, also als anregender, motivierender Stress, bezeichnet – im Gegensatz zum Disstress. Projekte, die uns begeistern, vorantreiben und uns produktiv werden lassen, lösen Eustress aus. Stress ist also nicht immer nur negativ. Dennoch ist es sinnvoll und hilfreich, von Zeit zu Zeit kritisch sein eigenes Leben zu betrachten und Stressfaktoren zu reduzieren.

Schlafen ist ganz wichtig für ein gutes Immunsystem, aber auch individuell sehr unterschiedlich. Während der eine ideal mit fünf Stunden Schlaf auskommt und am nächsten Morgen und auch die ganze Woche über topfit ist, sind es bei dem anderen schon mal acht Stunden. Schlafzeit und -bedürfnis müssen individuell getestet und ausprobiert werden.

Der Slogan „Sitzen ist das neue Rauchen" erklärt eigentlich schon alles. Wer viel sitzt, hat einen schlechten Stoffwechsel, eine schlechte Haltung, verbrennt wenig und tut dem Körper nichts Gutes. Stehen Sie auf, bewegen Sie sich – nicht nur, wenn Ihre Smartwatch Sie dazu auffordert.[3]

Unbestritten ist Ernährung ein wichtiger Faktor. Es stimmt jedoch auch, dass keiner die ideale Ernährung kennt. Schon beim Verhältnis von Kohlenhydraten, Fetten und Proteinen gehen die Expertenmeinungen

Der Anspruch an uns selbst und unseren Körper ist immens.

weit auseinander. Waren früher die Fette für alles Schlechte verantwortlich, haben diese Rolle inzwischen die Kohlenhydrate übernommen. Low Fat ist out und Low Carb ist in, High Protein sowieso.[4] Die Bedürfnisse und Verträglichkeiten sind jedoch individuell zu verschieden, um eine generelle Empfehlung zu geben.

Es gibt auch keine Ernährung, die Arthrose heilt oder wissenschaftlich nachweisbar einer Arthrose vorbeugt.

Eine gute, gesunde und individuelle Ernährung ist der Baustein für gesunde Knochen und Gelenke. Die Deutsche Gesellschaft für Ernährung[5] empfiehlt 1.000 mg Calcium pro Tag, was unbestritten wichtig für unsere Knochen ist. Als einfache Vorgabe kann man sich an Clean Eating orientieren: möglichst nichts Eingeschweißtes oder Abgepacktes und regionale Produkte, die nicht erst um die halbe Welt geschafft werden mussten. Lebensmittel, die aufgrund von Konservierungs- und Zusatzstoffen nicht schlecht werden können, können Ihrem Körper nicht viel bieten. Für mich muss ein Lebensmittel Chi haben, also Energie. Genau das bieten frittierte, eingeschweißte oder anders verarbeitete Lebensmittel aber nicht.

Schmerzen: auch eine Frage der Sozialisation

Einer meiner ehemaligen Chefärzte sagte immer, dass die Menschen verlernt hätten, mit Schmerzen umzugehen. Was meint er damit? Der Anspruch in unserer modernen Zivilisationsgesellschaft an uns selbst und unseren Körper ist immens. Man sieht kaum noch Mitmenschen gemütlich um einen See spazieren gehen, sondern alle joggen und rennen mit einer Smartwatch an der Hand oder einem Kopfhörer im Ohr, um sich selbst im Fitnesswahn zu optimieren.

Auch wenn die Lebenserwartung in den vergangenen Jahren deutlich gestiegen ist, lässt sich das Lebensalter nicht komplett ignorieren. Wenn mich ein über 80-jähriger Patient in der Sprechstunde fragt, warum er eine Arthrose des Kniegelenks hat, zögere ich immer kurz, weil ich mit meiner Antwort natürlich nicht unhöflich sein möchte. Aber der Mensch ist immer noch aus den gleichen Bausteinen zusammengesetzt wie im Mittelalter, nur dass wir mittlerweile mehr als doppelt so lange leben.

Unser Körper ist nicht für eine Laufleistung von 80 Jahren und mehr konzipiert.

Wie es kein Auto oder Schuh schafft, ohne Reifen- oder Sohlenwechsel über solch einen Zeitraum zu kommen, so gibt es natürlich auch im menschlichen Körper Verschleiß, der mit dem Alter zunimmt. Bisweilen kann man diese mit dem Alter einhergehenden Beschwerden relativ elegant vermeiden, indem man seine Aktivitäten umstellt. Und wie groß sind die Einschränkungen wirklich? Wir Ärzte fragen Patienten gern mithilfe der visuellen Analogskala (VAS) von 1 bis 10, wie stark die Schmerzen sind. Bei 1 sprechen wir von einem maximalen Schmerz und bei 0 von Schmerzfreiheit. Welcher Schmerz ist tolerabel? Wie groß ist der Leidensdruck? Was bedeuten die Einschränkungen konkret?

Ist unser Anspruch zu hoch?

Mit dieser Fragestellung kommen wir zu einem Punkt, der uns hinterfragen lässt, ob unser eigener Anspruch zu hoch ist. Vielleicht sollte man nicht immer nur das Ich in den Vordergrund stellen, sondern vielmehr sehen, wo man im Leben gesundheitlich, familiär und beruflich steht. Was ist sinnvollerweise möglich zu tun und auch realisierbar? Unrealistisch gesteckte Ziele führen zu Stress und Unzufriedenheit. Nicht jeder ist für alles geeignet. Der Patient mit der Arthrose muss sportlich vielleicht zurückstecken, ist aber möglicherweise ein talentierter Musiker. Es ist ein bisschen so wie bei der Leistungssichtung beim Sport, bei der junge Sportler für bestimmte Leistungssportarten rekrutiert werden. Die körperlichen Voraussetzungen sind bei allen sehr unterschiedlich – ebenso wie Talent und Motivation. Vielleicht entdecken Sie auch eine neue Aktivität? Individualisieren Sie sich, probieren Sie sich aus! Und sprechen Sie mit Ihrem Orthopäden, welche Sportarten für Sie geeignet sind. Ein Problem, das man nicht kennt, kann man nicht lösen! Und es gibt selbst für die schlimmsten

Arthrosen noch gute und sinnvolle Sportoptionen. Leider reduziert sich das bei sehr vielen Patienten immer auf die Frage des Joggens. Laufen oder Joggen, das kann ich gar nicht oft genug betonen, ist bei Gonarthrose eine Hochrisikosportart! Durch die wiederholten Stauchungen des Gelenks belasten Sie Ihr Knie mit einem Vielfachen des Körpergewichts. Laufen ist nun mal kein Lifetime-Sport.

Im folgenden Kapitel „Trainingslehre: Knie“ zeige ich Ihnen sinnvolle Sportarten für geschädigte Kniegelenke.

Positive Aging

Jedes Lebensalter hat seine bestimmten Glücksmomente, aber auch Herausforderungen und Probleme. Orthopädisch ist es die entzündete Wachstumsfuge im jugendlichen Alter, der Meniskusschaden mit Mitte 40 oder die Volkskrankheit Arthrose ab 60, die im Vordergrund stehen. Jeder Lebensabschnitt ist spannend mit neuen Herausforderungen, aber auch anderen Voraussetzungen für verschiedene Aktivitäten.

Sprechen wir über das gesunde Altern, das Positive Aging, spielen neben psychologischen und sozialen Themen in diesem Kontext natürlich auch die anderen Organsysteme wie der Herzkreislauf eine wichtige Rolle. Erhöhter Blutdruck, verengte Herzkranzgefäße und ungünstige Blutfettwerte sind hier Themen – neben den Beeinträchtigungen, die eventuell der Bewegungsapparat mit sich bringt.

Mitte 80 und älter zu werden, ist in unserer Lebenswelt in Deutschland mehr als wahrscheinlich. Mit einem regelmäßigen orthopädischen Check-up, der Knochendichte, Gelenke, Fußstatik, Wirbelsäule, Muskelkraft, Haltung und Beweglichkeit testet, haben Sie ein großes Thema gut im Griff. Unser Körper ist unser wichtigstes Kapital. Machen Sie nicht den Fehler, dass Sie Ihr Auto oder die Espressomaschine mehr pflegen als Ihren eigenen Körper!

Aus orthopädischer und sportmedizinischer Sicht hilft es, im Sinne des Positive Agings sowohl Ausdauer und Kraft als auch Beweglichkeit und Koordination zu trainieren, wie es im Kapitel „Trainingslehre: Knie“ ausführlich beschrieben wird.

Laufen oder Joggen ist bei Gonarthrose eine Hochrisikosportart!

Selbstcheck

Haltung

Kinder sollten in der Lage sein, die Arme ausgestreckt 30 Sekunden nach vorn zu halten, ohne dabei ins Hohlkreuz zu fallen oder einen Buckel zu machen.

Als Erwachsener müssen Sie sich für diesen Test auf den Boden legen. Winkeln Sie die Arme rechtwinklig ab, die Füße sind auf den Zehenspitzen, und drücken Sie sich so vom Boden ab, dass Kopf und Wirbelsäule eine möglichst gerade Linie bilden. Diese sogenannte Plank-Position sollten Sie 20 Sekunden halten können.

Osteoporose

Wenn Sie von den vier folgenden Punkten zwei oder mehr verneinen, haben Sie ein Osteoporoserisiko:

- Mindestens 30 Minuten täglich Sonnenlicht
- Mindestens 30 Minuten täglich Bewegung
- Aufstehen aus dem tiefen Sitzen, ohne die Hände zu benutzen
- Kein Knochenbruch vor dem 50. Lebensjahr

„Ein Leben ohne Unvernunft und Exzess ist ein ungenutztes Geschenk.“

Neo Rauch

Gesünder und länger alt

Insgesamt können wir in der westlichen Welt sehr zufrieden sein: Die durchschnittliche Lebenserwartung ist extrem gestiegen, die Menschen sind gesünder und leben länger. Meistens lässt sich das an der eigenen Familie schnell nachvollziehen. In meiner Familie war einer meiner Großväter schon mit Mitte 60 verstorben, der andere war mit Mitte 70 bereits ein alter Mann, der außer kleineren Spaziergängen wenig aktiv war.

Mein Vater hat im vergangenen Jahr das zweite künstliche Hüftgelenk bekommen, spielt weiter Tennis, fährt Ski und ist jeden Tag auf dem Rad unterwegs. Das wäre für die Generation davor undenkbar gewesen. Welch ein Plus an Aktivität und Lebensqualität!

Auch Ikonen meiner Jugend wie Thomas Gottschalk sind inzwischen 73 und, wie ich der Yellow Press entnehme, noch flott mit junger Lebensgefährtin in der Berliner Innenstadt unterwegs. 60 ist nicht mehr das neue 40, sondern 70 das neue 50. Voraussetzung ist natürlich, dass keine ernsthaften Erkrankungen wie Krebsleiden oder ähnliche gesundheitlich gravierende Einschläge dazwischenfunken.

Meine bisher älteste Patientin, der ich ein künstliches Gelenk eingebaut habe, war 88 Jahre alt. Sie lebt heute weiterhin allein in Berlin und versorgt sich selbst. Ist das nicht ein Wunder?

Zu guter Letzt

Ich habe vor Kurzem ein schönes Zitat von Neo Rauch gelesen: „Ein Leben ohne Unvernunft und Exzess ist ein ungenutztes Geschenk.“ Dieses Zitat hat mir gut gefallen. Es geht ja nicht darum, nun zum Gesundheitsapostel zu werden und sich jede Freude am Leben zu verkneifen.

Jeder Marathonläufer wird wissen, wenn er wirklich ehrlich mit sich selbst ist, dass er seinem Körper mit dieser Maximalbelastung nichts Gutes tut. Das ist dann wie immer eine Abwägung im Leben. Laufe ich den New-York- und Berlin-Marathon, weil es mir Freude bereitet, ist das toll, bedeutet aber auch, dass ich vielleicht ein wenig früher in die Arthrose laufe als ohne diesen Exzess.

Erst kürzlich stellte sich ein ärztlicher Kollege bei mir vor, der Ende 60 war und mir erzählte, dass er in seinem Leben ungefähr 35.000 km gelaufen wäre. Er hatte alle großen und tollen Marathonläufe in den spektakulärsten Städten dieser Welt mitgemacht. Seine Kniegelenke waren aber auch fertig und ein Kniegelenkersatz steht in naher Zukunft an. Er sagte mir aber, dass ihm der Laufsport solch eine Lebensfreude geschenkt hätte, dass er es immer wieder genauso machen würde.

Vielleicht wollen wir nicht ewig, aber wir wollen gut leben. Ohne eine gewisse Freiheit und die kleine Sünde finden wir auch nicht zum Glück.

Wenn wir alle, meine Person eingeschlossen, irgendwann im Altersheim mit Blick auf die untergehende Sonne sitzen, möchten wir doch auf ein erfülltes glückliches Leben zurückblicken – und freuen uns vielleicht über unsere kleinen Exzesse und Fehltritte!

Insgesamt kommt es auf eine gute Balance aus Gesundheitsbewusstsein, Achtsamkeit und Lebensfreude an, die uns glücklich und gesund macht.

Vielleicht kann dieses Buch dazu beitragen, dass Sie ab morgen wieder täglich mehr an Ihren persönlichen Risikofaktoren, an Ihrer Mobilität und Ihrer Konstitution arbeiten und so Ihre Aussichten auf ein erfülltes Leben generell und für ein gesundes Knie speziell verbessern. Vielleicht hilft es Ihnen, den richtigen Arzt und die richtige Behandlung für Ihre Beschwerden zu finden und so die Arthrose-Treppe wieder ein Stück herunterzukommen. Und allen, die gerade an Ihren Knieproblemen fast zu verzweifeln glauben, möchte ich hier nochmals sagen, dass es beim Knie immer Möglichkeiten gibt, die Situation wieder zu verbessern. Was Sie in jedem Fall selbst beitragen können – sei es zu einer Heilung, zur Verbesserung Ihrer Situation oder gleich zu einem erfüllten Leben – ist eine positive Grundeinstellung, ob mit oder ohne Knieprobleme.

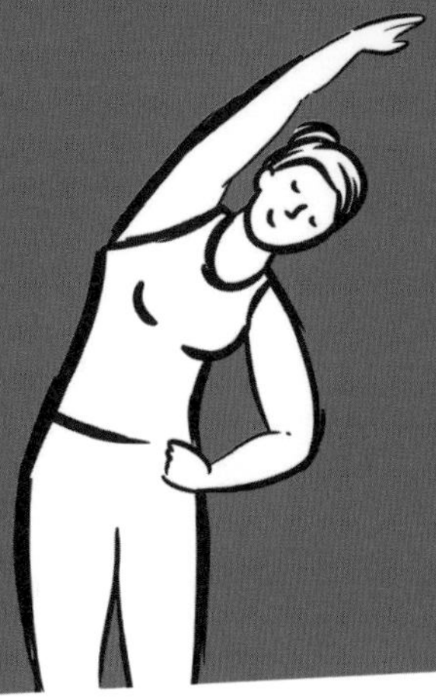

ÜBUNGEN

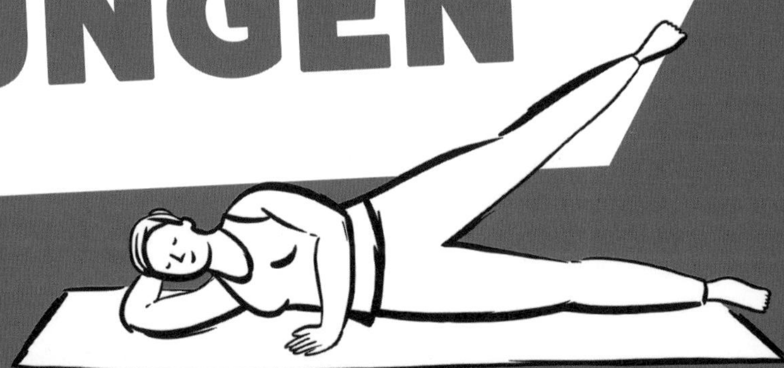

Trainingslehre: Knie

Wer einen gesunden Körper haben möchte, kommt an einem regelmäßigen Training der körperlichen Fähigkeiten nicht vorbei. Durch falsches und ineffektives Training kann man jedoch viel Zeit vergeuden. Für ein richtiges, selbstständiges und bewusstes Training ist ein grundlegendes Wissen Voraussetzung. In diesem Kapitel möchte ich die wichtigsten Übungen aufzeigen, die Sie einfach zu Hause, im Garten, im Park oder unterwegs im Hotelzimmer durchführen können, ohne dafür ein Fitnessstudio aufsuchen zu müssen. Denn häufig ist die Zeitspanne für das Fitnessstudio mit Umziehen, An- und Abfahrt sowie Duschen länger als das eigentliche Training. Deshalb bietet sich vor allem bei knapper Zeit im Alltag ein reduziertes, besonders effektives Training an. Man kann es drinnen oder draußen absolvieren und muss sich nicht erst in das Auto, den Bus oder die Bahn setzen. Alles, was Sie dafür brauchen, ist Ihr eigener Körper, ein bisschen Platz und Lust auf Bewegung.

Nur wer vielseitig trainiert, wird seine motorischen Fähigkeiten schulen – und zwar unabhängig vom Alter. Lassen Sie sich ruhig von Kindern inspirieren: Trampolinspringen und Kästchenhüpfen machen auch als Erwachsener Spaß und fördern ganz spielerisch die Koordination. Trainieren Sie nach Möglichkeit draußen! Dann haben Sie gleich das notwendige Sonnenlicht für die Vitamin-D-Bildung und einen Osteoporoseschutz. Nehmen Sie Ihren Körper mit allen Sinnesorganen wahr: Wie hört sich der Auftritt beim Laufen an? Wie Ihre Atmung? Wie spüren Sie Ihren Herzschlag?

Die Jahreszeiten laden zu verschiedenen sportlichen Aktivitäten ein. Skilanglauf im Winter und Schwimmen oder Radfahren im Sommer machen das Training abwechslungsreich und lustvoll. Dabei müssen Sie keine exzessiven Einheiten absolvieren: Jeden Tag eine halbe Stunde Training ist ideal. Ich verspreche Ihnen: Die halbe Stunde Sport holen Sie durch mehr Spannkraft, Freude und Elan im Alltag doppelt wieder rein. Und wenn Sie das mal nicht schaffen, schieben Sie eine kleine 7-Minuten-Workout-Einheit ein.[1]

Nachfolgend gebe ich Ihnen einige Übungen an die Hand, die sowohl der Prävention als auch der Rehabilitation dienen.

Die Aspekte, auf die ich dabei eingehe, sind die motorischen Grundeigenschaften Kraft, Ausdauer, Beweglichkeit und Koordination.

Bei den koordinativen Fähigkeiten geht es um die Reaktions- und Orientierungsfähigkeit sowie um das Gleichgewichts- und Rhythmusgefühl.

Eine Trainingseinheit sollte immer aus drei Teilen bestehen: einer Einstiegsphase mit Aufwärmen, dem Haupttraining und einer Ausklangsphase, dem Cool-down mit Dehnen. Dabei sollte der Körper durch Trainingsreize und Belastungen so beansprucht werden, dass er mit Muskelzunahme sowie verbesserter Herz- und Lungenleistung reagiert.

Nach der gängigen Lehre hängt ein sinnvolles Training grundsätzlich von den verschiedenen Komponenten eines stimmigen Belastungsgefüges ab:

- Intensität (Reizstärke)
- Umfang (Wiederholungen)
- Dauer (Zeit)
- Dichte (Pausengestaltung)

Ein gutes Training kombiniert diese Komponenten. So wird Ausdauer hauptsächlich durch Belastung mittlerer Intensität über mindestens eine halbe Stunde trainiert. Beim Krafttraining muss hingegen der Reiz so hoch sein, dass der Muskel erschöpft ist und durch Größenzunahme reagiert. Die Belastung ist also der Schlüssel des Trainings, wobei der Puls die Ermüdung und den Grad der Beanspruchung anzeigt.

Zum Schluss noch eine Bemerkung zur Atmung: Richtiges und bewusstes Atmen kann für alle Trainingsformen gar nicht genug betont werden. Bei Kraftübungen sollte keine Pressatmung durchgeführt werden. Bei Belastung wird idealerweise aus- und bei Entlastung eingeatmet.

Als Basis für ein effektives Training sind auch Ernährung und Lebensführung nicht zu unterschätzen. Unsere Nahrung teilt sich in die Makronährstoffe Kohlenhydrate, Proteine und Fette auf.

Kohlenhydrate sind der Hauptenergielieferant für die Muskeln. Lebensmittel mit langkettigen Kohlenhydraten sind gesünder, da sie den Blutzuckerspiegel nicht so schnell ansteigen lassen und das Sättigungsgefühl länger anhält. Beschrieben wird das mit dem Begriff „glykämischer Index“. Lebensmittel mit einem niedrigen glykämischen Index wie Vollkornbrot sind deshalb Produkten mit einem hohen glykämischen Index, beispielsweise Milchreis, vorzuziehen. 50 % unserer Energiezufuhr sollten auf Kohlenhydrate entfallen.

Fette wurden lange kritisch bewertet, haben aber mittlerweile ihren Ruf verbessern können. Es gibt gesättigte, einfach ungesättigte und mehrfach ungesättigte Fettsäuren. Insbesondere die mehrfach ungesättigten Fettsäuren wie Omega 3 und Omega 6 sind essenziell und müssen mit der Nahrung aufgenommen werden. 30 % des Energiebedarfs sollten über Fette dem Körper zugeführt werden, wobei die ungesättigten Fettsäuren nicht mehr als ein Drittel ausmachen sollten.

Die dritte Gruppe der Makronährstoffe bilden die Proteine, die dem Körper wichtige Bausteine, die sogenannten Aminosäuren, liefern.

Neben den Makronährstoffen gibt es noch die Mikronährstoffe wie Vitamine, Mineralstoffe und Spurenelemente. Als tägliche Trinkmenge für Erwachsene empfiehlt die Deutsche Gesellschaft für Ernährung[2] 1,5 Liter Flüssigkeit. Bezüglich des Gewichts sollte der Body-Mass-Index zwischen 18,5 und 24,9 kg/m^2 liegen, was bei einem 180 cm großen Mann ein Gewicht zwischen 60 kg und 81 kg bedeutet.

Mit Lebensführung sind ausreichender Schlaf, Entspannung, Abhärtung, maßvoller Alkoholkonsum und Nikotinverzicht gemeint (siehe Kapitel 7).

KRAFT

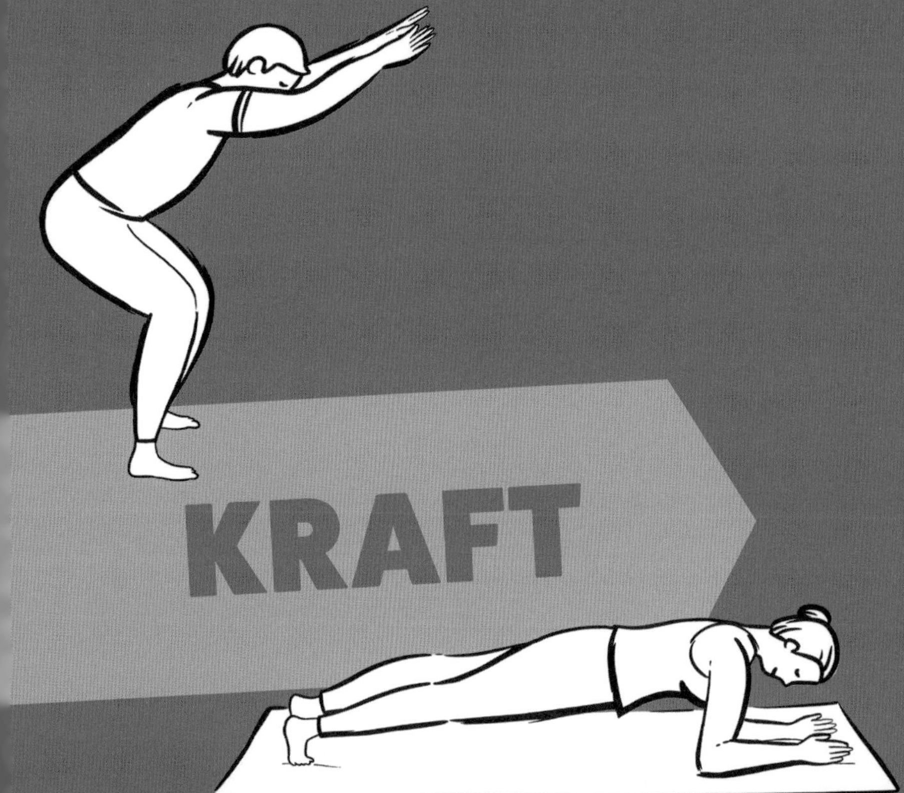

Kraft ist die Fähigkeit, einen Widerstand zu überwinden. Sie entsteht durch Muskelkontraktion. Durch das Training der Muskulatur mit einer Gewichtsbelastung wird die Muskelfaser beansprucht und reagiert mit Größenzunahme. Von den drei Arten – Maximalkraft, Schnellkraft und Kraftausdauer – interessiert uns die Kraftausdauer für ein gesundes Kniegelenk am meisten. Wenn wir das Knie trainieren wollen, müssen wir auch die angrenzenden Hüft- und Sprunggelenke sowie den Rumpf berücksichtigen.

Für die folgenden Übungen ist eine handelsübliche Yogamatte mit einer Dicke von 5 mm sinnvoll. Damit haben Sie sowohl eine ausreichende Polsterung als auch eine gute Stabilität bei den verschiedenen Übungen auf der Matte.

!

Für eine gute Kraftausdauer ist ein Training nach der Intervallmethode sinnvoll:

- 3 Sätze
- 15 Wiederholungen pro Satz oder 30 Sekunden Belastung pro Satz
- 30 Sekunden Pause zwischen jedem Satz

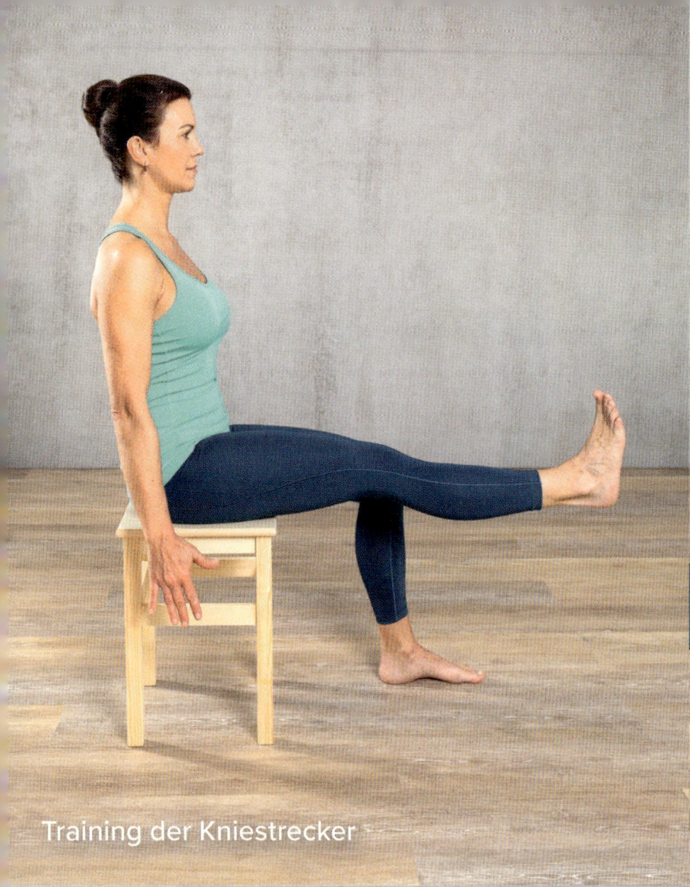

Training der Kniestrecker

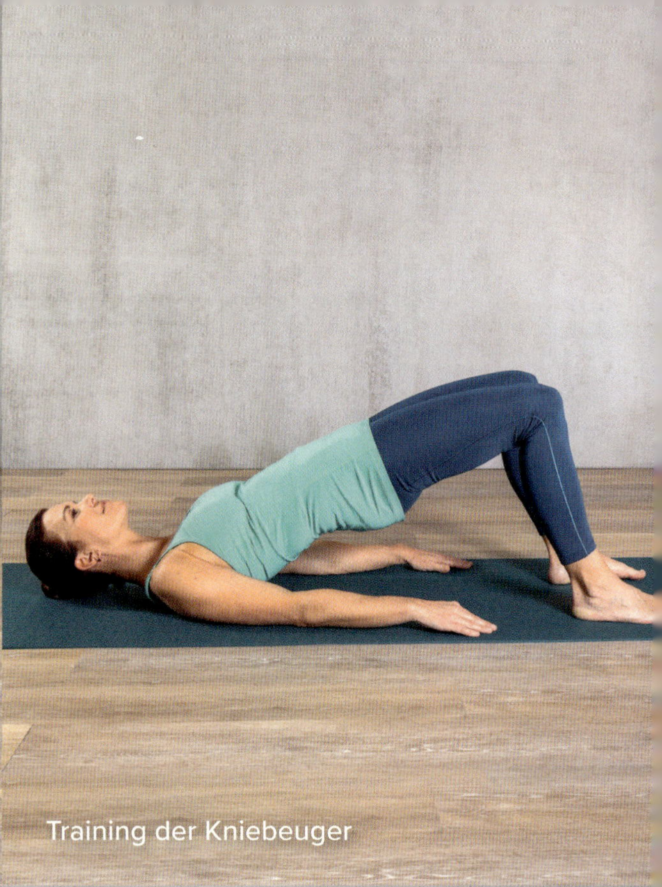

Training der Kniebeuger

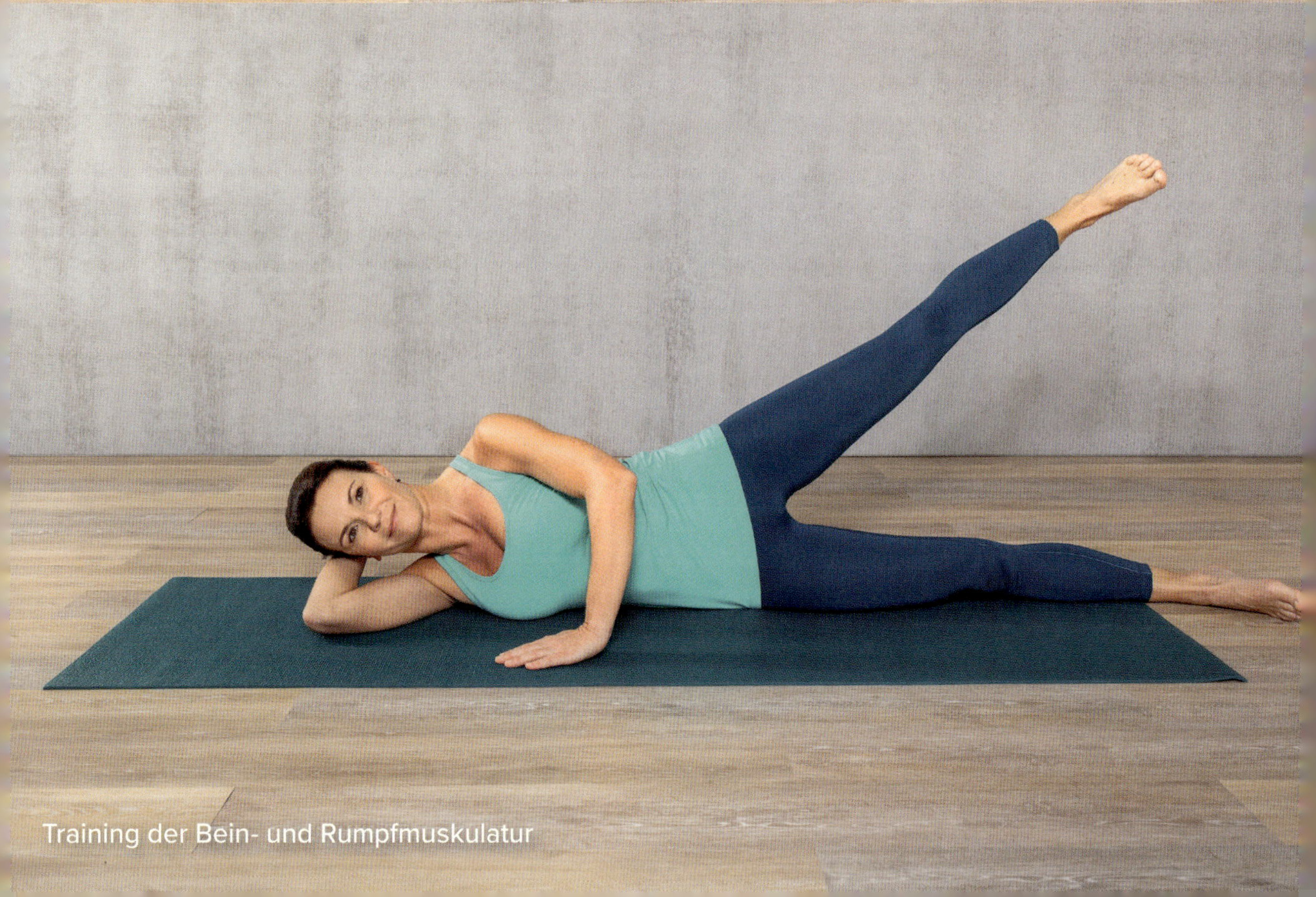

Training der Bein- und Rumpfmuskulatur

Training der Kniestrecker (ab Seite 168)

Im Folgenden werden drei Übungen für die Kniestrecker gezeigt: Kniebeugen, Beinstrecker und Aufsteiger. Suchen Sie sich von diesen drei Übungen eine passende aus. Sie können sie im Trainingsverlauf selbstverständlich variieren.

Training der Kniebeuger (ab Seite 174)

Die hintere Oberschenkelmuskulatur wird auch ischiocrurale Muskulatur genannt und ist sowohl für die Kniebeugung als auch für die Hüftstreckung wichtig. Die ischiocrurale Muskulatur besteht aus den drei Muskeln *Musculus semitendinosus* (Halbsehnenmuskel), *Musculus semimembranosus* (Plattsehnenmuskel) und *Musculus biceps femoris* (zweiköpfiger Oberschenkelmuskel). Um diese Muskelgruppe zu trainieren, gibt es ebenfalls verschiedene einfache Übungen. Im Folgenden werden das Beckenheben und das Kniebeugen im Vierfüßlerstand beschrieben.

Training der Bein- und Rumpfmuskulatur (ab Seite 178)

Mit jeweils einer Übung für die Kniestrecker, die Kniebeuger, die Beinan- und Beinabspreizer, die Waden sowie den Rumpf haben Sie sechs perfekte Übungen als gutes Kräftigungsprogramm für das Kniegelenk, den Rumpf und die angrenzende Muskulatur. Sie sollten dieses Training regelmäßig durchführen. Wie bereits erwähnt, sind keine exzessiven Einheiten nötig, denn das Ziel sind gute funktionelle, ausdauernde Muskeln – und kein Muskelberg wie bei Arnold Schwarzenegger zu seinen besten Zeiten.

Kniebeugen

TRAINING DER KNIESTRECKER

Kniebeugen (nicht tiefer als 90°) trainieren die **Streckmuskulatur** (*Musculus quadriceps*/vierköpfiger Oberschenkelstrecker, *Musculus sartorius*/Schneidermuskel), die **Beugemuskulatur** (ischiocrurale Muskeln) der Kniegelenke sowie die **Gesäßmuskulatur** (*Musculus gluteus maximus*/großer Gesäßmuskel) und sind die Königsübung für das Kniegelenk.

Sätze	Wiederholungen je Satz	Pause zwischen den Sätzen
3	**15**	**30 Sekunden**

Ausführung

Stellen Sie sich gerade und aufrecht hin, wobei die Füße hüft- bis schulterbreit voneinander entfernt stehen. Die Fußspitzen zeigen leicht nach außen. Nehmen Sie die Arme vor den Körper, die Handinnenflächen zeigen dabei nach unten. Spannen Sie den Rumpf an, atmen Sie ein und gehen nun in die Abwärtsbewegung. Stellen Sie sich dabei vor, dass hinter Ihnen ein imaginärer Stuhl steht, auf den Sie sich setzen möchten. Schieben Sie das Gesäß weit nach hinten und achten dabei darauf, dass Wirbelsäule und Kopf eine gerade Linie bilden. Den tiefsten Punkt haben Sie erreicht, wenn die Oberschenkel waagerecht zum Boden zeigen. Nun strecken Sie die Beine wieder durch und atmen dabei aus. Belasten Sie während der Aufwärtsbewegung vor allem die Fersen.

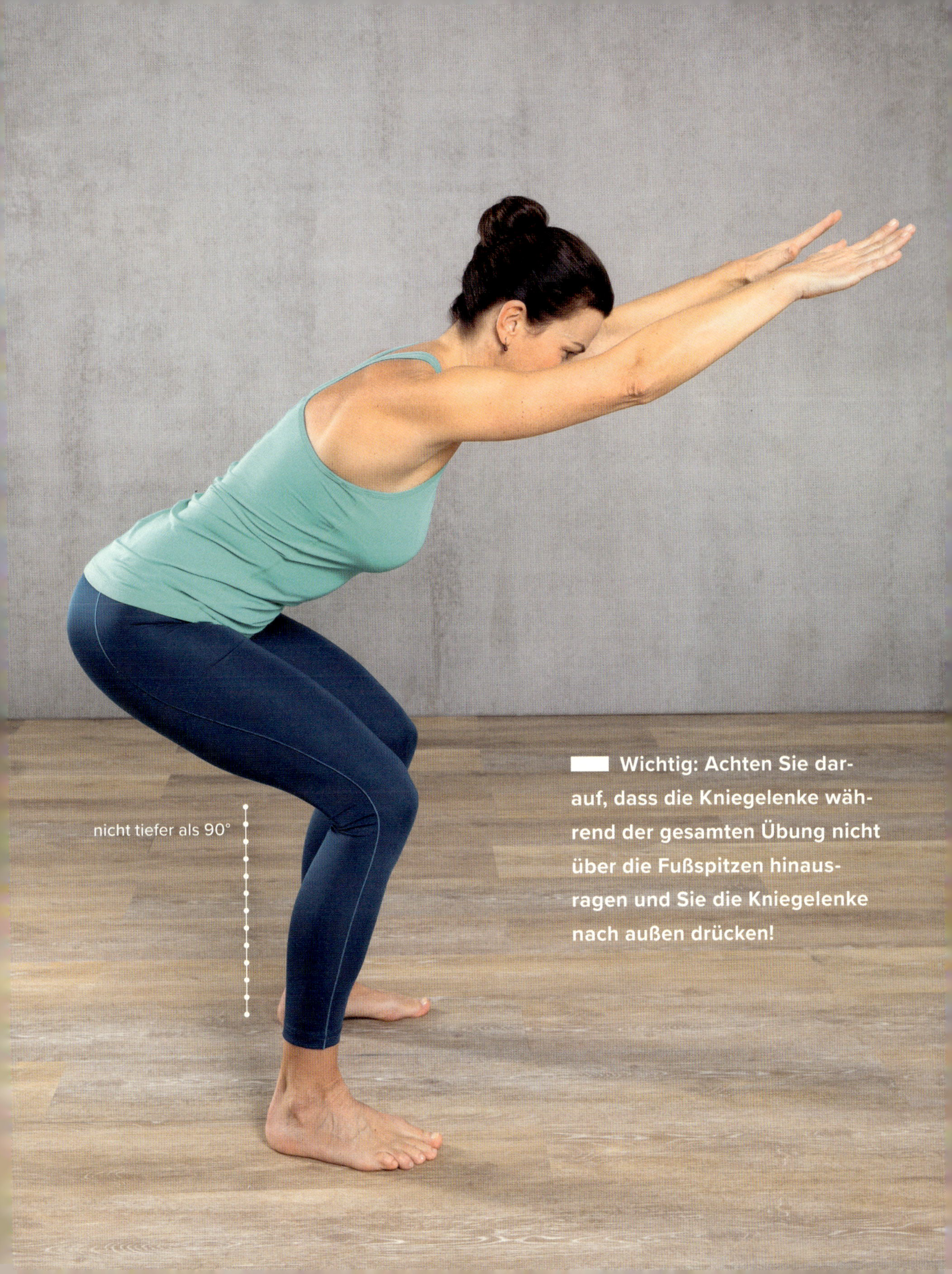

Wichtig: Achten Sie darauf, dass die Kniegelenke während der gesamten Übung nicht über die Fußspitzen hinausragen und Sie die Kniegelenke nach außen drücken!

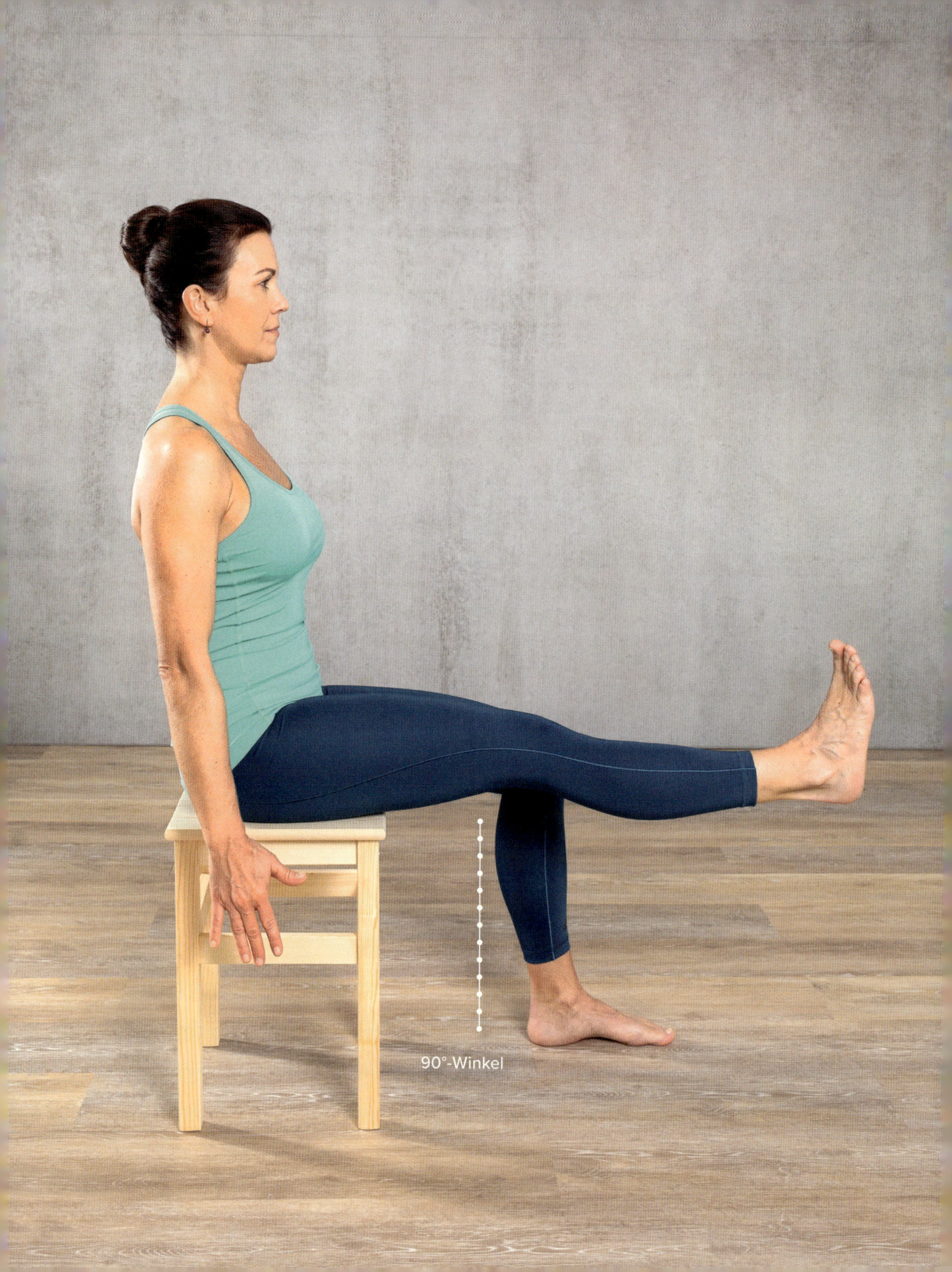
90°-Winkel

Beinstrecker

TRAINING DER KNIESTRECKER

Sind Kniebeugen zu schwer oder bereits schmerzhaft, kann mit Beinstrecker-Übungen begonnen werden. Dabei sitzen Sie und strecken die Beine abwechselnd nach vorn aus.

Sätze
3

Wiederholungen je Satz
15 je Seite

Pause zwischen den Sätzen
entfällt, da das Bein gewechselt wird und so ein Bein automatisch pausiert

Ausführung

Strecken Sie im Sitzen ein Bein aus und heben Sie es bis in die Waagerechte. Dabei atmen Sie aus. Ziehen Sie die Fußspitzen zum Knie hin. Der Oberkörper sollte aufrecht bleiben. Das stehende Bein soll im 90°-Winkel aufgestellt sein. Halten Sie die Streckung ungefähr 10 Sekunden. Dann das Bein wechseln.

Aufsteiger

TRAINING DER KNIESTRECKER

Ebenfalls alternativ können Aufsteiger-Übungen durchgeführt werden. Dabei stehen Sie vor einer Stufe oder einem Hocker und steigen abwechselnd mit beiden Beinen hoch, ohne den zweiten Fuß abzusetzen.

Sätze
3

Wiederholungen je Satz
15 je Seite

Pause zwischen den Sätzen
entfällt, da das Bein gewechselt wird und so ein Bein automatisch pausiert

Ausführung

Sie stehen vor einer Stufe oder einem Hocker mit einer Höhe, die dem halben Unterschenkel entspricht. Dann setzen Sie einen Fuß auf die Stufe und drücken sich langsam und kontrolliert mit dem Fuß auf der Stufe ab, bis Sie das Knie vollständig gestreckt haben. Bei dieser Bewegung atmen Sie aus. Anschließend atmen Sie ein und beugen das Knie kontrolliert, bis der Fuß wieder den Boden erreicht. Dann wechseln Sie das Bein. Während der gesamten Übung halten Sie den Oberkörper aufrecht und blicken nach vorn.

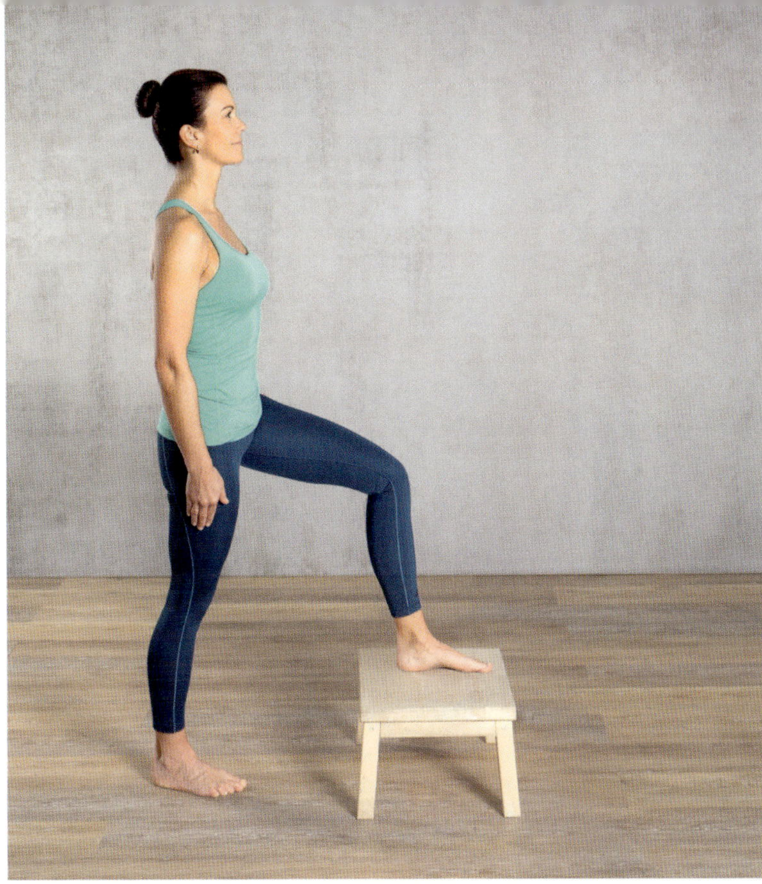

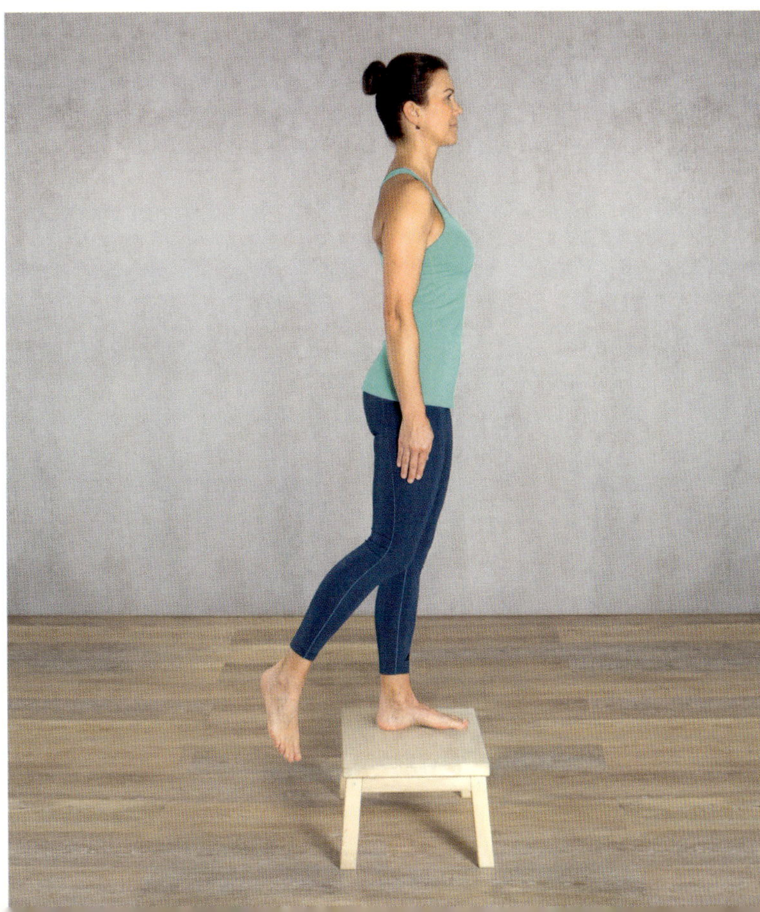

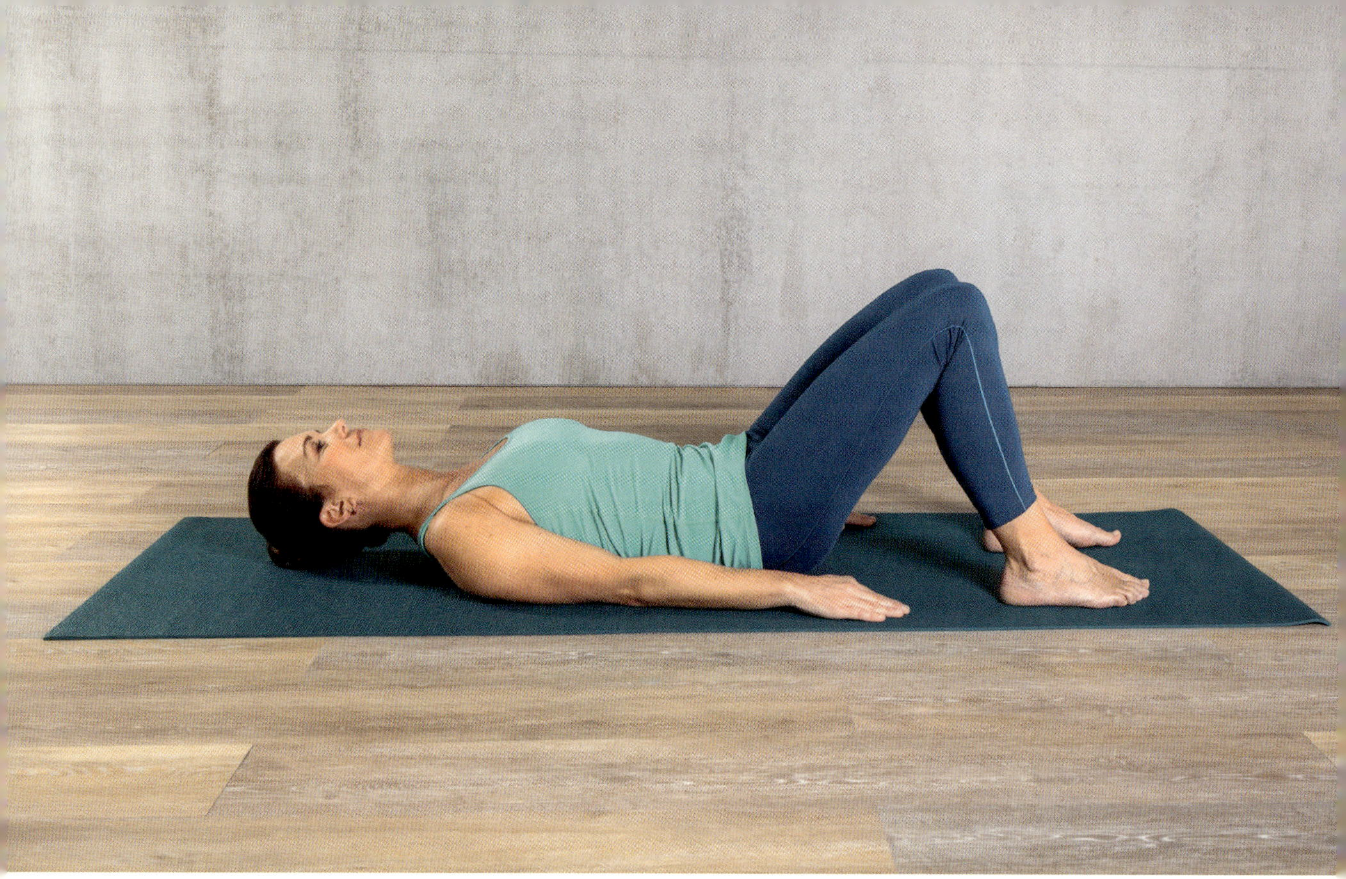

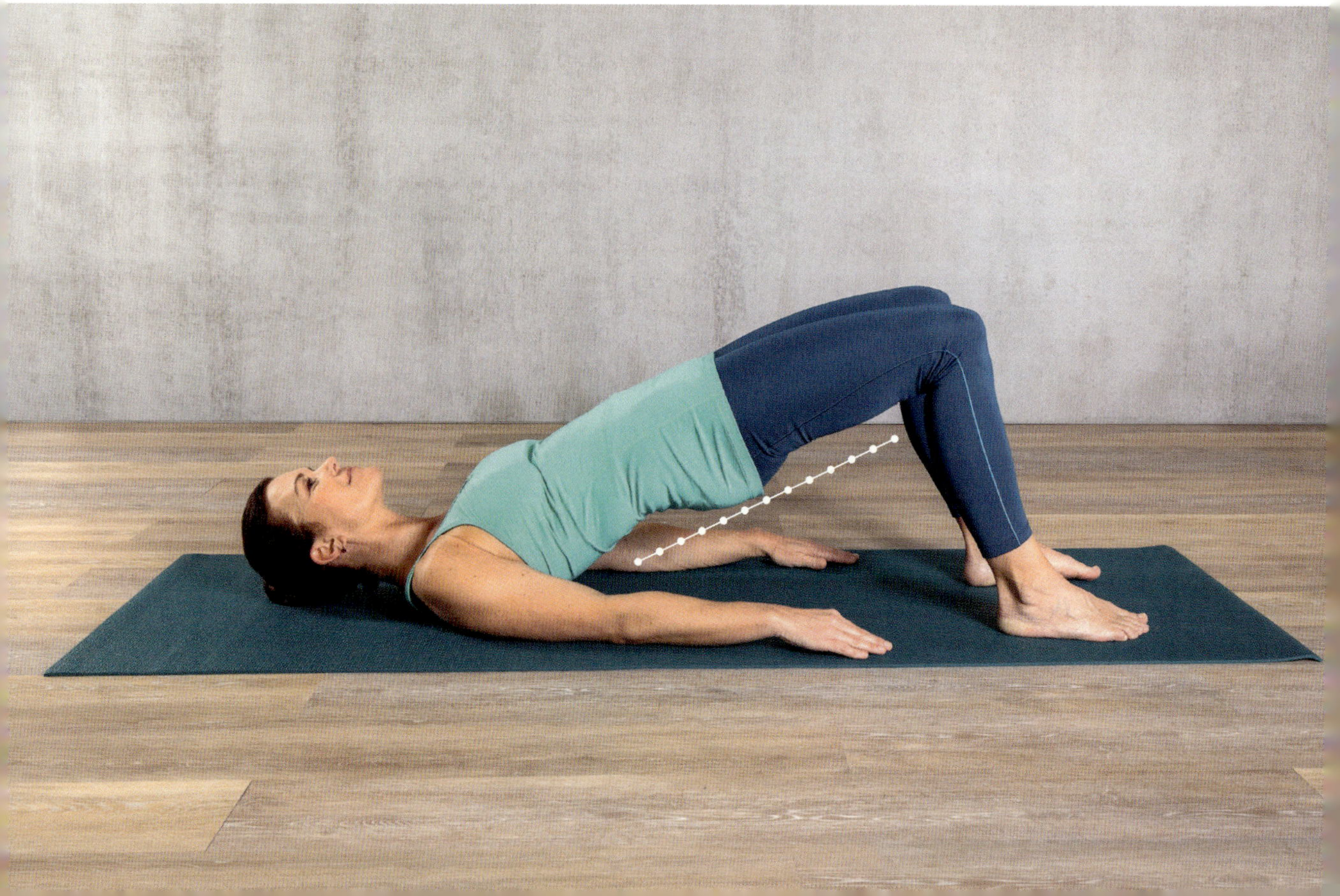

Beckenheben

TRAINING DER KNIEBEUGER

Mit Beckenheben trainiert man nicht nur die **Kniebeuger,** sondern praktischerweise auch die große **Gesäßmuskulatur.**

Sätze
3

Wiederholungen je Satz
15

Pause zwischen den Sätzen
30 Sekunden

Ausführung

Sie liegen auf einer Sportmatte und stellen die Füße ungefähr eine Fußlänge vom Gesäß entfernt auf dem Boden auf, sodass die Unterschenkel senkrecht nach oben zeigen. Dann drücken Sie das Gesäß nach oben und atmen dabei langsam aus, spannen Sie dabei die Muskeln im Gesäß aktiv an. Im Endpunkt sollten Oberschenkel und Rumpf eine gerade Linie bilden. Diese Position halten Sie einige Sekunden, bevor Sie das Gesäß langsam absenken und dabei einatmen.

Kniebeugen im Vierfüßlerstand

TRAINING DER KNIEBEUGER

Sätze	Wiederholungen je Satz	Pause zwischen den Sätzen
3	**15**	**30 Sekunden**

Ausführung

Zunächst begeben Sie sich auf einer Sportmatte in den Vierfüßlerstand. Anschließend wird ein Bein im Hüftgelenk gestreckt, sodass es parallel zum Boden ist. Dann beugen Sie das Knie und atmen dabei aus, bis die Ferse das Gesäß erreicht. Anschließend strecken Sie das Bein wieder, wobei Sie einatmen. Das wiederholen Sie 15 Mal, bevor Sie zum anderen Bein wechseln. Wenn Ihnen diese Position am Knie unangenehm ist, legen Sie sich zusätzlich ein Kissen unter das Knie.

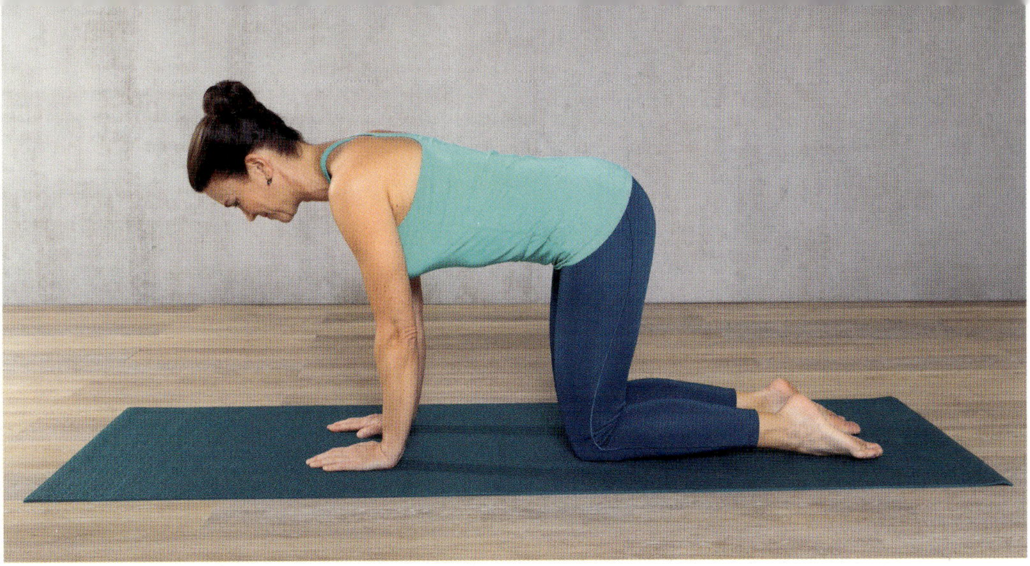

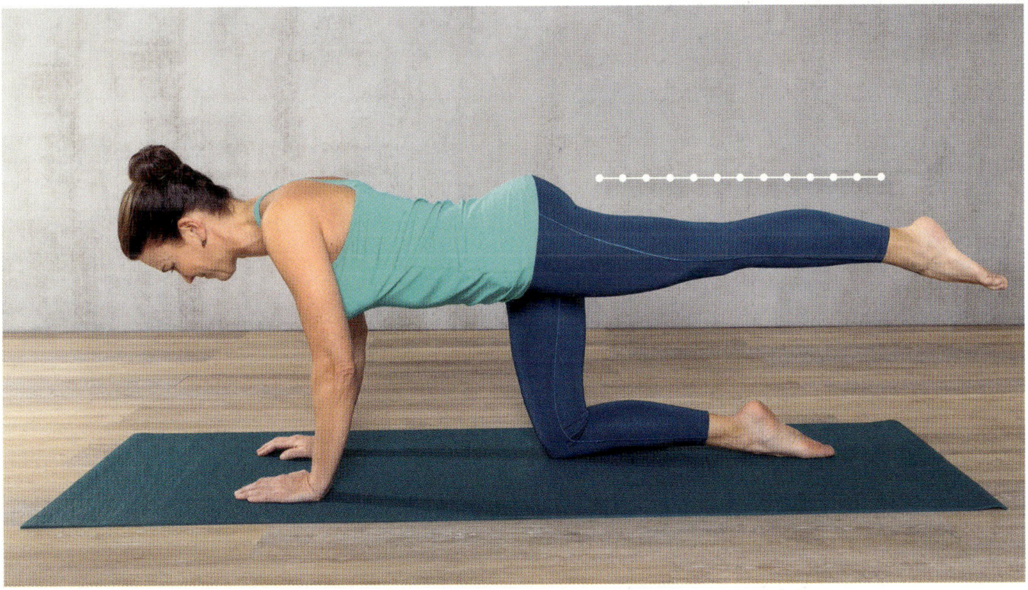

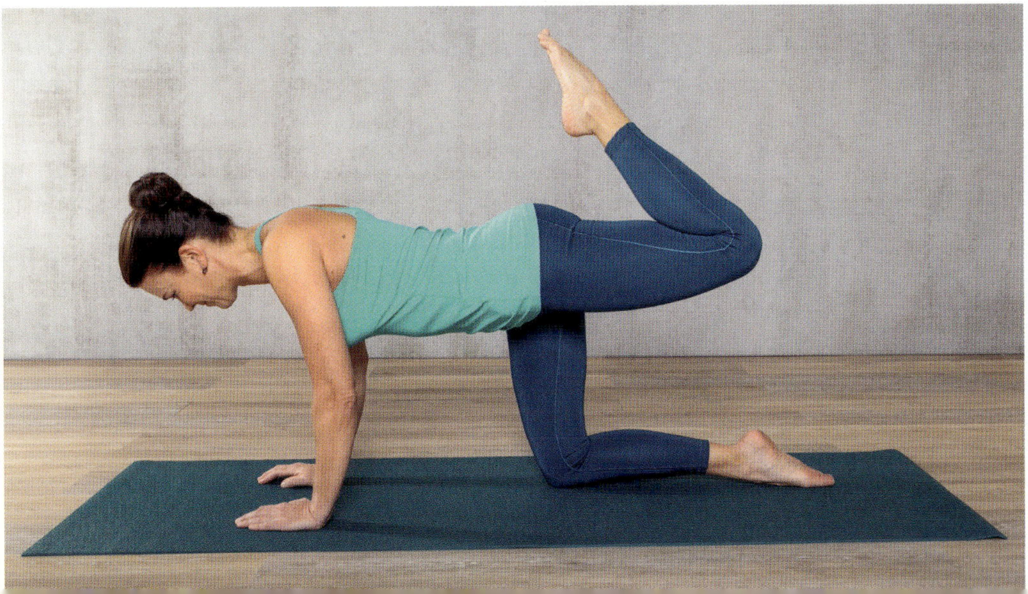

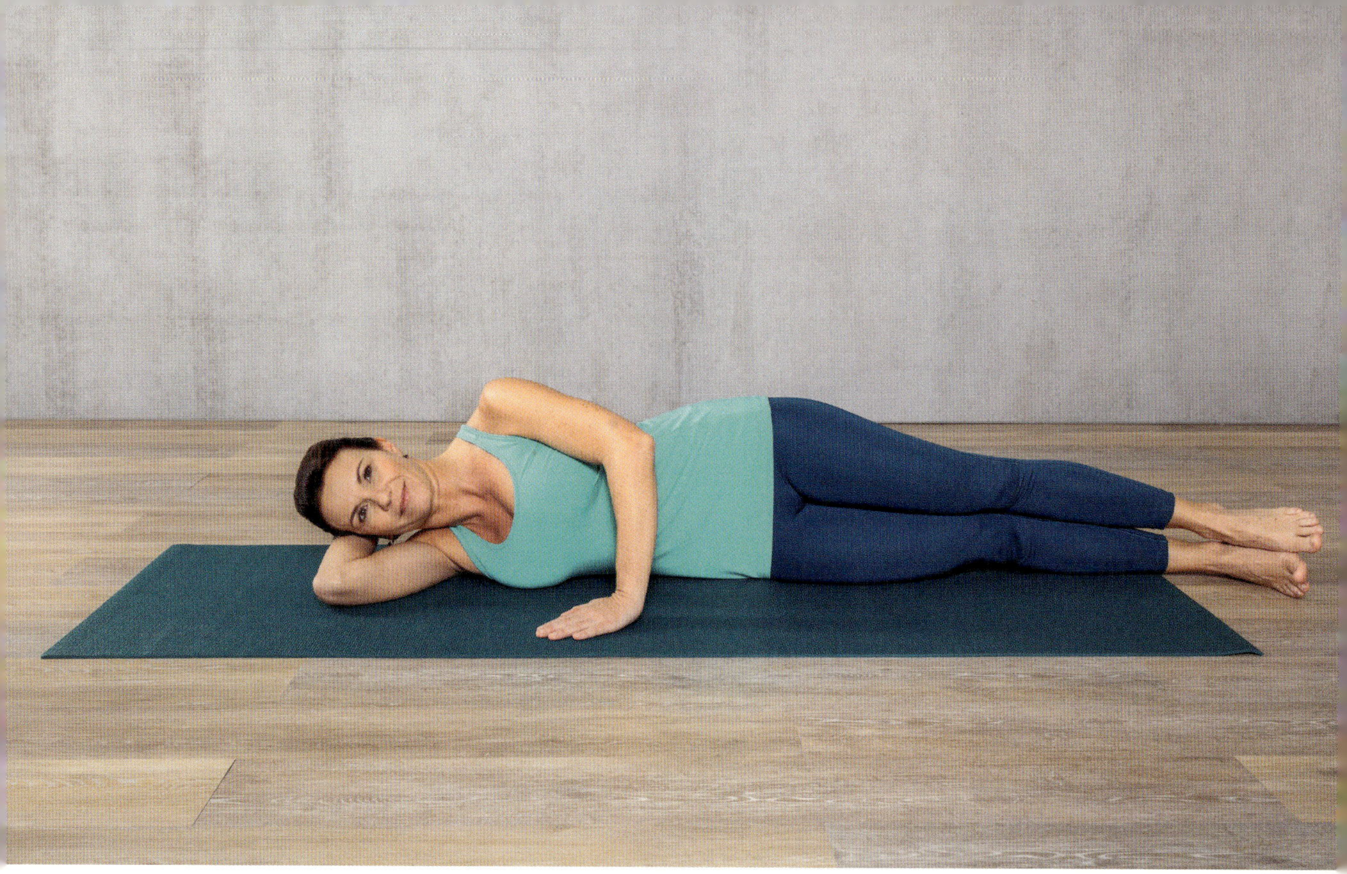

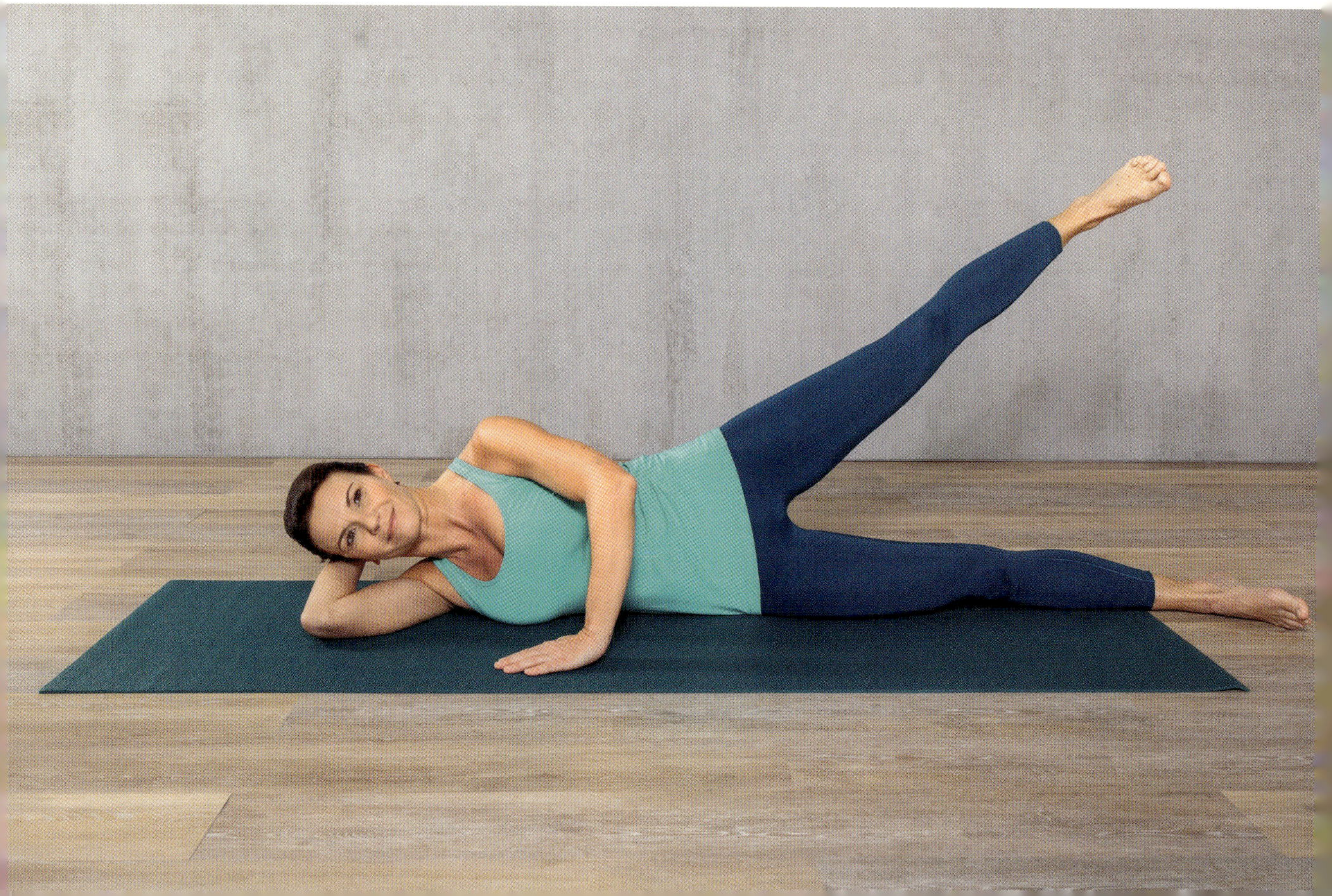

Beinabspreizer (Abduktoren)

TRAINING DER BEIN- UND RUMPFMUSKULATUR

Die Beinabspreizer wirken vornehmlich über das **Hüftgelenk,** haben jedoch auch eine stabilisierende Wirkung auf das **Kniegelenk,** sodass diese Muskelgruppe unbedingt zu einem sinnvollen Krafttraining des Kniegelenks gehört. Zu den Abduktoren gehören der *M. gluteus medius* und der *M. gluteus minimus* (mittlerer und kleiner Gesäßmuskel) sowie im erweiterten Sinn auch der *M. tensor fasciae latae* (Schenkelbindenspanner).

Sätze
3

Wiederholungen je Satz
15 je Seite

Pause zwischen den Sätzen
entfällt, da das Bein gewechselt wird und so ein Bein automatisch pausiert

Ausführung

Um die Abduktoren, die Abspreizer, zu trainieren, legen Sie sich auf die Seite und spreizen das obere Bein beim Ausatmen ab, bis der obere Fuß um die doppelte Schulterbreite vom Boden entfernt ist. Die Fußspitzen zeigen bei der Übung gerade nach vorn. Diese Position halten Sie einige Sekunden, bevor Sie das Bein langsam absenken und dabei einatmen.

Beinanspreizer (Adduktoren)

TRAINING DER BEIN- UND RUMPFMUSKULATUR

Die Adduktoren, die Schenkelanzieher, führen das Bein zur Körpermitte und sind für ein **funktionelles Kniegelenk** nicht wegzudenken. Zu diesen Muskeln gehören *M. adductor magnus* (großer Adduktor), *M. adductor longus* (langer Adduktor), *M. adductor brevis* (kurzer Adduktor), *M. gracilis* (schlanker Muskel) und *M. pectineus* (Kammmuskel).

Sätze	Wiederholungen je Satz	Pause zwischen den Sätzen
3	**15**	**30 Sekunden**

Ausführung

Das Training der Adduktoren, der Schenkelanzieher, lässt sich einfach mit einem Ball oder Handtuch zwischen den Kniegelenken durchführen. Sie liegen auf einer Sportmatte und stellen die Füße ungefähr eine Fußlänge vom Gesäß entfernt auf dem Boden ab. Nun pressen Sie die Oberschenkel gegen den Widerstand des Balls oder Handtuchs und atmen dabei aus. Diese Position halten Sie einige Sekunden, bevor Sie wieder locker lassen und dabei einatmen. Achten Sie bei dieser Übung darauf, dass das Gesäß immer fest am Boden bleibt und der Rumpf gerade ist.

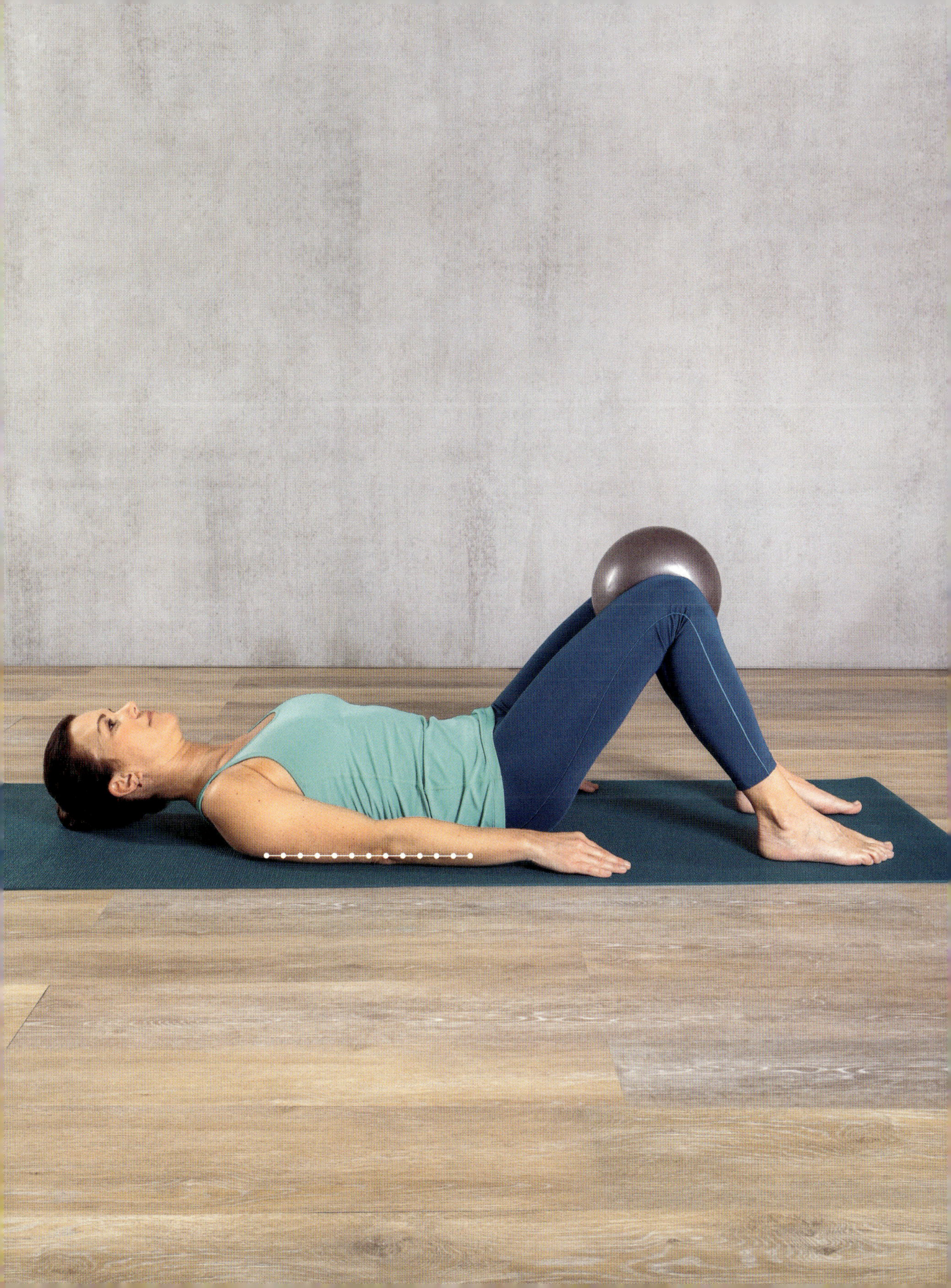

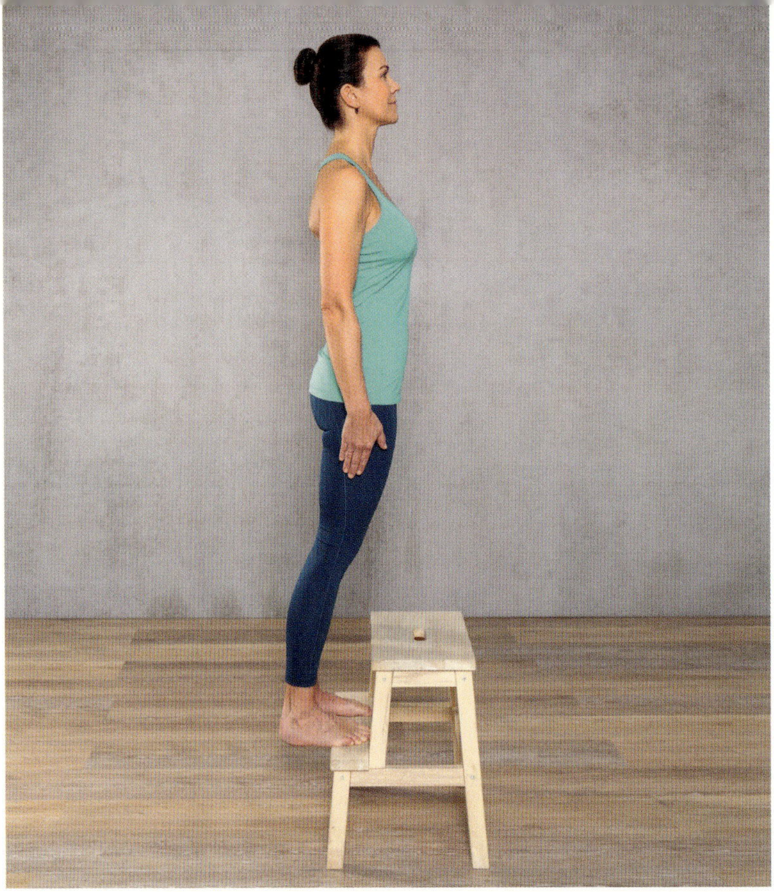

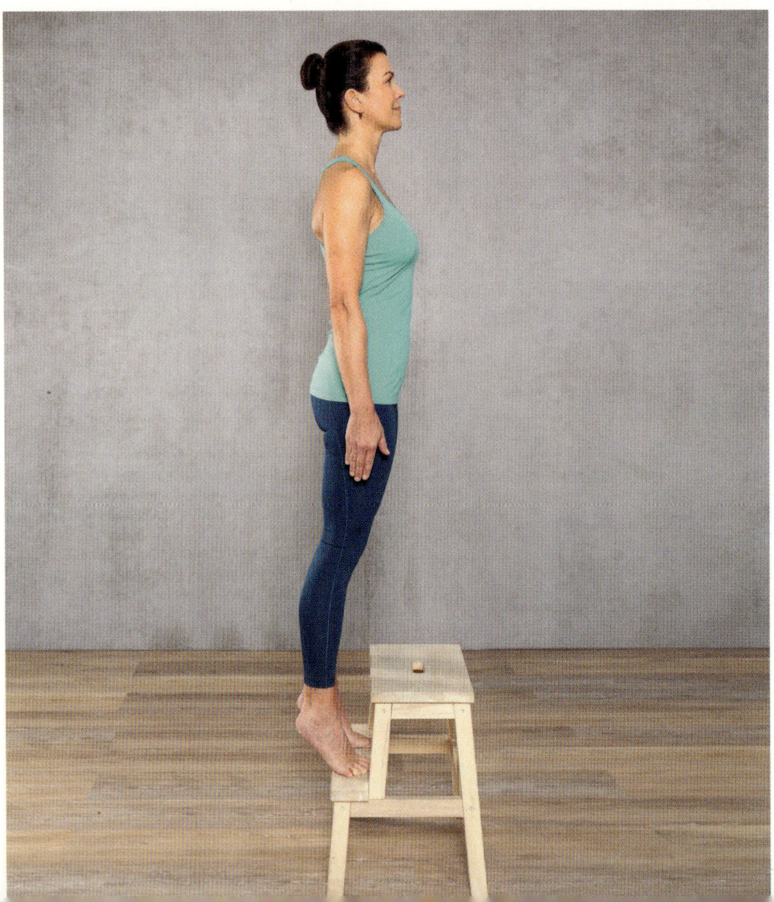

Wadenmuskulatur

TRAINING DER BEIN- UND RUMPFMUSKULATUR

Die **Wadenmuskulatur** ist wichtig, um den Fuß abzusenken. Ohne sie wäre ein Zehenspitzenstand nicht möglich. Aber die Wadenmuskeln unterstützen auch die Kniebeugung und **stabilisieren das Kniegelenk,** sodass ein Knietraining nicht auf sie verzichten kann. Die Wadenmuskulatur wird als *M. triceps surae* (dreiköpfiger Wadenmuskel) bezeichnet und besteht aus dem *M. gastrocnemius* (Zwillingswadenmuskel), dem *M. plantaris* (Fußsohlenmuskel) und dem *M. soleus* (Schollenmuskel).

Sätze
3

Wiederholungen je Satz
15

Pause zwischen den Sätzen
30 Sekunden

Ausführung

Sie stellen sich mit dem Vorfuß auf eine Stufe, sodass die Ferse in der Luft schwebt. Sollte Ihnen diese Position zu instabil sein, halten Sie sich dabei an der Wand fest. Jetzt drücken Sie sich in den Zehenspitzenstand, wobei Sie ausatmen. Der Oberkörper ist dabei aufrecht und in Spannung. Unter langsamer Einatmung senken Sie dann die Ferse ab, bis Sie ein Ziehen in der Wade spüren.

Rumpfmuskulatur

TRAINING DER BEIN- UND RUMPFMUSKULATUR

Für das Training der Rumpfmuskulatur genügt der Unterarmliegestütz, modern „Plank“ genannt. Diese Übung trainiert aber nicht nur die **Bauch- und Rückenmuskulatur** wirkungsvoll, sondern auch die **Bein-** und **Gesäßmuskeln.** Mit dem Plank runden Sie das Knietraining effektiv ab.

Sätze
3

Belastung je Satz
30 Sekunden

Pause zwischen den Sätzen
30 Sekunden

Ausführung

Im Gegensatz zu den anderen beschriebenen Übungen ist der Plank keine dynamische, sondern eine statische Übung. Positionieren Sie sich so auf einer Sportmatte, dass nur die Unterarme und die Zehenspitzen den Boden berühren. Die Füße sind schulterbreit aufgestellt und die Arme 90° im Ellenbogengelenk abgewinkelt.

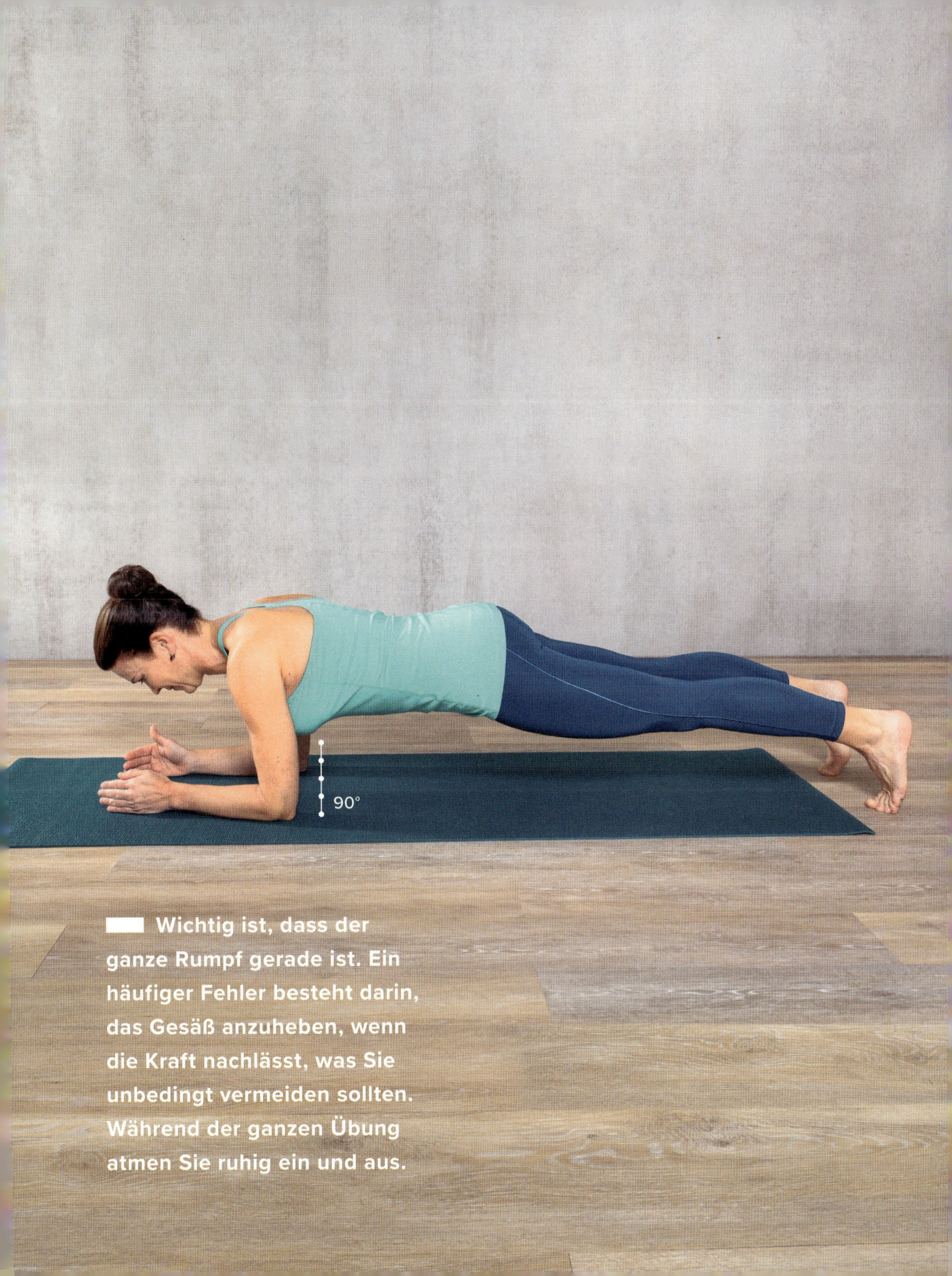

Wichtig ist, dass der ganze Rumpf gerade ist. Ein häufiger Fehler besteht darin, das Gesäß anzuheben, wenn die Kraft nachlässt, was Sie unbedingt vermeiden sollten. Während der ganzen Übung atmen Sie ruhig ein und aus.

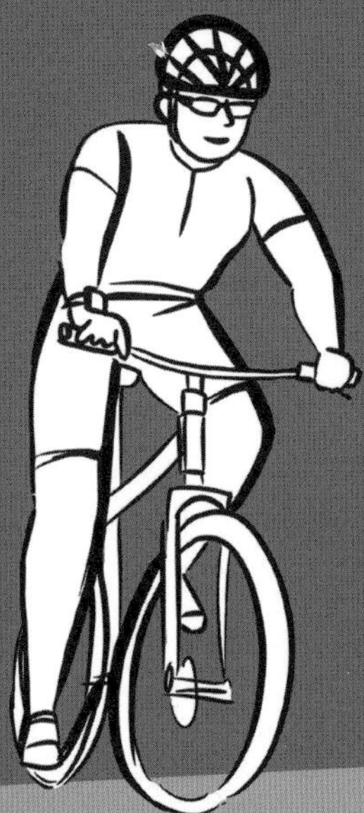

AUSDAUER

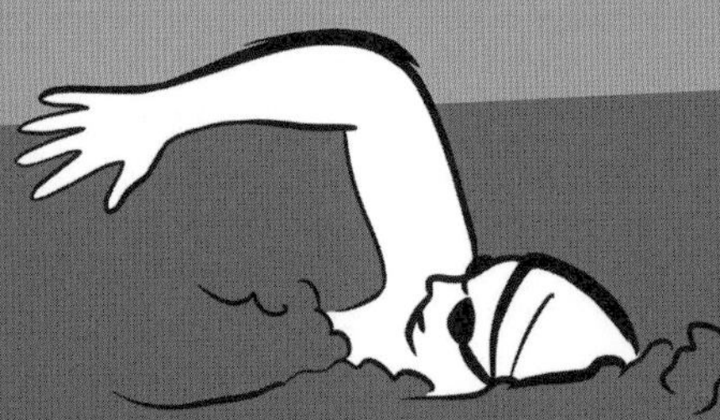

Ausdauer ist die Fähigkeit, Belastung trotz Ermüdung aufrechtzuerhalten. Sie entsteht durch Anpassung der Lungen- und Herzfunktion: Ein „Sportlerherz“ hat mehr Volumen und die Herzfrequenz ist niedriger als bei einem nicht trainierten Menschen. Es gibt drei Arten: Langzeit-, Mittelzeit- und Kurzzeitausdauer. Für einen gesunden Bewegungsapparat interessiert uns die Langzeitausdauer.

Unter Langzeitausdauer verstehen wir Ausdauerleistungen von über 12 Minuten. Dafür ist es wichtig, dass der Stoffwechsel im aeroben Bereich bleibt, also die über die Atmung aufgenommene Sauerstoffmenge ausreicht, um die Muskulatur mit Sauerstoff zu versorgen.

Für geschädigte Kniegelenke sind Ausdauersportarten mit zyklischem Bewegungsablauf besser als stauchende Sportarten. Somit ist Radfahren perfekt geeignet und wird von mir immer empfohlen. Joggen dagegen ist Gift!

Nordic Walking ist eine gute Alternative zum Joggen, da es die Kniegelenke weniger beansprucht und zudem die Koordination extrem gut schult. Jedoch ist beim Nordic Walking die Herz-Kreislauf-Belastung und damit der Trainingseffekt auch deutlich geringer als beim Joggen.

Beim Schwimmen kommt es auf den Stil an. Als Beinschlagtechnik für das Brustschwimmen ist bei schmerzhaften Knien die Stoß- statt der Schwunggrätsche zu empfehlen. Auch Kraul- und Rückenschwimmen mit Kraulbeinschlag sind geradezu ideal.

Für eine gute Langzeitausdauer ist ein Training nach der Dauerleistungsmethode sinnvoll und ratsam:

- Dauer: mindestens 30 Minuten
- Intensität: mittlere Intensität mit einem Trainingspuls zwischen 60 und 80 % des Maximalpulses
- Maximalpuls = 208 – (0,7 × Lebensalter) oder eine Belastung, bei der Sie sich auch noch unterhalten können
- Sportarten: Nordic Walking, Radfahren, Schwimmen

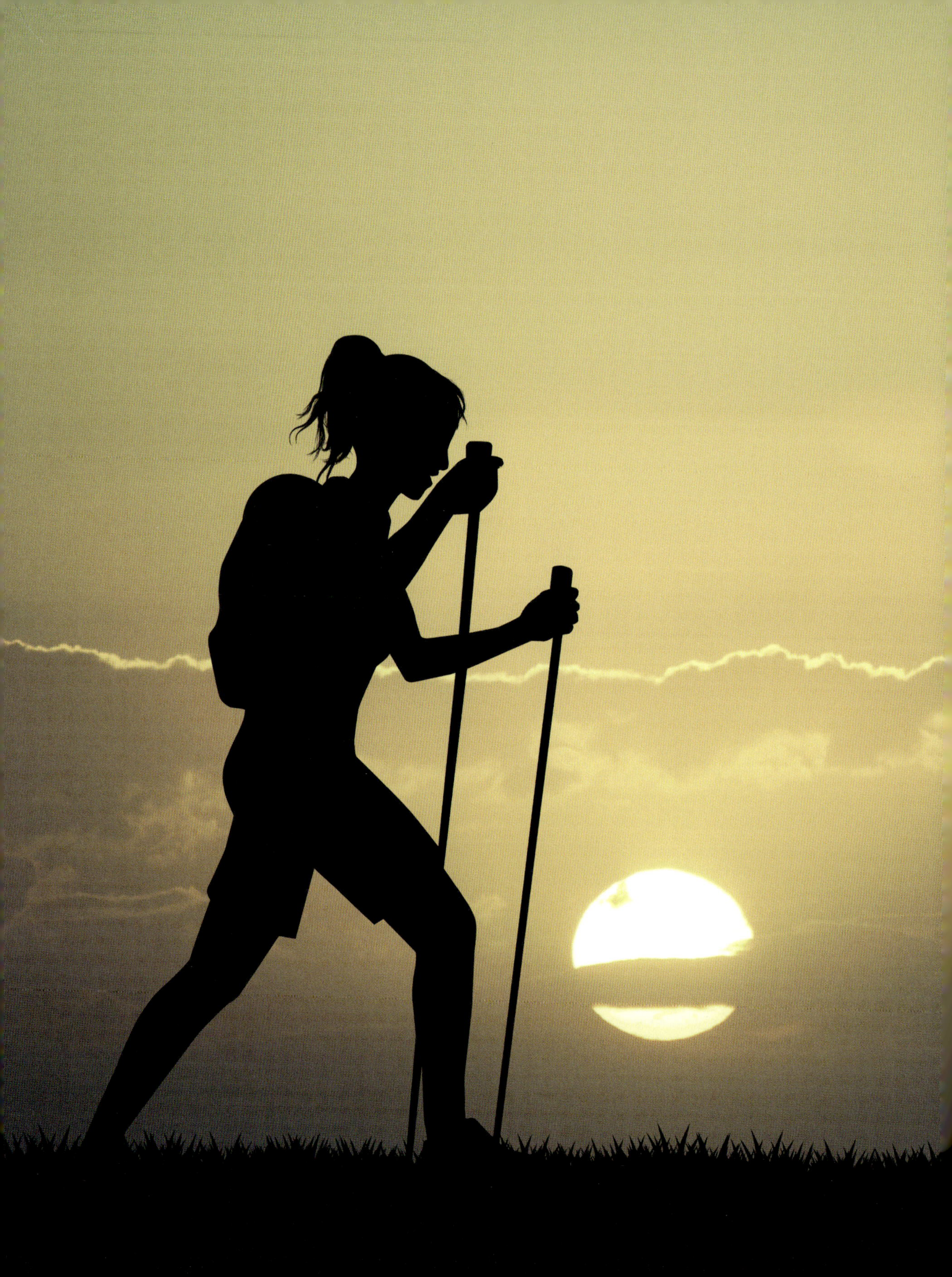

Nordic Walking

Die Outdoor-Trendsportart Nordic Walking aus Skandinavien ist die gelenkfreundliche Variante des Joggens und bei geschädigten Kniegelenken vorzuziehen. Neben einer sehr guten Fettverbrennung ist Nordic Walking auch gut für die Muskulatur. Beansprucht werden in erster Linie die Bein- und Gesäßmuskeln. Durch den Stockeinsatz werden aber auch Schulter-, Arm- und Nackenmuskeln trainiert, weshalb Nordic Walking ein ideales Ganzkörpertraining darstellt. Aufgrund des Stockeinsatzes ist der Kalorienverbrauch deutlich höher als beim schnellen Gehen. Bei einem 80 kg schweren Menschen werden in einer halben Stunde bei mittlerem Tempo von 6 km/h um die 200 kcal verbraucht. **Dauer: 30 Minuten pro Einheit**

Dauer
30 Minuten pro Einheit

Nordic Walking

Beim Nordic Walking gehen Sie rhythmisch im Grundschritt der Diagonaltechnik, bei der sich linker und rechter Arm abwechseln. Der Oberkörper ist leicht nach vorn geneigt, wie Sie es vom Gehen gewohnt sind, und Sie schauen geradeaus. Die Arme schwingen frei und der Arm mit dem Stock wird aus der Schulter heraus nach vorn geführt, ohne dass das Ellenbogengelenk dabei voll gestreckt wird. Die Hände umschließen den Stock beim Aufsetzen fest und lassen diesen dann beim Nach-hinten-Führen wieder locker. Der Stock wird auf einer Höhe zwischen den Füßen mit einem Winkel von etwa 60° aufgesetzt. Beim Aufsetzen des rechten Stocks wird der linke Fuß auf dem Boden aufgesetzt und umgekehrt. Das entspricht dem normalen Bewegungsablauf. Der Armeinsatz ist der entscheidende Moment beim Nordic Walking!

Die Schrittlänge ist etwas größer als beim einfachen Gehen und die Füße werden betonter von der Ferse über den Mittelfuß bis zum Vorfuß abgerollt. Das vordere Knie sollte nicht durchgestreckt werden, sondern in einer geringen Beugung verbleiben, da das kniefreundlicher und gelenkschonend ist. Und vergessen Sie bei der ganzen Konzentration am Anfang das Atmen nicht!

Ein häufiger Fehler sind zu lange Stöcke. Die korrekte Länge können Sie über die Grundformel „Körpergröße × 0,66 = Stocklänge in Zentimetern“ ausrechnen.

Insgesamt gilt hier wie bei anderen Sportarten, dass einige Trainerstunden sinnvoll investiert sind.

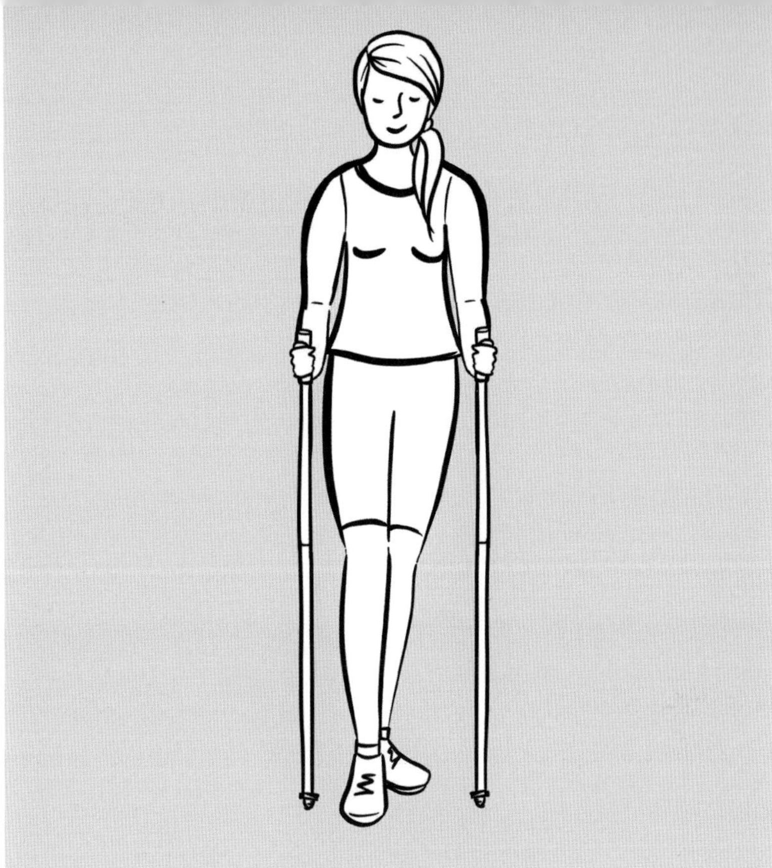

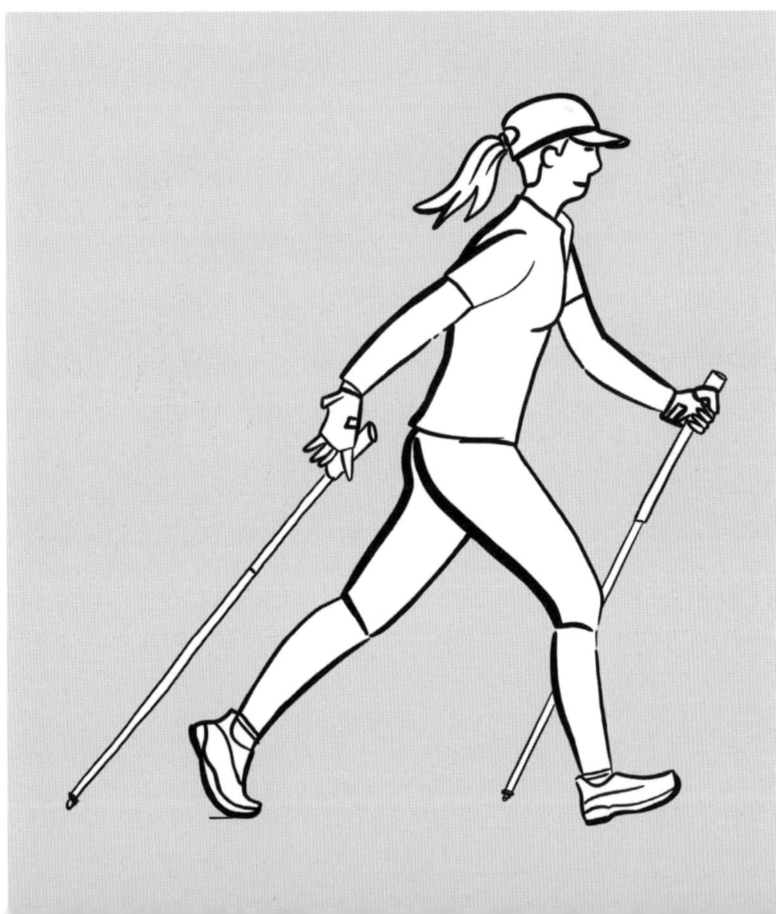

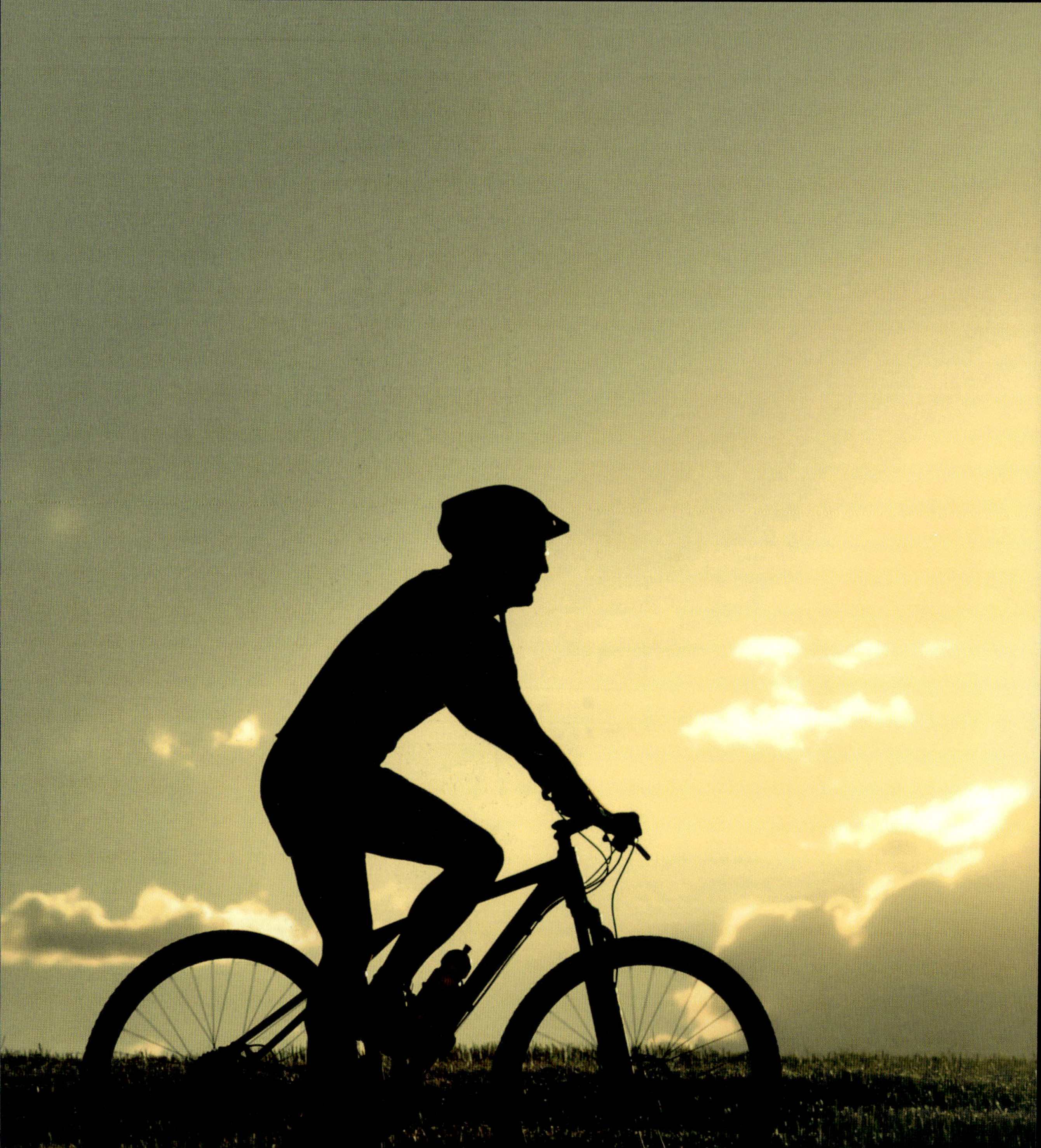

Radfahren

Radfahren ist eine der gesündesten Sportarten und lässt sich fast überall und jederzeit durchführen. Es entspannt, baut Stress ab und ist zusammen mit anderen Menschen auch eine gute soziale Aktivität. Beim Fahren im Freien haben Sie Sonnenlichtexposition und tun damit etwas Gutes für Ihren Vitamin-D-Haushalt. Beim Radfahren läuft die Fettverbrennung auf Hochtouren, der Sport ist ideal für das Herz-Kreislauf-System und kräftigt die Muskulatur. Am meisten werden Bein- und Gesäßmuskeln beansprucht, wobei auch die tiefe Rückenmuskulatur trainiert wird. Radfahren ist extrem gelenkfreundlich für Knie und Hüfte. Lediglich bei Problemen mit der Halswirbelsäule fällt es manchmal schwer. In einer halben Stunde verbraucht ein 80 kg schwerer Mensch bei einem mittleren Tempo von 20 km/h um die 200 kcal.
Dauer: 30 Minuten pro Einheit

Dauer
30 Minuten pro Einheit

Radfahren

Bevor Sie sich auf den Sattel schwingen, sollten Sie die Sattel- und Lenkerhöhe prüfen. Die Grundregel für die Sattelhöhe ist, dass die Ferse die Pedale bei durchgedrücktem Bein gut erreicht. Dadurch ist beim Radfahren mit den Pedalen unter dem Vorfuß das Knie immer in einer leichten Beugung und wird nicht zu stark belastet. Der Lenker sollte so eingestellt sein, dass Oberkörper und Arme einen Winkel von 90° haben. Den Arm sollte man beim Radfahren nicht komplett durchstrecken, da das ebenso wie beim Knie eine unnatürliche und hohe Belastung für das Ellenbogengelenk bedeutet.

Beim Radfahren wird der sogenannte runde Tritt empfohlen. Dabei wird das Pedal kraftvoll nach unten getreten und anschließend in der Aufwärtsbewegung nach oben gezogen. Das lässt sich im ambitionierten Bereich mit Klickpedalen noch wirkungsvoller umsetzen, aber auch mit normalen Schuhen ist es für ein rhythmisch ergonomisches Fahren vorteilhaft. Die Trittfrequenz sollte bei 80 Umdrehungen pro Minute liegen.

Liegen Probleme an der Halswirbelsäule vor, wird Radfahren mit tiefem Lenker durch die dauerhafte Überstreckung des Kopf- und Halsbereichs oft als störend empfunden. Hier sind Räder, die eine aufrechtere Sitzposition mit geradem Blick nach vorn ermöglichen, zum Beispiel ein Hollandrad, von Vorteil.

Ach ja, ein Helm sollte natürlich zur Ausrüstung gehören. Radfahren gilt bezüglich Kopfverletzungen als Risikosportart – doch das ist nahezu der einzige negative Aspekt, den man zum Radfahren finden kann.

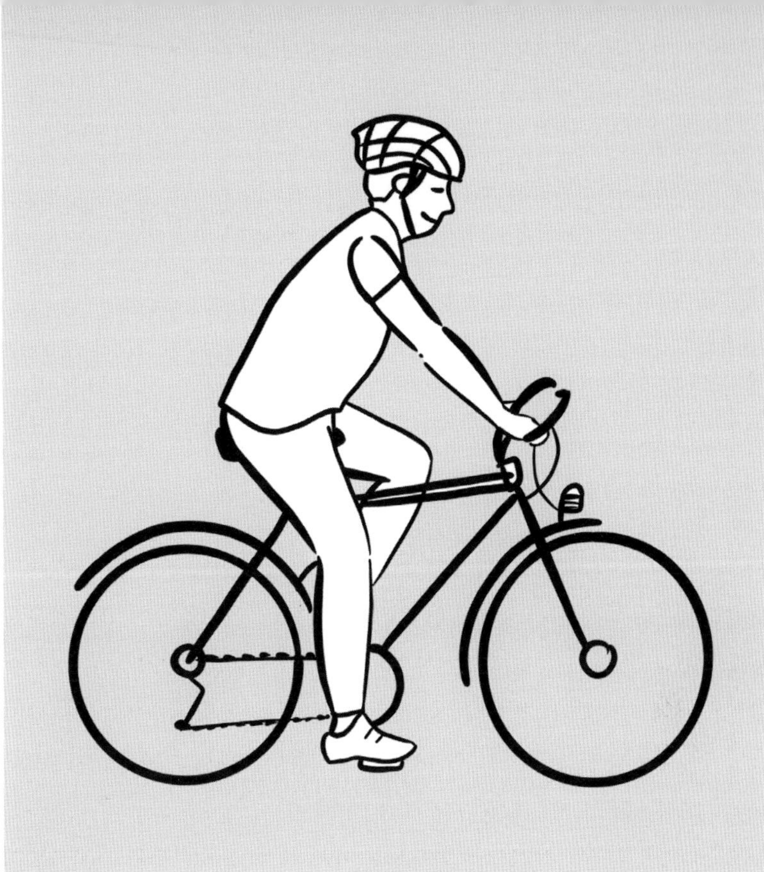

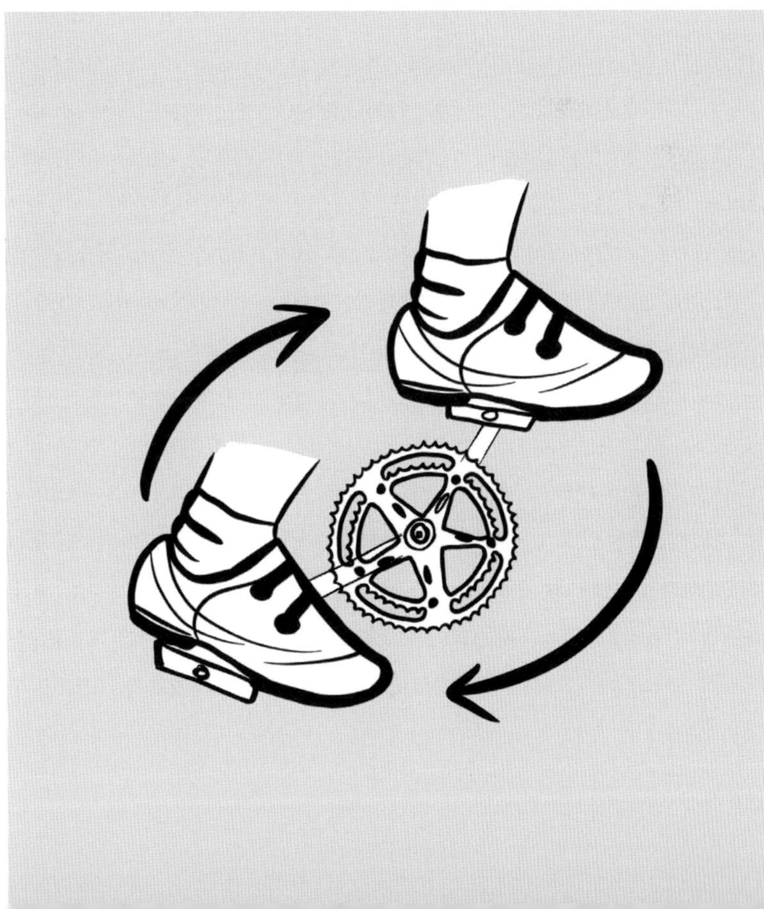

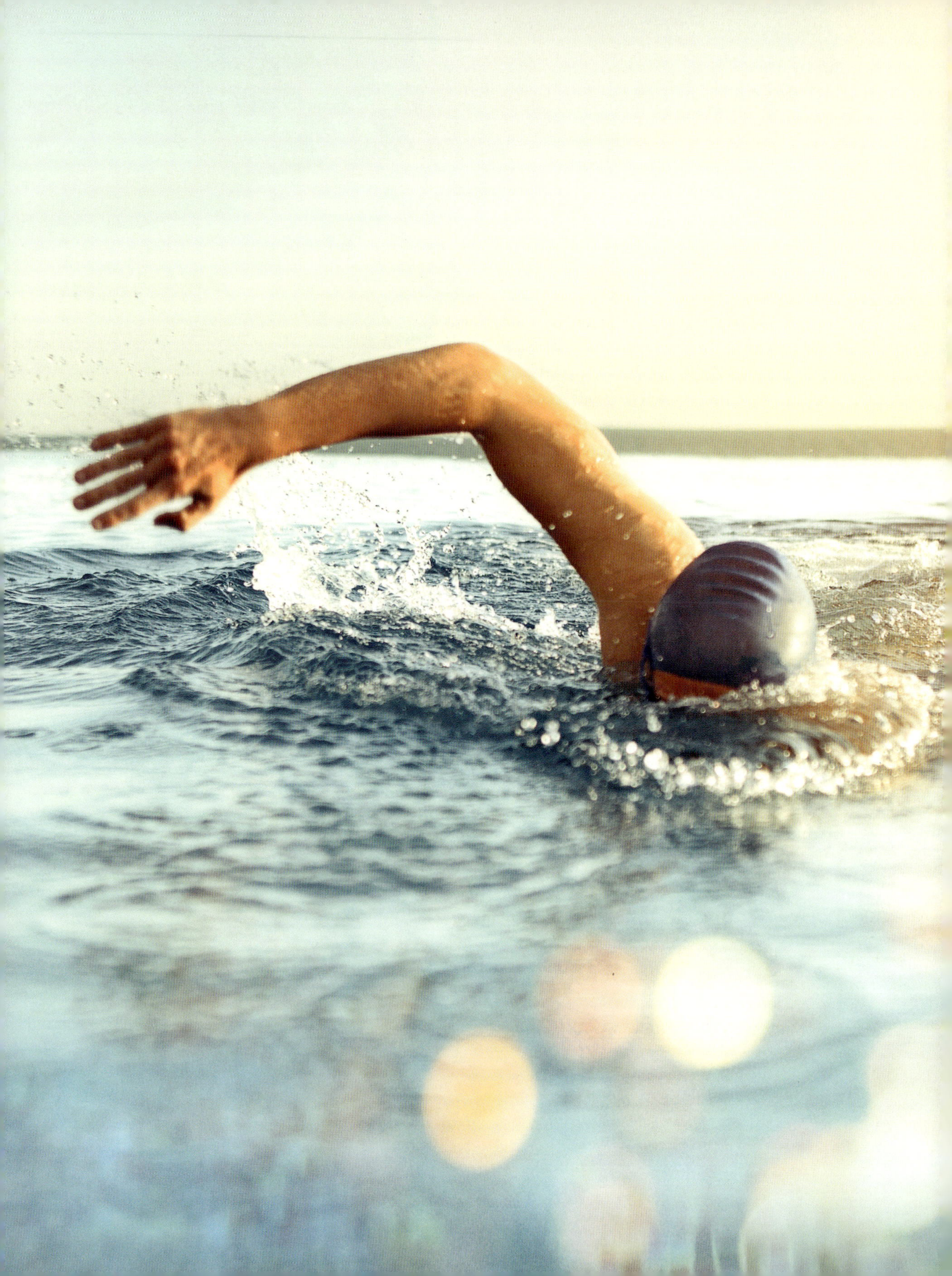

Schwimmen

Mit dem Babyschwimmen fängt es an und geht bis ins Greisenalter: Schwimmen ist der perfekte Lifetime-Sport für jedermann. Nichts ist schonender für den Bewegungsapparat – selbst bei Übergewicht. Das Wasser trägt und reduziert die Belastung auf Knochen und Gelenke, weshalb Schwimmen der ideale Sport für den Bewegungsapparat ist.

Empfehlenswert ist eine Schwimmbrille, um mit dem Gesicht ins Wasser eintauchen zu können und die Halswirbelsäule mit überstrecktem Kopf nicht zu stark zu belasten. Bei allen Stilen wird primär die Arm- und Beinmuskulatur trainiert, jedoch auch immer nachgeordnet der Rumpf. Zudem wird die Koordination durch die schwebende Situation im Wasser gefördert.

Beim Schwimmen kommt es auf den Stil an. Bei falscher Technik können orthopädische Probleme an Halswirbelsäule, Schultern und Kniegelenken auftreten. Sind Sie sich bezüglich Ihrer Schwimmtechnik nicht mehr ganz sicher, empfehlen sich einige Trainerstunden. Grundsätzlich gelten langsame und kraftvoll ausholende Bewegungen, eine ausgestreckte, parallel zur Wasseroberfläche ausgerichtete Haltung sowie rhythmische Arm- und Beinbewegungen als ideal. Brustschwimmen ist einfacher als Rücken- und Kraulschwimmen und sollte deshalb am Anfang stehen. Kraulen setzt eine gute Technik voraus und ist eher etwas für fortgeschrittene Schwimmer.

Schwimmen ist eine geniale Kombination aus Ausdauertraining, Fettverbrennung und Muskelaufbau. Ein 80 kg schwerer Mensch verbraucht in einer halben Stunde bei einem mittleren Tempo von 2 km/h um die 200 kcal. **Dauer: 30 Minuten pro Einheit**

Dauer
30 Minuten pro Einheit

Schwimmen

Brustschwimmen

Brustschwimmen mit der Schwunggrätsche, also Oberschenkel eng zusammen und Unterschenkelbogenschlag, ist weniger gut für das Knie geeignet als mit der Stoßgrätsche. Bei Letzterer wird das Wasser mit leicht nach außen gedrehten Füßen weggestoßen, was die Kniegelenke weniger beansprucht. Wichtig ist, den Kopf während der Gleitphase ins Wasser zu tauchen und ins Wasser auszuatmen, denn das schont die Halswirbelsäule. Insgesamt sollten Sie auf eine waagerechte Wasserlage achten und nicht ins Hohlkreuz fallen.

Rückenschwimmen

Rückenschwimmen ist selbst bei geschädigter Halswirbelsäule zu empfehlen. Auf den ersten Blick ist es einfach, jedoch hängen viele dabei sehr unvorteilhaft mit dem Gesäß nach unten im Wasser. Für ein orthopädisch sinnvolles Rückenschwimmen muss eine gute Rumpfstabilität vorliegen, damit Rücken und Gesäß eine gerade Linie parallel zur Wasseroberfläche bilden. Ihre Rumpfstabilität können Sie mit der im vorherigen Abschnitt beschriebenen Plank-Übung testen und auch trainieren.

Kurze Beinschläge, als ob Sie mit den Fußspitzen etwas wegstoßen, sorgen für den richtigen Antrieb und eine korrekte Wasserlage. Der gestreckte Arm taucht weit hinter dem Kopf ein, während der andere Arm nahe des Oberschenkels das Wasser verlässt.

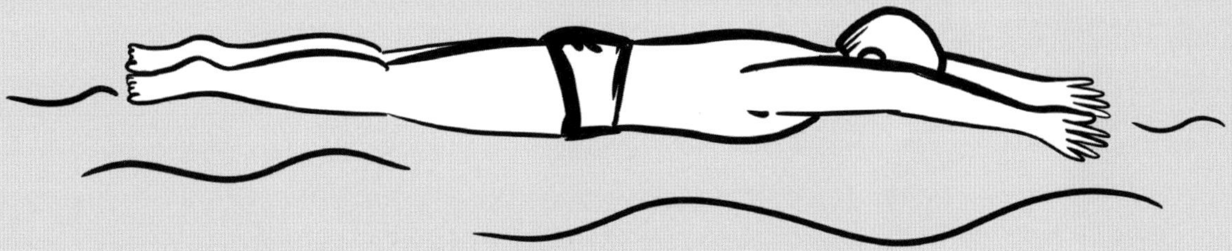

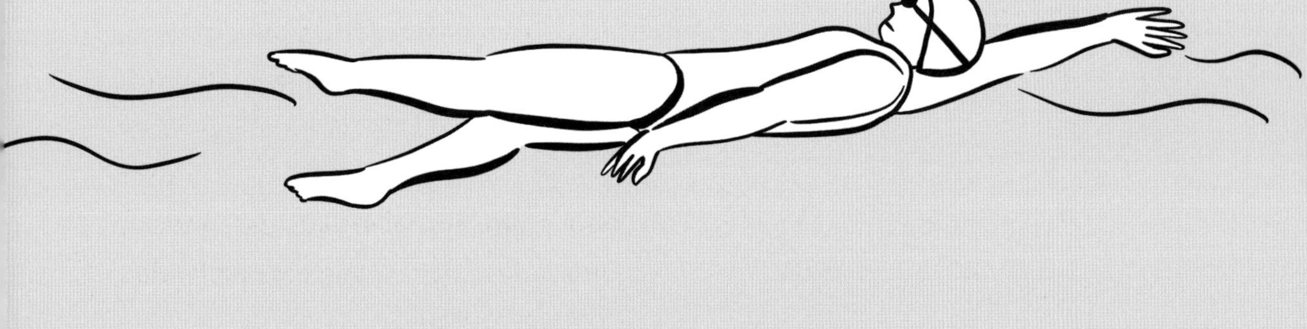

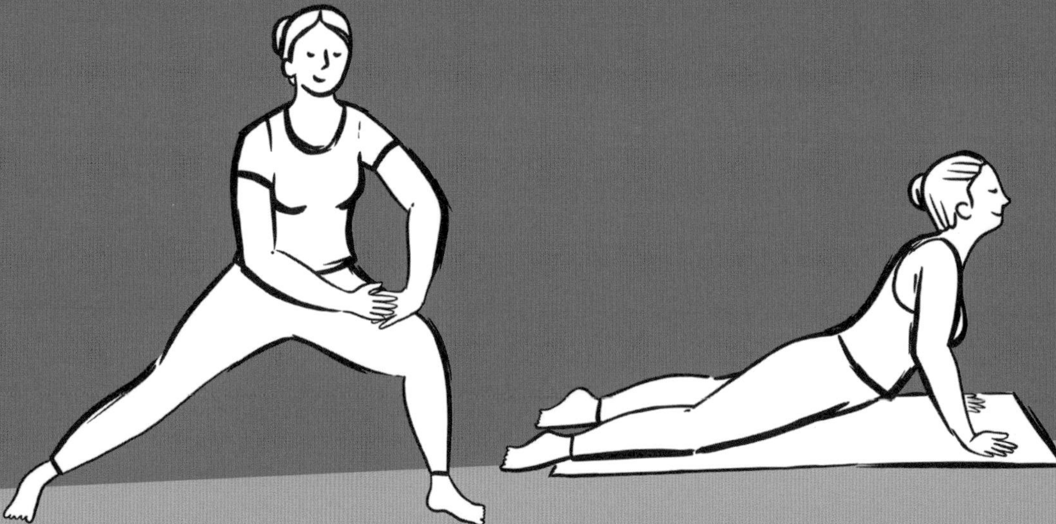

BEWEGLICHKEIT

Beweglichkeit ist die Fähigkeit, Bewegungen mit einer großen Weite und Amplitude auszuführen. Sie entsteht durch das Zusammenspiel von Muskeln, Faszien und Gelenken. Gesunde Faszien schützen uns außerdem vor Verletzungen. Bewegungsmangel führt zu einer schmerzhaften Verkürzung der Faszien. Ähnlich den Knochen sind Faszien quicklebendig, sie bauen sich auf und ab und können sich regenerieren. Durch Training kann man sie vital und geschmeidig halten.

Für ein gesundes Kniegelenk ist die komplette Körperbeweglichkeit entscheidend. Bei länger andauernden krankhaften Einschränkungen des Kniegelenks geht oft dessen Streckung verloren. Kann das Knie nicht mehr voll gestreckt werden, entsteht funktionell eine Beinverkürzung. Ein Beckenschiefstand und eine Fehlhaltung der Lendenwirbelsäule sind die Folgen. Eine Veränderung in der Kette des Bewegungsapparates kann weitreichende Folgen – und zwar bis zum chronischen Rückenschmerz – haben.

Die Beugung des Kniegelenks darf nicht verloren gehen. Zum Laufen brauchen wir 70°, zum Sitzen auf einem Stuhl 90°, für das Bewältigen einer Treppe 100° und zum Radfahren sogar 110°.

Das Mindeste an möglicher Beugung für die Aktivitäten des täglichen Lebens sollte also 110° sein.

Sie werden merken, dass Sie mit zunehmender Beweglichkeit ein gutes Körpergefühl bekommen und sich selbst besser wahrnehmen.[3, 4] Dem entspricht auch das Movement-Training, ein Fitnesstrend aus den USA, der Beweglichkeit und Körperbewusstsein in den Mittelpunkt stellt und auf Bewegungsvielfalt und -gefühl statt auf Kraft und Muskelberge setzt.

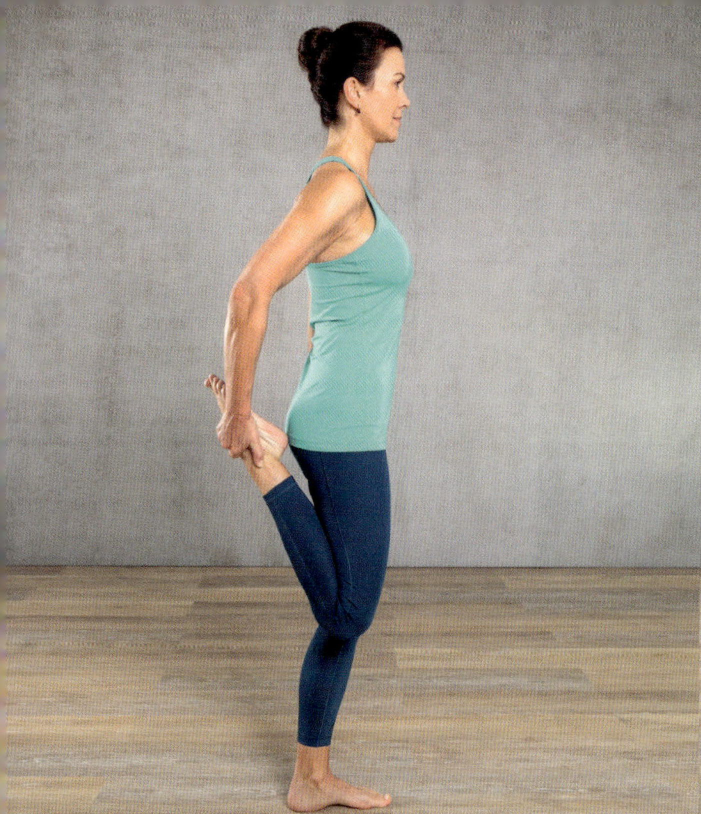

Dehnen der Beinmuskulatur

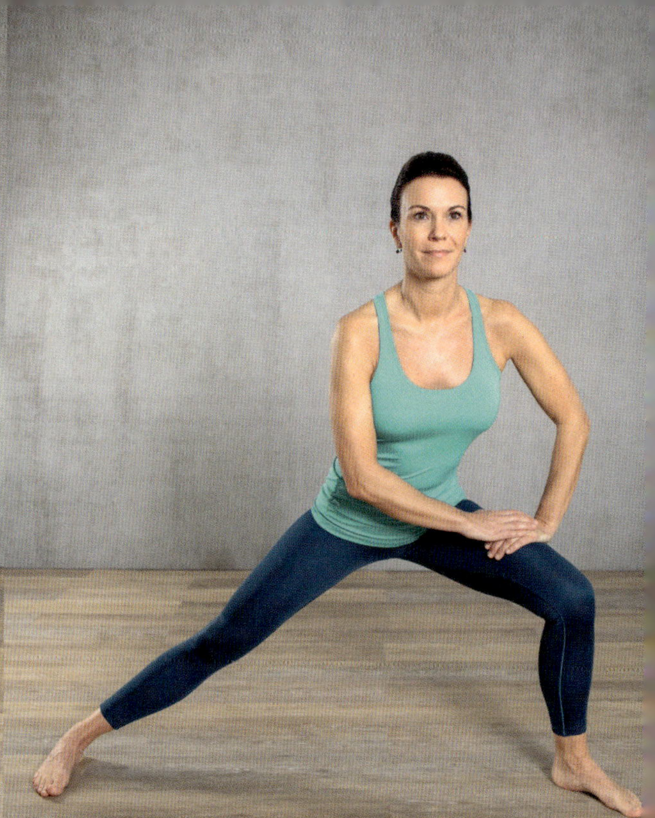

Dehnen der Beinmuskulatur

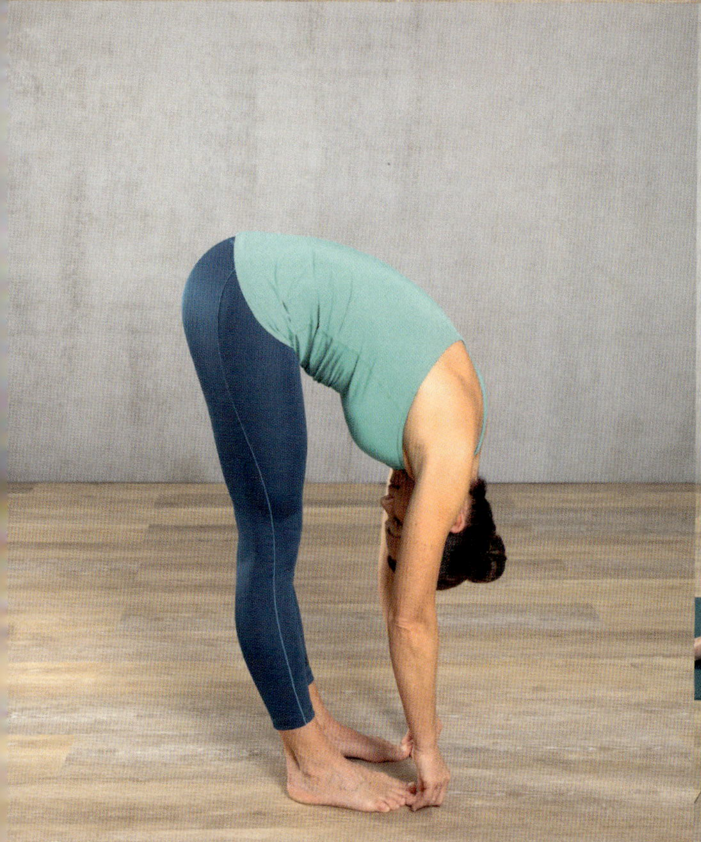

Dehnen der Rumpfmuskulatur

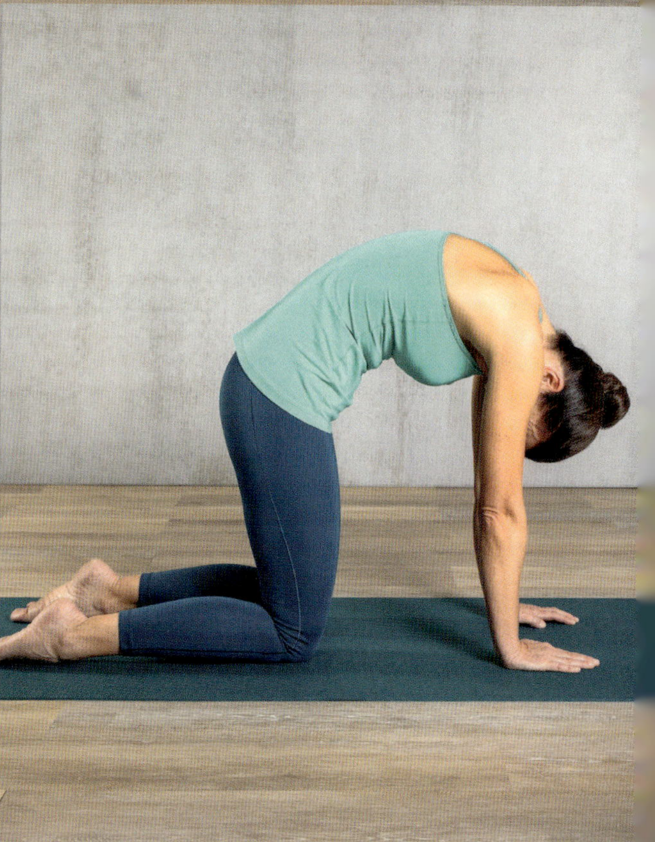

Dehnen der Rumpfmuskulatur

Dehnen der Beinmuskulatur (ab Seite 206)

In der Literatur[5] werden verschiedene Dehntechniken beschrieben, wobei nach derzeitigem Wissensstand keine eindeutig überlegen ist:

- Statisches Dehnen
- Dynamisches Dehnen
- Antagonisten-Kontraktions-Dehnen
- Kontraktions-Relaxations-Dehnen

Ich favorisiere das dynamische Dehnen, wobei man sich wiederholt langsam in die Dehnposition begibt – mit etwa drei Wiederholungen. Für eine gute Beweglichkeit ist ein Training der vollen Bewegungsweite unserer Gelenke sinnvoll:

Dehnübungen:

- 3 Sätze
- 30 Sekunden Dehnung pro Satz
- 15 Sekunden Pause zwischen jedem Satz

Dehnen der Rumpfmuskulatur (ab Seite 216)

Diese Übungen betreffen nicht mehr speziell das Knie, sondern den Rumpf. Eine gute Rumpfstabilität und -beweglichkeit ist jedoch Grundvoraussetzung für eine gesunde untere Extremität, deshalb gehört der Rumpf mit in den Trainingsplan.

Dehnübungen:

- 3 Sätze
- 30 Sekunden Dehnung pro Satz
- 15 Sekunden Pause zwischen jedem Satz

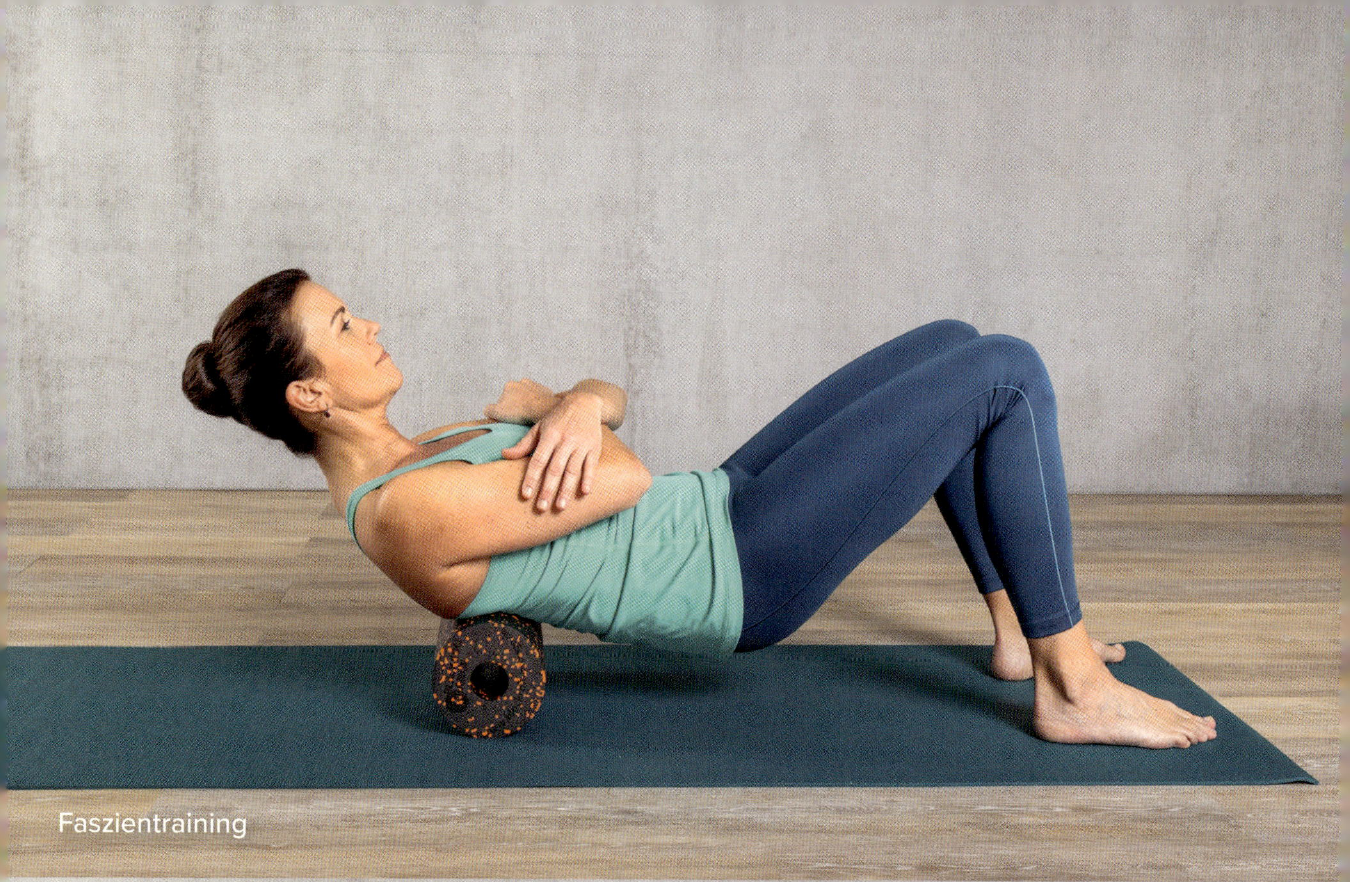
Faszientraining

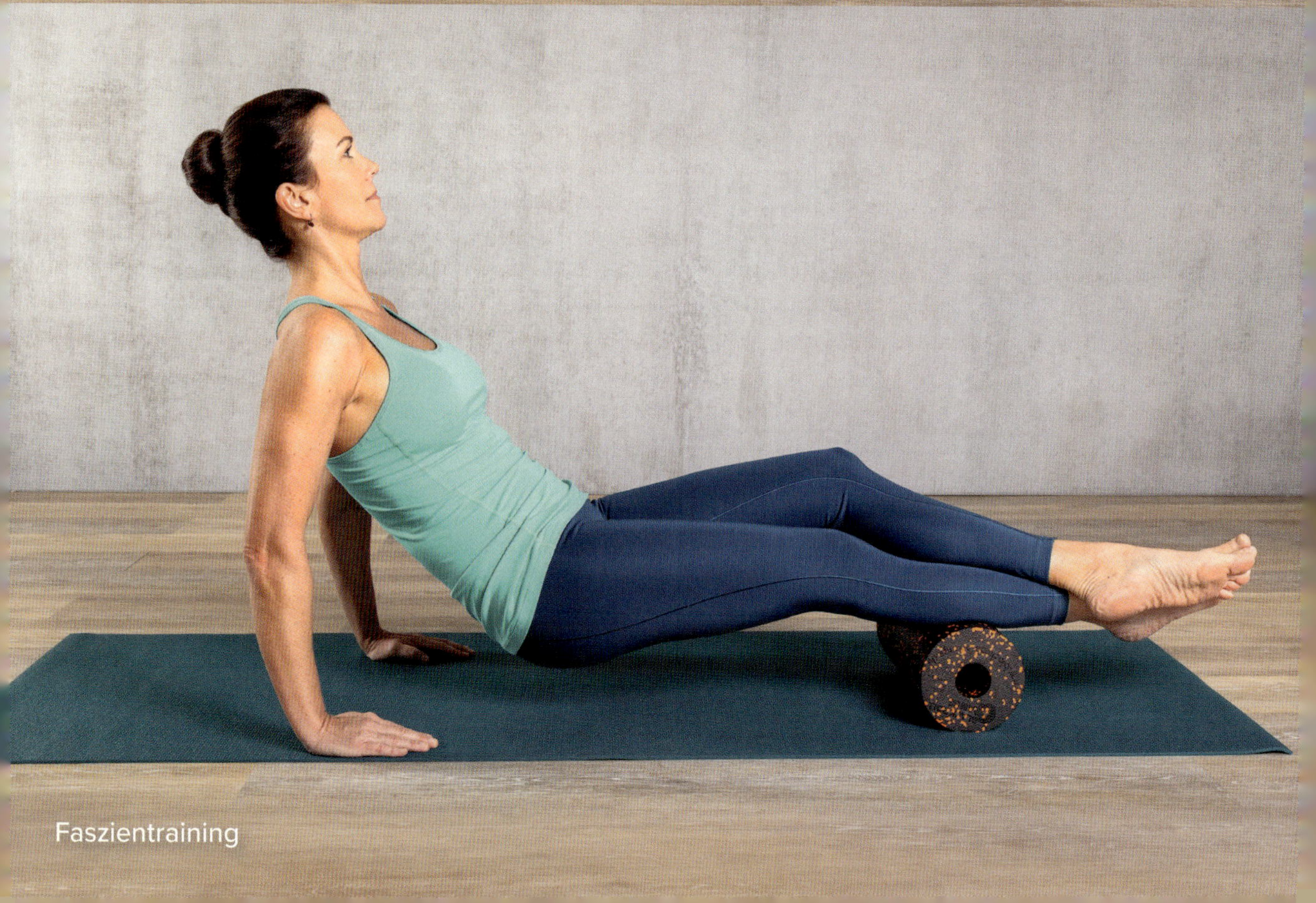
Faszientraining

Faszientraining (ab Seite 224)

Faszien sind Netze aus Kollagenfasern, Zellen und einer Grundsubstanz. Sie machen fast ein Viertel des Körpergewichts aus und übernehmen im menschlichen Körper vier Aufgaben: Sie geben dem Körper Form und Silhouette, ähnlich einem gut sitzenden Maßanzug. Sie umhüllen Muskeln und Organe und sorgen damit für einen reibungslosen Bewegungsablauf. Weiterhin haben sie durch den Transport verschiedenster Stoffe durch den Körper eine Stoffwechselfunktion. Und mit einer Vielzahl von Rezeptoren erfüllen Faszien eine Körperwahrnehmungsfunktion: Sie geben uns eine Rückkopplung über Gelenkstellungen und unseren Bewegungsablauf. Sitzen wir zu viel und bewegen uns zu wenig, kommt es zum Verkleben und Verhärten der Faszien. Die Folgen sind eine eingeschränkte Flexibilität und Mobilität sowie ein höheres Verletzungsrisiko im Alltag und beim Sport.

Faszientest

Stellen Sie sich locker hin und beugen sich mit durchgestreckten Beinen nach vorn. Wie weit kommen Sie dabei mit Ihren Händen in Richtung Boden? Es sollten weniger als 20 cm sein. Das wird Finger-Boden-Abstand (FBA) genannt. Zieht es bereits bei mehr als 20 cm hinten am Oberschenkel, sind Ihre Muskeln und Sehnen verkürzt. Dann sollten Sie über Faszientraining nachdenken.

Ein gezieltes Training hilft, Faszien geschmeidiger und beweglicher zu machen. Mit Faszienrollen lassen sich Faszien und Muskelgruppen gut ausrollen und aufdehnen. Das fördert auch die Durchblutung und den Stoffwechsel der Faszien und ist bei Verspannungen extrem hilfreich.

Faszienrollen gibt es mit glatter und strukturierter Oberfläche. Sie bestehen aus Kunststoff und werden klassisch in die Härtegrade „weich“, „mittelhart“ und „hart“ unterteilt. Für das hier vorgestellte Training bietet sich eine Rolle mit glatter Oberfläche an, zum Einstieg empfehle ich eine weiche Rolle.

Kniestrecker

DEHNEN DER BEINMUSKULATUR

Durch das Heranführen des Fußes an das Gesäß wird die **vordere Oberschenkelseite** und damit der **Quadrizeps-** und **Sartoriusmuskel** gedehnt. Wenn Sie es nicht schaffen, mit der Ferse das Gesäß zu berühren, ist Ihr Quadrizeps stark verkürzt. Dann sollten Sie diesbezüglich trainieren. Patienten mit einem Läuferknie, englisch Runner's Knee genannt, haben hier oft eine deutliche Verkürzung als Folge der einseitigen Laufbewegung.

Sätze
3

Dehnung je Satz
30 Sekunden

Pause zwischen den Sätzen
15 Sekunden

Ausführung

Sie stellen sich gerade hin und ziehen den Fuß mit der Ferse zum Gesäß. Der Oberkörper sollte dabei aufgerichtet sein und Sie schauen geradeaus. Ganz wichtig ist die volle Streckung im Hüftgelenk, da sonst die Kniestrecker nicht in der vollständigen Vorspannung sind. Sie atmen ganz bewusst ein und aus und ziehen bei jeder Ausatmung die Fersen ein Stück näher zum Gesäß. Sie werden dann ein angenehmes Dehnungsgefühl im vorderen Oberschenkel spüren.

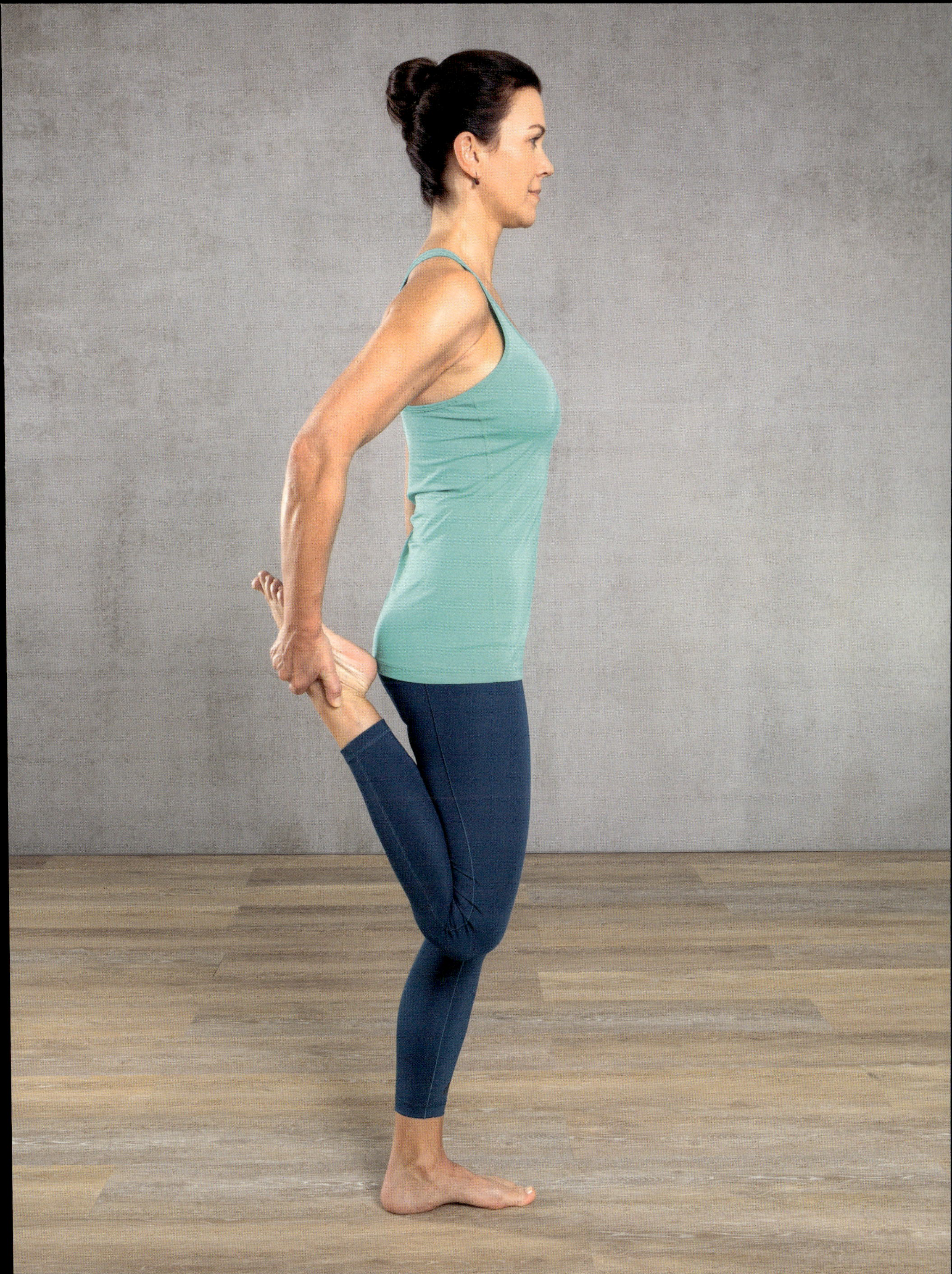

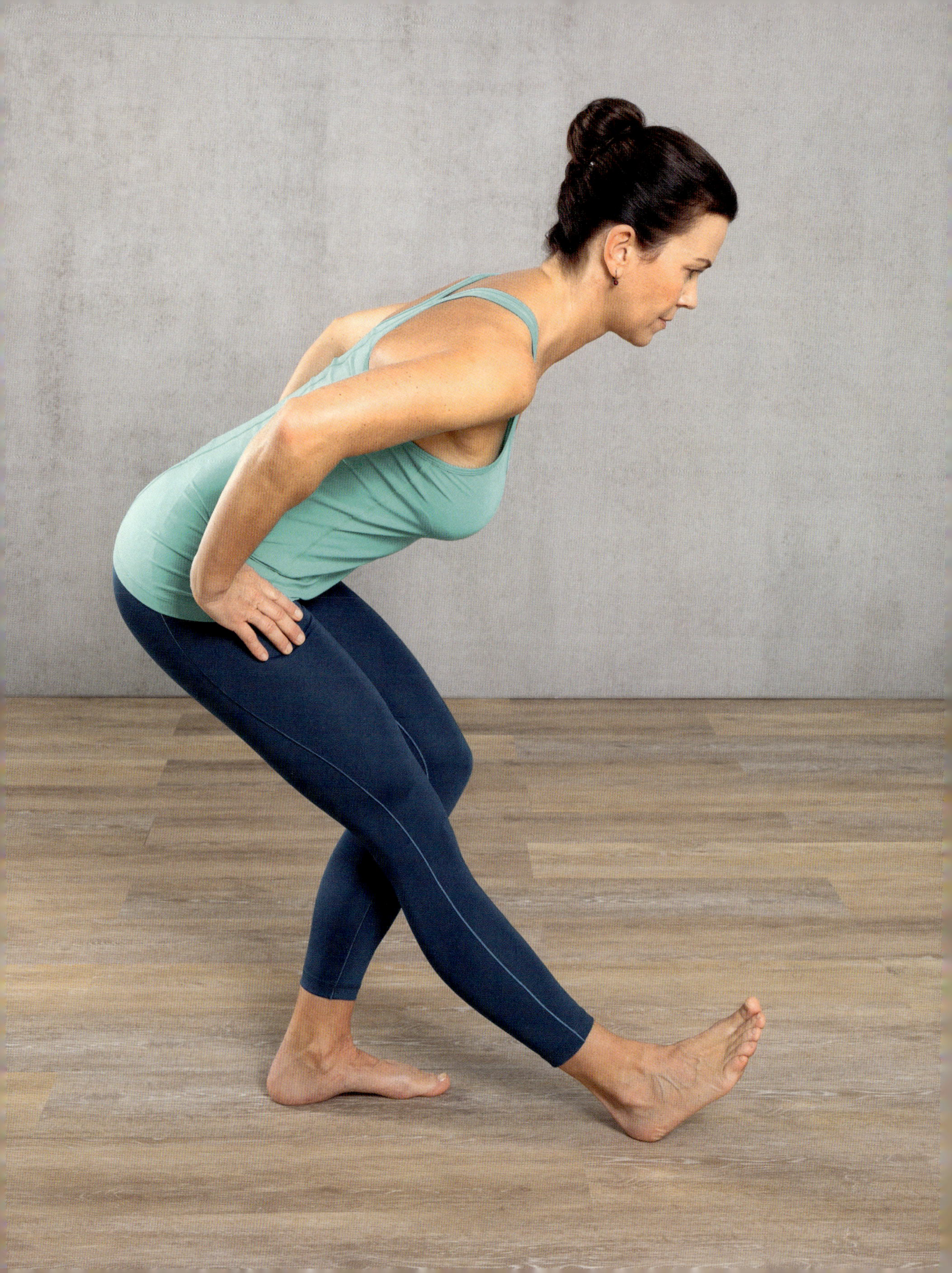

Kniebeuger

DEHNEN DER BEINMUSKULATUR

Die **hintere Oberschenkelmuskulatur,** die auch ischiocrurale Muskulatur genannt wird, ist für die Beugung des Kniegelenks zuständig. Durch zu viel Sitzen im Büro, zu Hause, vor dem Fernseher oder dem Computer ist diese Muskulatur bei vielen Menschen stark verkürzt. Eine einfache Übung, sie zu dehnen, besteht darin, ein Bein nach vorn zu stellen und dann das Bein nach hinten zu drücken. Alternativ kann das zu trainierende Bein auf einen Hocker oder eine Bank gelegt werden.

Sätze
3

Dehnung je Satz
30 Sekunden

Pause zwischen den Sätzen
15 Sekunden

Ausführung

Sie gehen leicht in die Knie und stellen das zu beugende Bein um eine Schrittlänge nach vorn. Der Oberkörper ist dabei gerade und der Rumpf leicht im Hüftgelenk gebeugt. Sie schauen nach vorn und drücken mit jeder Ausatmung das Knie Richtung Boden. Wichtig ist, dass das Kniegelenk während der gesamten Übung vollständig gestreckt ist.

Adduktoren

DEHNEN DER BEINMUSKULATUR

Die Adduktoren, die Schenkelanzieher, sind die **innenseitig liegenden Muskeln,** die das Bein anziehen. Auch diese Muskelgruppe neigt zur Verkürzung und kann mit einem seitlichen Ausfallschritt gut angesprochen und gedehnt werden.

Sätze
3

Dehnung je Satz
30 Sekunden

Pause zwischen den Sätzen
15 Sekunden

Ausführung

Bei dieser Übung gehen Sie in einen seitlichen Ausfallschritt und legen Ihre Hände auf das gebeugte Standbein. Der Oberkörper ist gerade und Sie schauen geradeaus. Mit jeder Ausatmung drücken Sie die Innenseite des Oberschenkels des ausgestreckten Beines Richtung Boden, bis Sie ein Dehnungsgefühl der inneren Oberschenkelmuskulatur des ausgestreckten Beines spüren.

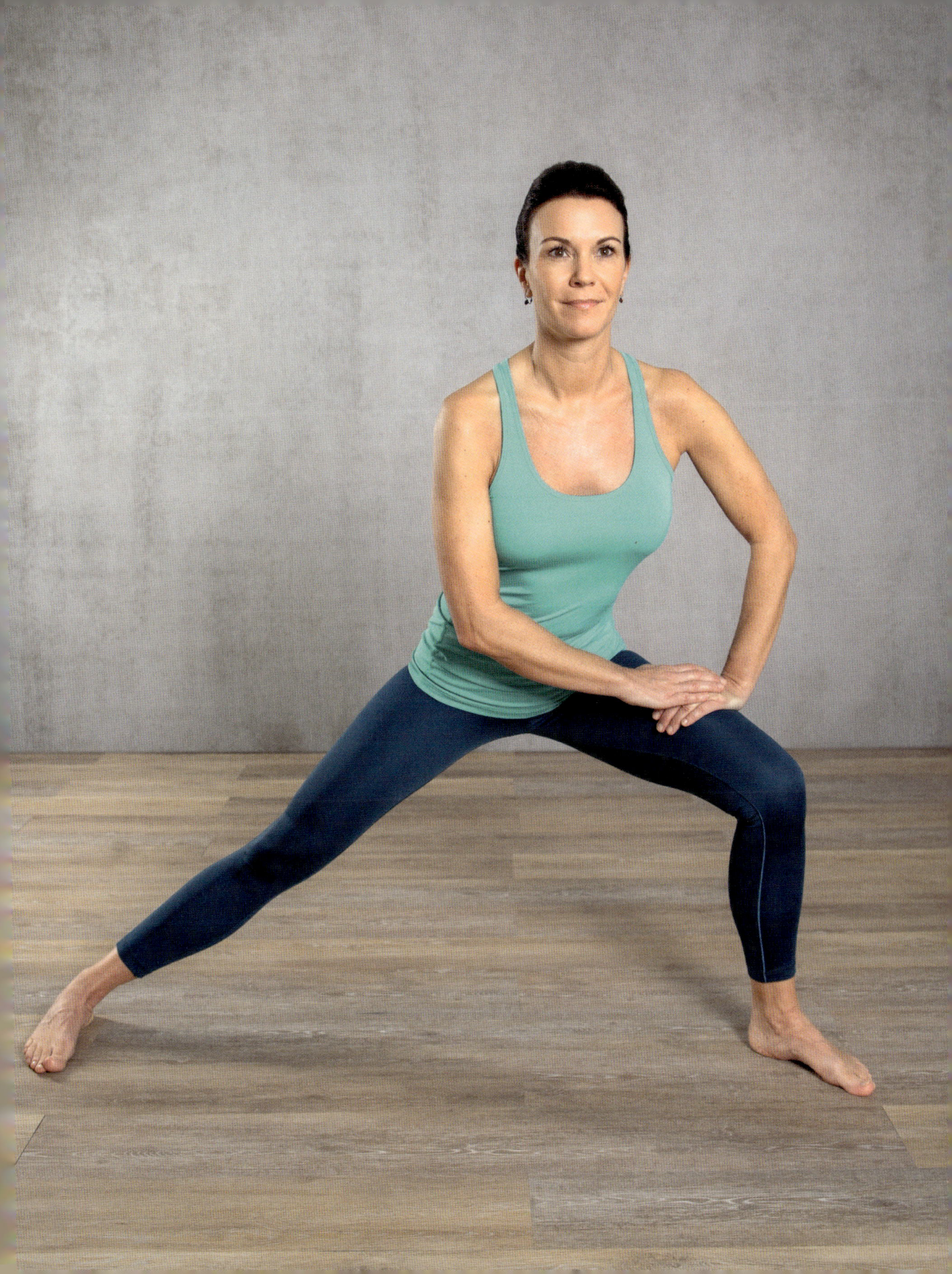

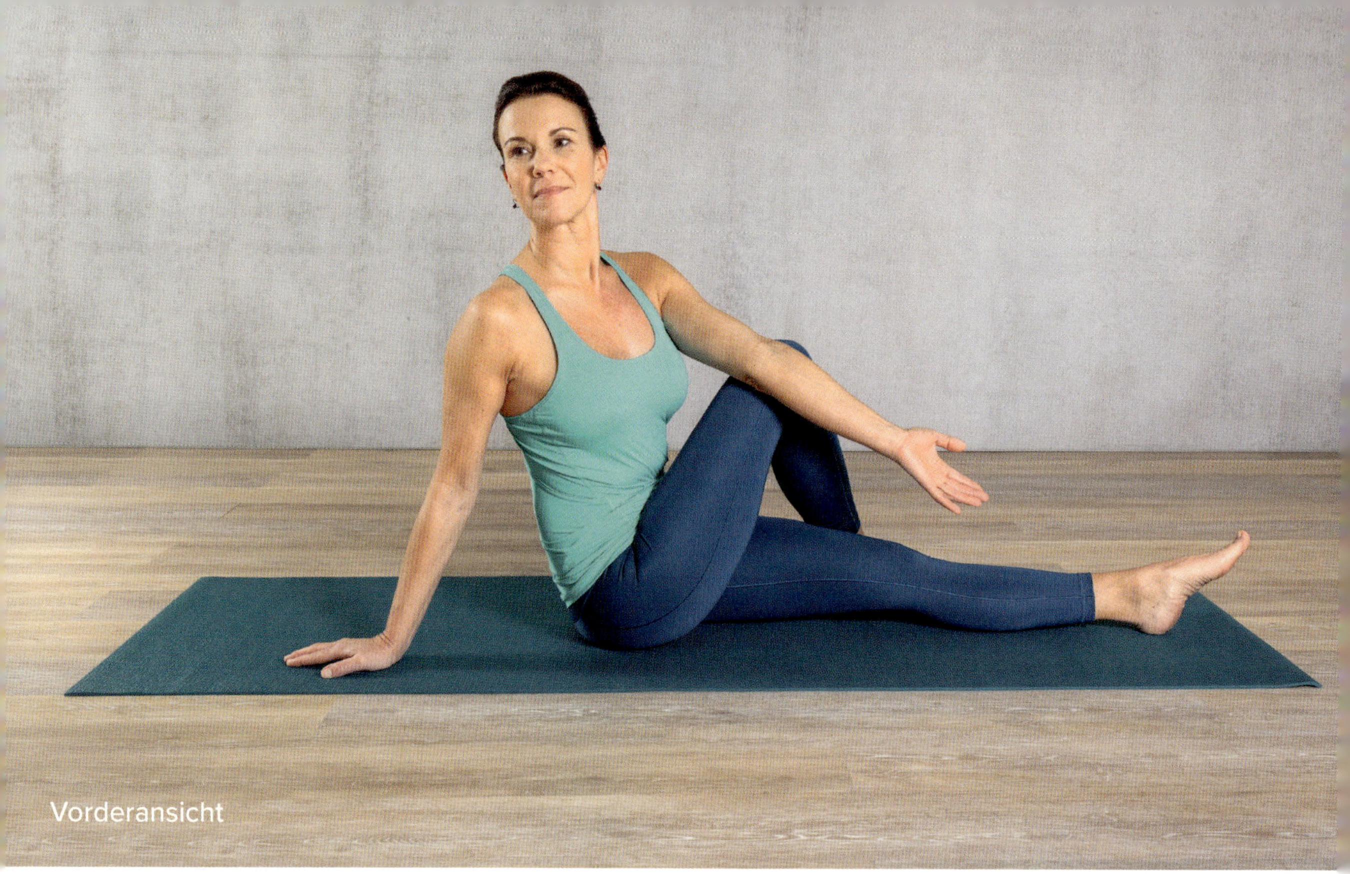
Vorderansicht

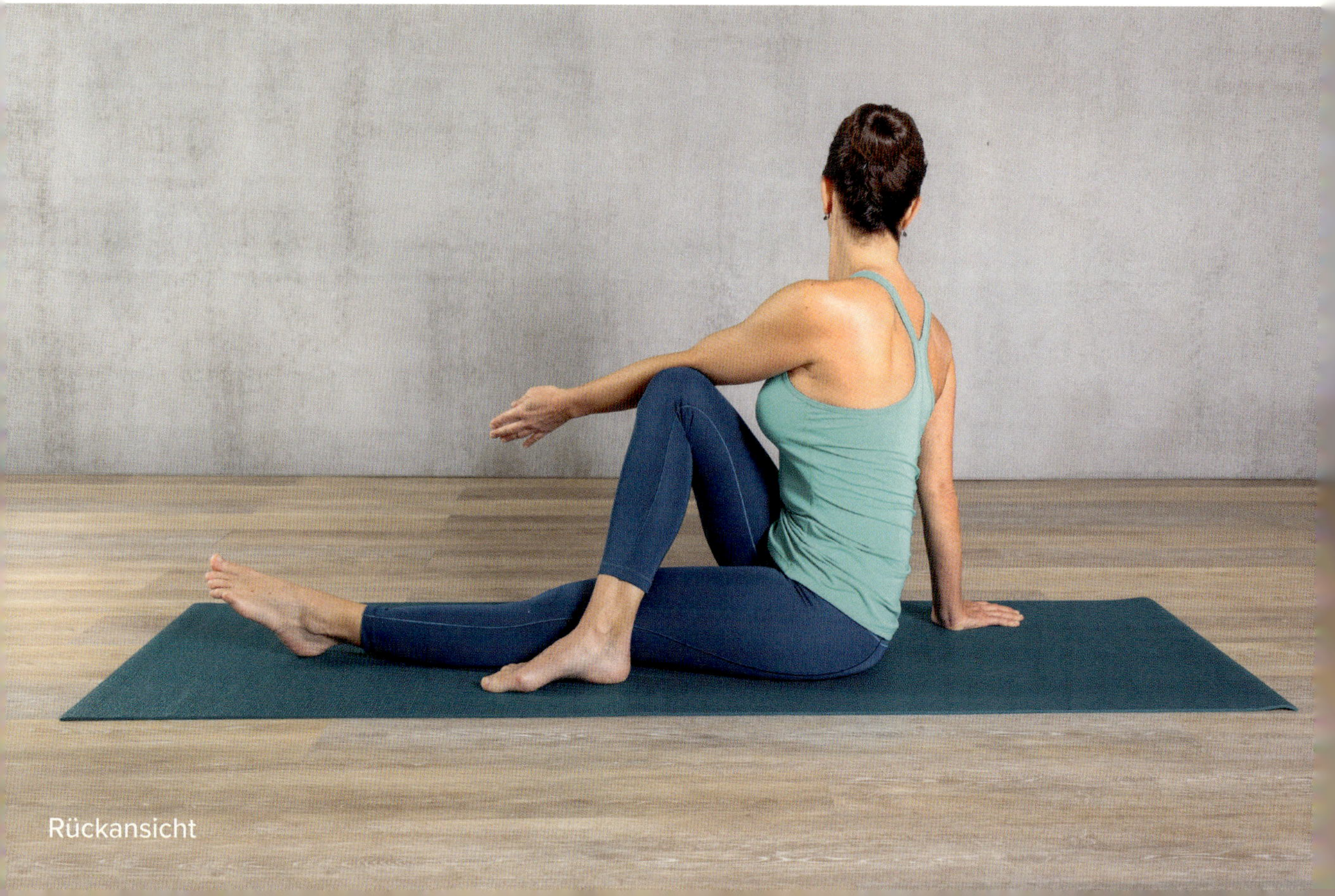
Rückansicht

Abduktoren

DEHNEN DER BEINMUSKULATUR

Die Abduktoren sind die Muskeln, die das **Bein im Hüftgelenk** abspreizen. Diese Muskelgruppe neigt ebenso wie die zuvor beschriebenen Muskelgruppen durch langes Sitzen und monotone Bewegungsabläufe zur Verkürzung. Eine Dehnung dieser Strukturen und der Faszien gehört unbedingt in das Trainingsprogramm.

Sätze
3

Dehnung je Satz
30 Sekunden

Pause zwischen den Sätzen
15 Sekunden

Ausführung

Sie setzen sich auf eine Sportmatte und stellen den Fuß außen neben das gegenseitige Kniegelenk. Mit dem gegenseitigen Arm drücken Sie bei jeder Ausatmung das zu dehnende gebeugte Bein zur Gegenseite, wobei Sie sich während der Übung mit dem gleichseitigen Arm auf der Matte hinten abstützen. Der Oberkörper bleibt bei dieser Übung in einer aufrechten Position.

Wadenmuskulatur

DEHNEN DER BEINMUSKULATUR

Die Wade besteht hauptsächlich aus **Muskeln, die den Fuß senken.** Beim Zehenspitzenstand beanspruchen wir zum Beispiel die Wade maximal. Durch zu viel Sitzen ist die Wadenmuskulatur meist verkürzt. Deshalb ist es wichtig, sie zu dehnen, um sie wieder in eine gute funktionelle Länge und Spannung zu bringen.

Sätze	Dehnung je Satz	Pause zwischen den Sätzen
3	**30 Sekunden**	**15 Sekunden**

Ausführung

Sie stellen sich gerade hin und setzen den Fuß des zu dehnenden Beines um eine Schrittlänge nach hinten. Die Hände setzen Sie locker auf den vorderen Oberschenkel. Der Oberkörper bleibt aufrecht und Sie schauen nach vorn. Mit jeder Ausatmung ziehen Sie jetzt das vordere Knie nach vorn und achten darauf, dass die Ferse des hinteren Beines auf dem Boden bleibt. Sie spüren dann ein angenehmes Dehnungsgefühl in der Wade des gestreckten Beines.

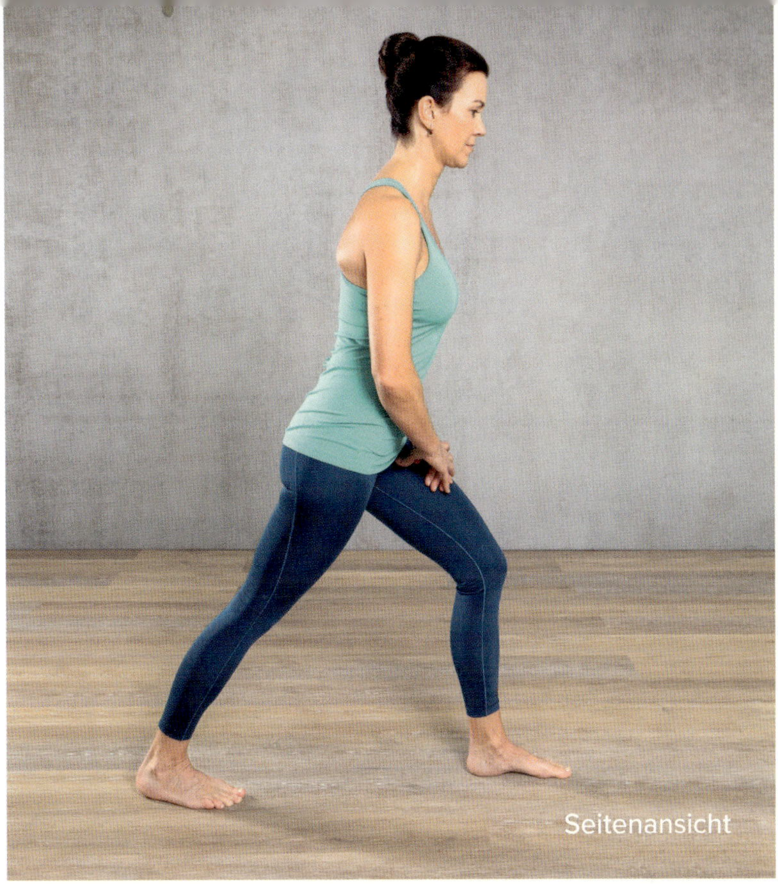
Seitenansicht

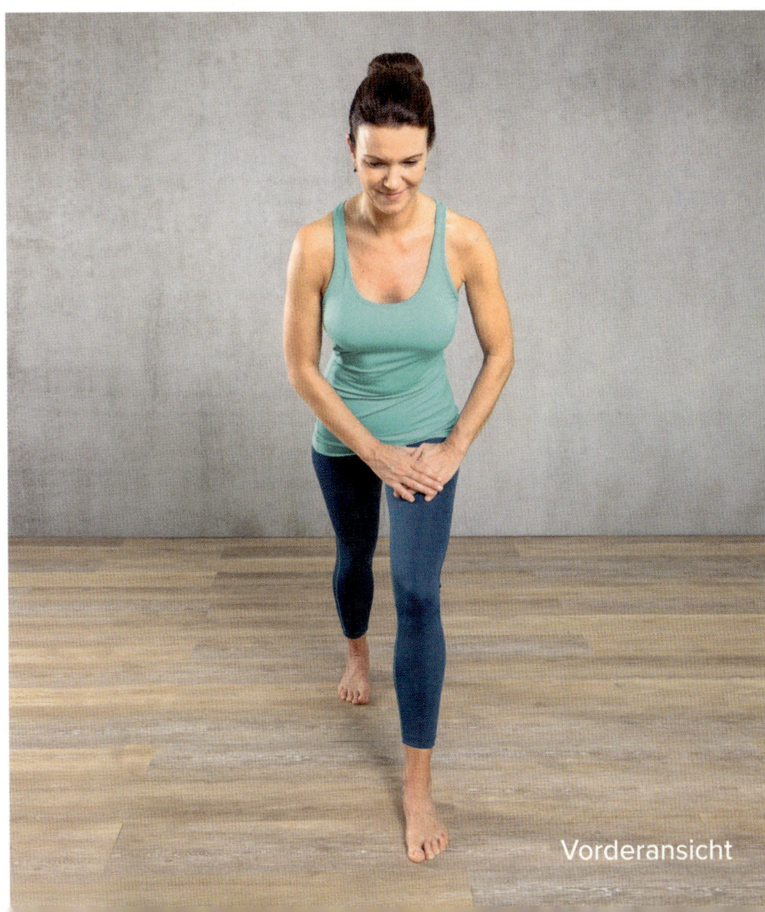
Vorderansicht

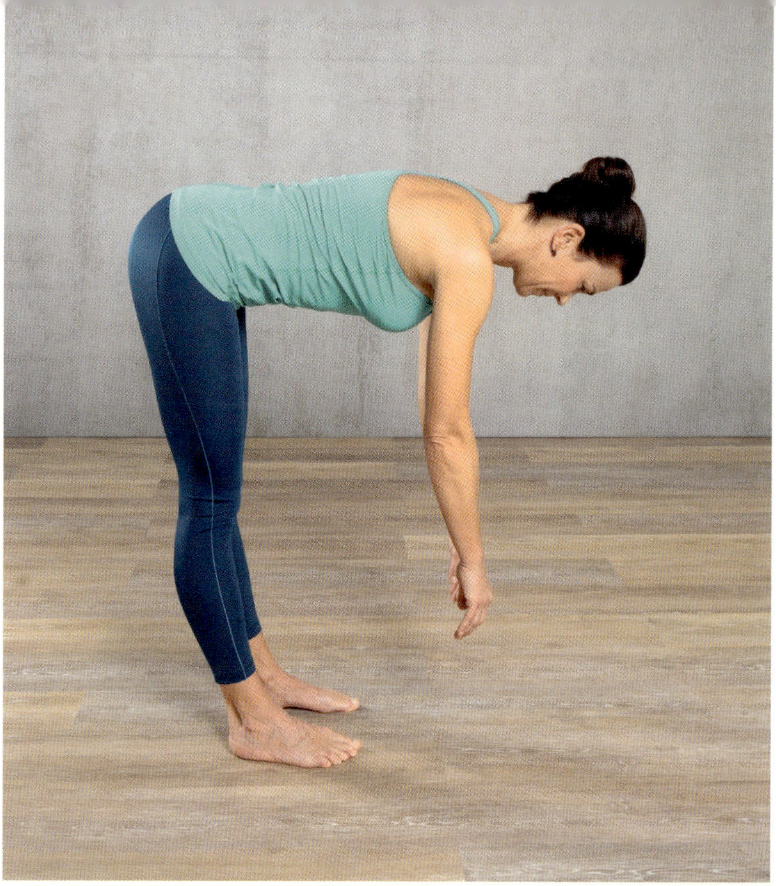

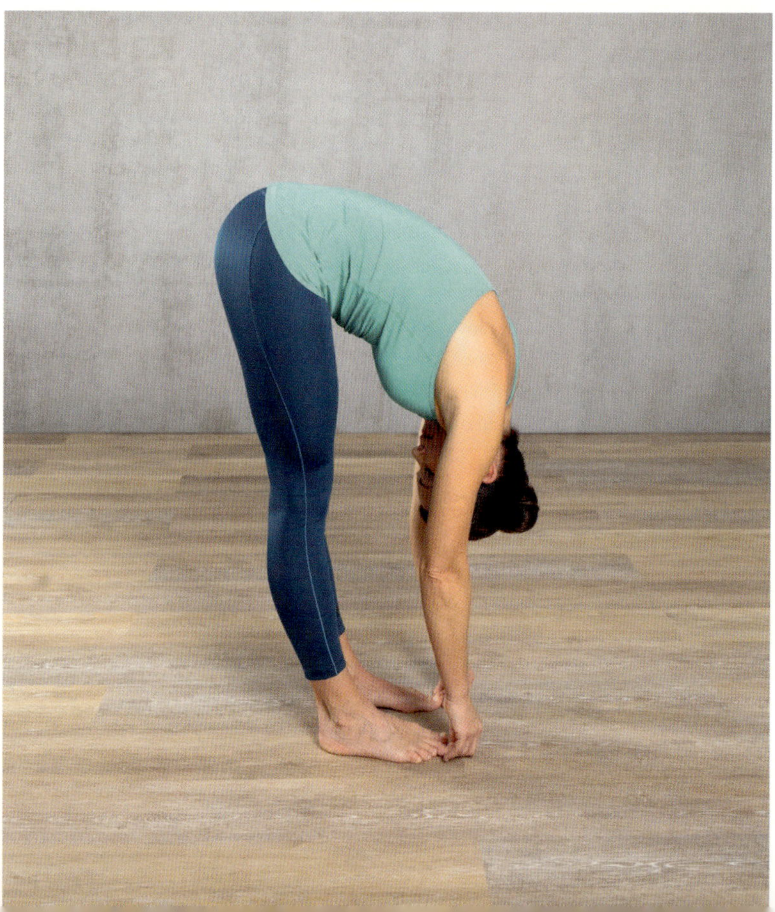

Rumpfstrecker I

DEHNEN DER RUMPFMUSKULATUR

Das Vorbeugen dehnt wieder die hintere Oberschenkelmuskulatur, die Kniebeuger, aber auch die gesamte **Brust- und Lendenwirbelsäule.** Es ist zudem eine effektive Übung bei Rückenverspannungen.

Sätze
3

Dehnung je Satz
30 Sekunden

Pause zwischen den Sätzen
15 Sekunden

Ausführung

Sie stellen sich zunächst aufrecht hin und beugen sich dann im Hüftgelenk nach vorn. Anschließend rollen Sie zuerst die Lenden-, dann die Brust- und schließlich die Halswirbelsäule ein, sodass die Fingerspitzen möglichst nah an den Boden kommen. Mit jeder Ausatmung versuchen Sie, dem Boden ein Stückchen näher zu kommen. Der verbleibende Abstand gibt Auskunft über die Beweglichkeit des Rumpfes und die Verkürzung der hinteren Oberschenkelmuskulatur. Der Abstand sollte nicht mehr als 20 cm betragen.

Rumpfstrecker II

DEHNEN DER RUMPFMUSKULATUR

Sätze	Dehnung je Satz	Pause zwischen den Sätzen
3	**30 Sekunden**	**15 Sekunden**

Ausführung

Alternativ können Sie die bekannte Übung „Katzenbuckel" durchführen, um die Rumpfstrecker zu dehnen. Dafür begeben Sie sich auf einer Sportmatte in den Vierfüßlerstand und richten den Rücken zunächst gerade und parallel zum Boden aus. Die Arme sind schulterbreit und die Knie hüftbreit auf dem Boden aufgesetzt. Mit der Ausatmung ziehen Sie den Bauchnabel zur Lendenwirbelsäule und das Kinn zur Brust und machen einen Katzenbuckel. Diese Position halten Sie 30 Sekunden. Beim Einatmen halten Sie den Kopf und das Gesäß oben und senken den Rücken ab. Diese Position halten Sie 15 Sekunden.

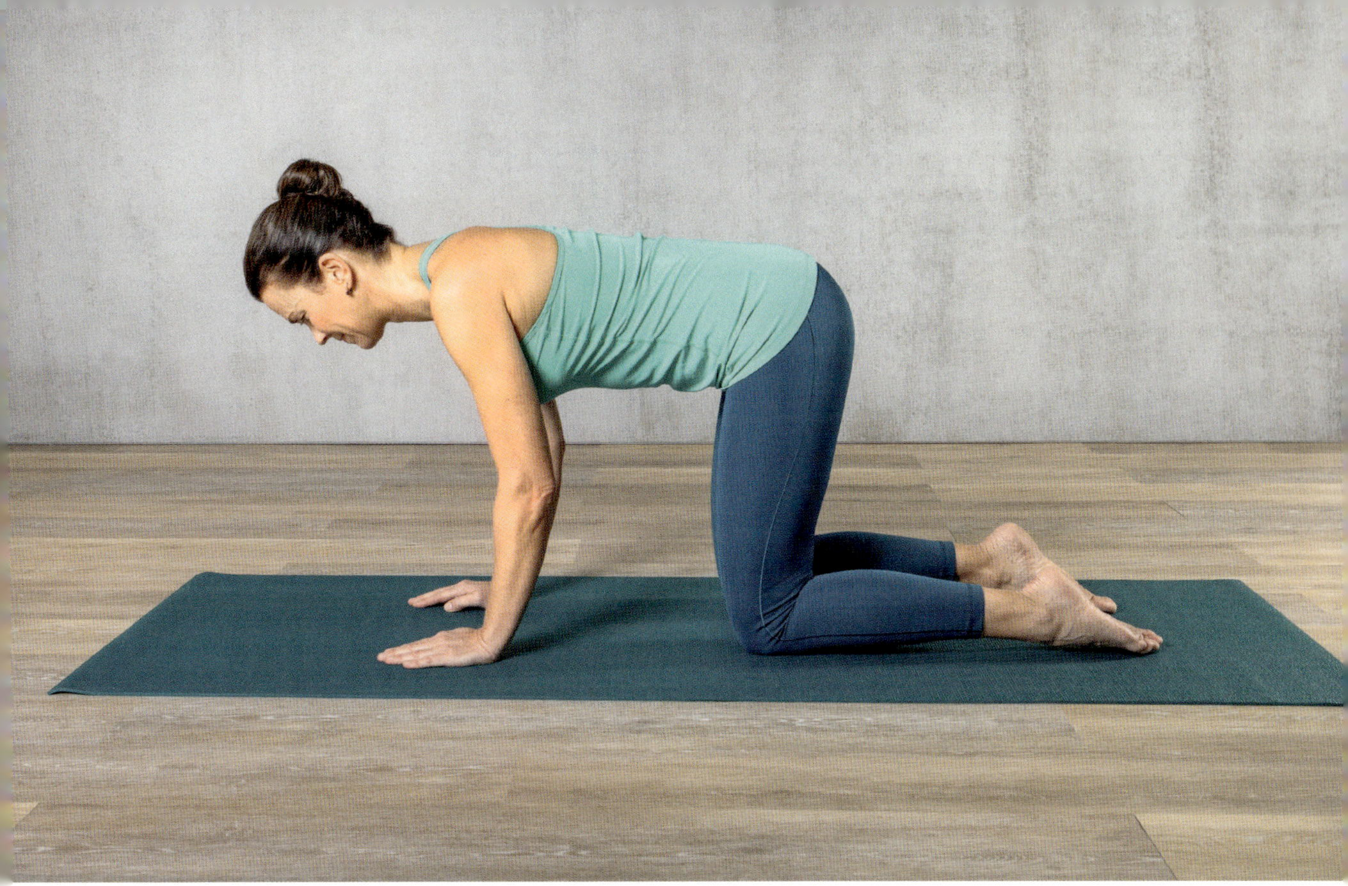

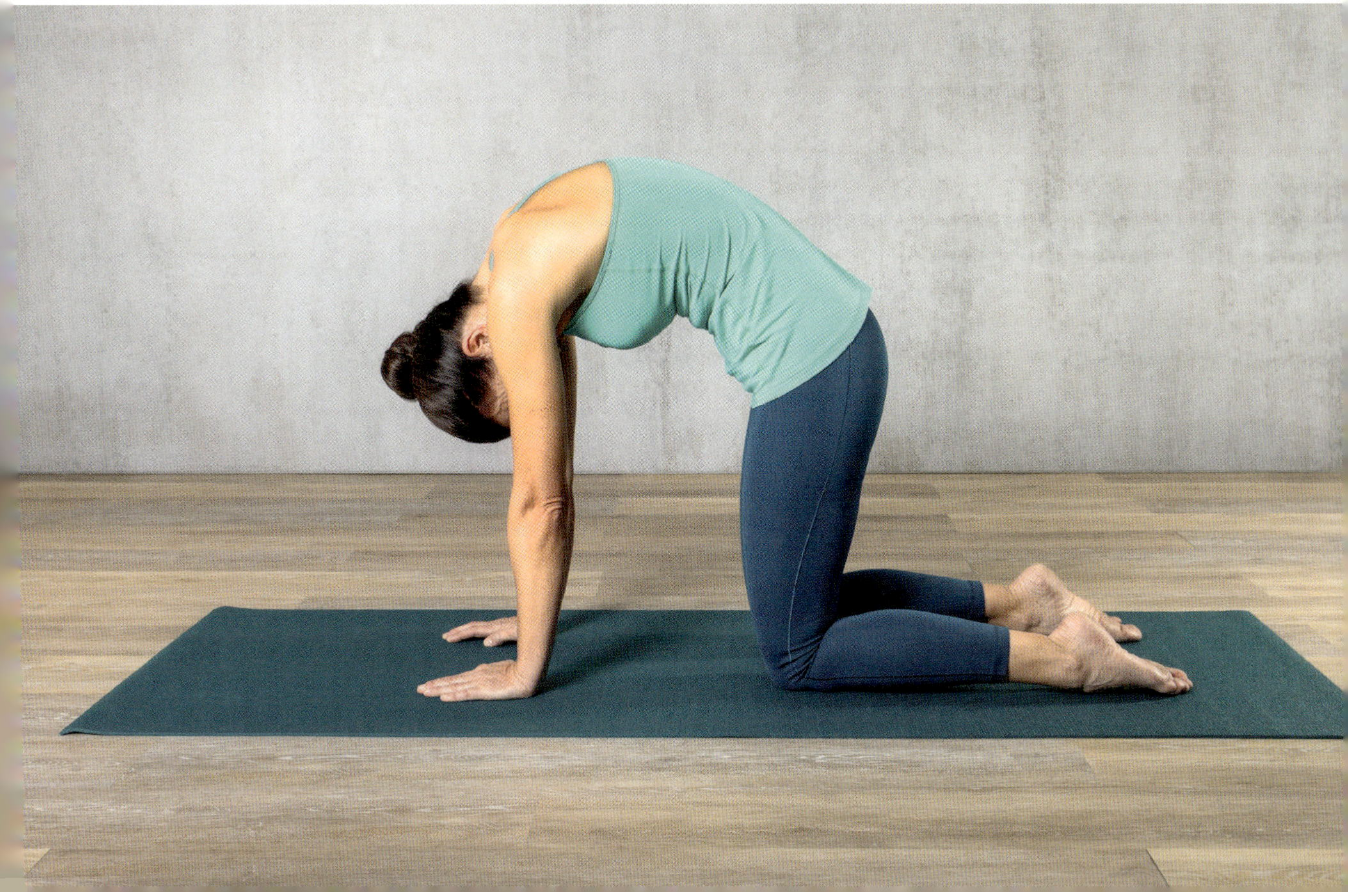

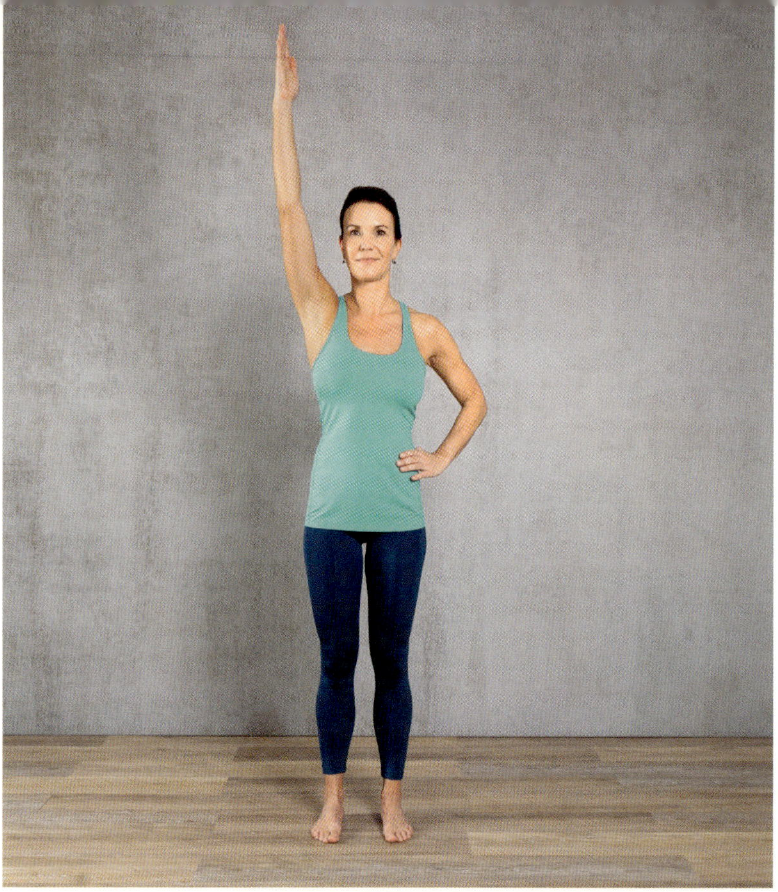

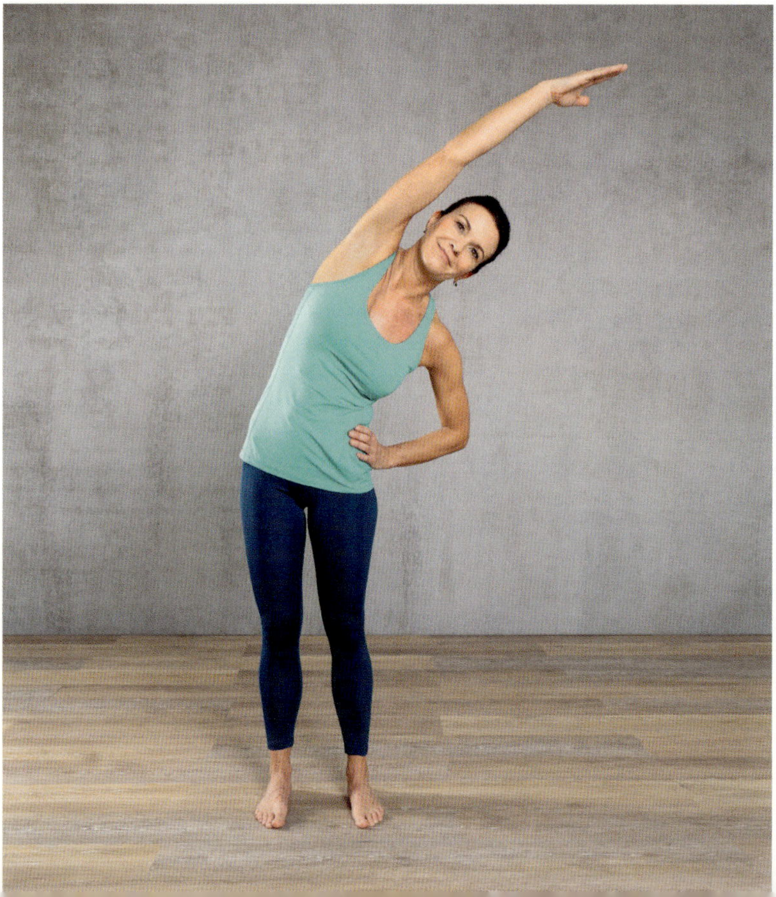

Seitliche Rumpfmuskulatur

DEHNEN DER RUMPFMUSKULATUR

Das beidseitige Dehnen hilft dabei, Verkürzungen der **seitlichen Rumpfmuskulatur** zu beheben.

Sätze	Dehnung je Satz	Pause zwischen den Sätzen
3	**30 Sekunden**	**15 Sekunden**

Ausführung

Sie stellen sich gerade hin und schauen nach vorn. Dann strecken Sie einen Arm maximal nach oben und ziehen jetzt mit diesem Arm schräg zur anderen Seite. Mit jeder Ausatmung federn Sie leicht in diese Position hinein, sodass Sie ein angenehmes Dehnungsgefühl der seitlichen Rumpfwand spüren.

Rumpfbeuger

DEHNEN DER RUMPFMUSKULATUR

Sätze
3

Dehnung je Satz
30 Sekunden

Pause zwischen den Sätzen
15 Sekunden

Ausführung

Um die vordere Rumpfmuskulatur zu dehnen, bietet sich die bekannte Übung „Kobra“ an. Sie legen sich zunächst bäuchlings auf eine Sportmatte und setzen Ihre Hände neben den Schultern auf. Dann drücken Sie sich mit den Händen und Armen nach oben, sodass der Oberkörper von der Matte abhebt und das Becken und die Beine auf der Matte bleiben. Sie schauen schräg nach oben, um die Halswirbelsäule zu schonen, und lassen sich mit jeder Ausatmung weiter in die Dehnposition fallen.

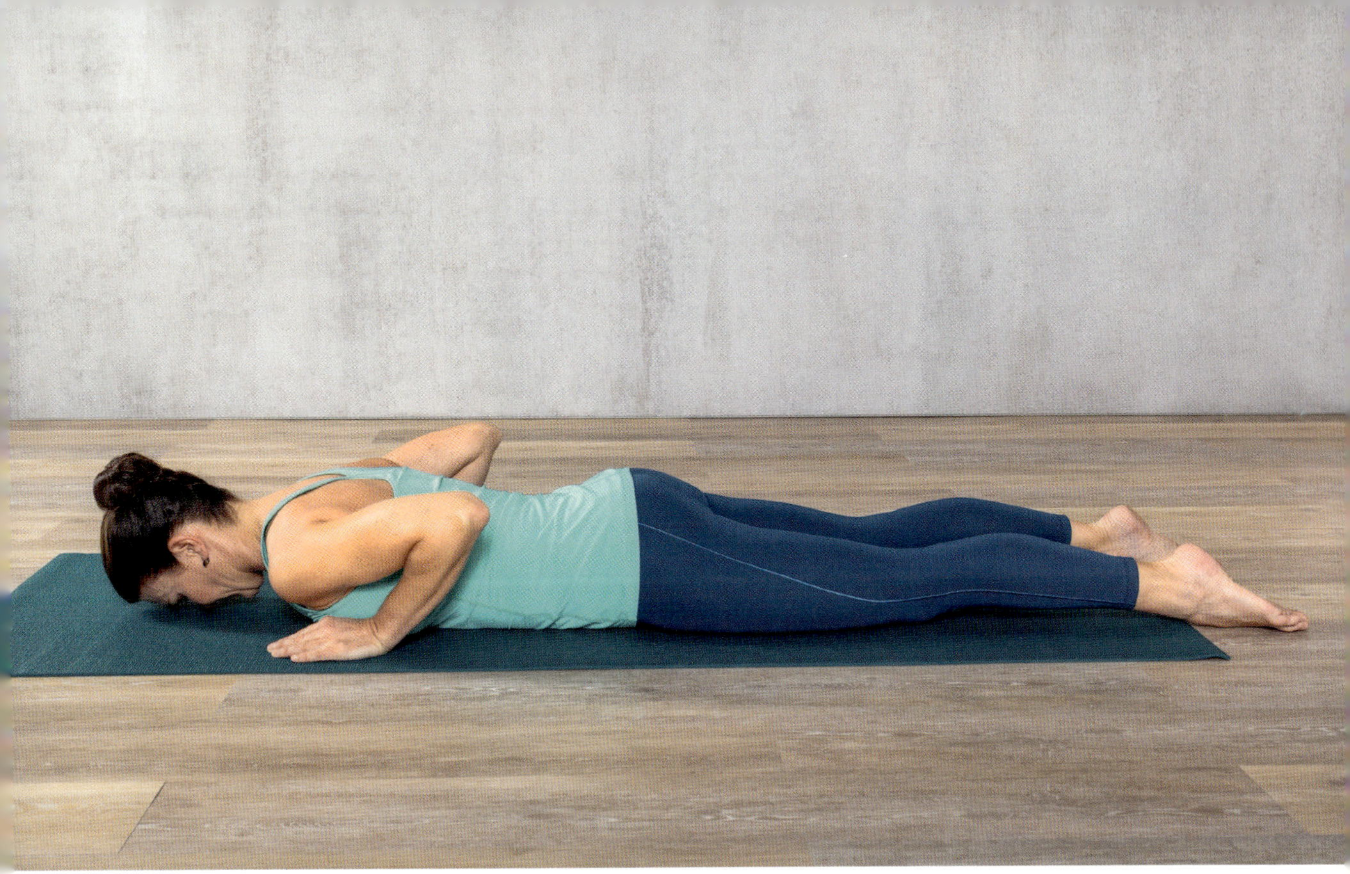

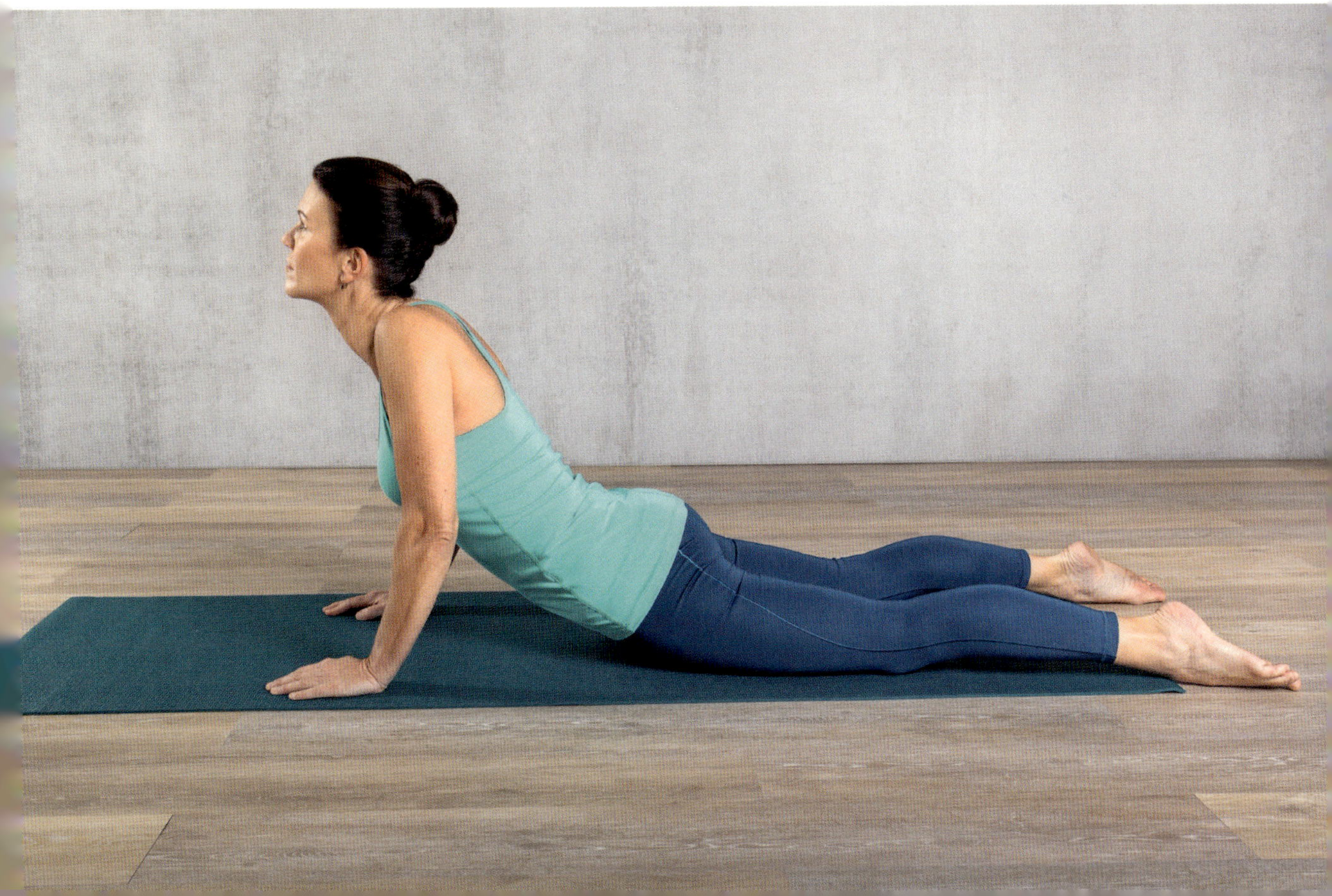

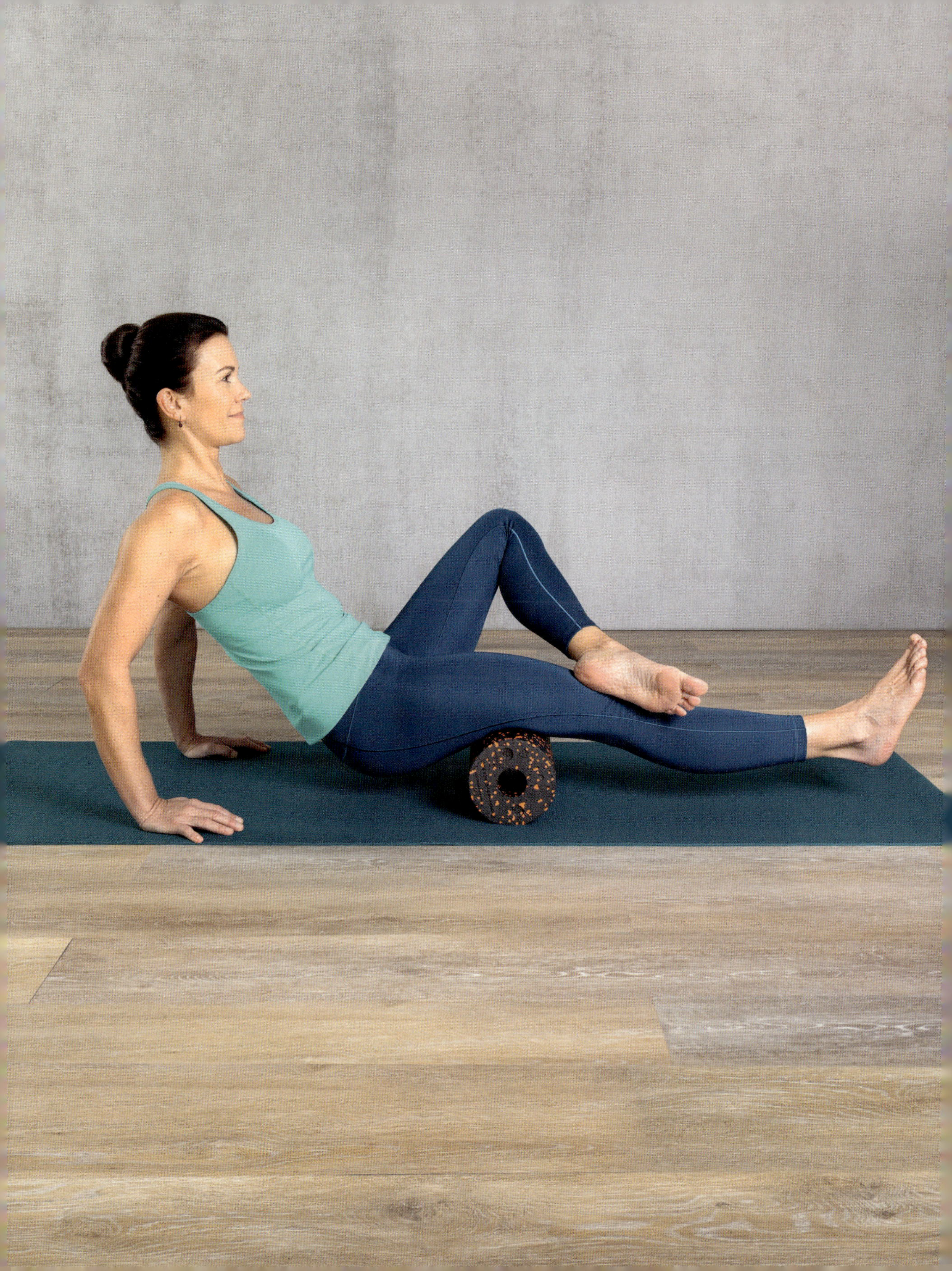

Hinterer Oberschenkel

FASZIENTRAINING

Sätze	Wiederholungen je Satz	Position
1	**15**	**Seitenwechsel**

Ausführung

Sie setzen sich auf eine Sportmatte und platzieren die Faszienrolle mittig unter dem zu trainierenden Oberschenkel. Dabei stützen Sie sich mit den Händen seitlich hinten am Boden ab. Der gegenseitige Fuß wird locker auf dem Oberschenkel der Übungsseite abgelegt. Nun wird der gesamte Oberschenkel gleichmäßig mit leichtem Druck über die Rolle langsam vor und zurück gerollt.

Vorderer Oberschenkel

FASZIENTRAINING

Sätze	Wiederholungen je Satz	Position
1	**15**	**Seitenwechsel**

Ausführung

Sie legen sich auf eine Sportmatte und platzieren die Faszienrolle mittig unter dem vorderen zu trainierenden Oberschenkel. Dabei nehmen Sie eine Position wie beim Unterarmliegestütz ein, sodass Unterarme und Zehenspitzen den Boden berühren und Sie bei der Übung stabilisieren. Nun wird der gesamte Oberschenkel gleichmäßig mit leichtem Druck über die Rolle langsam vor und zurück gerollt.

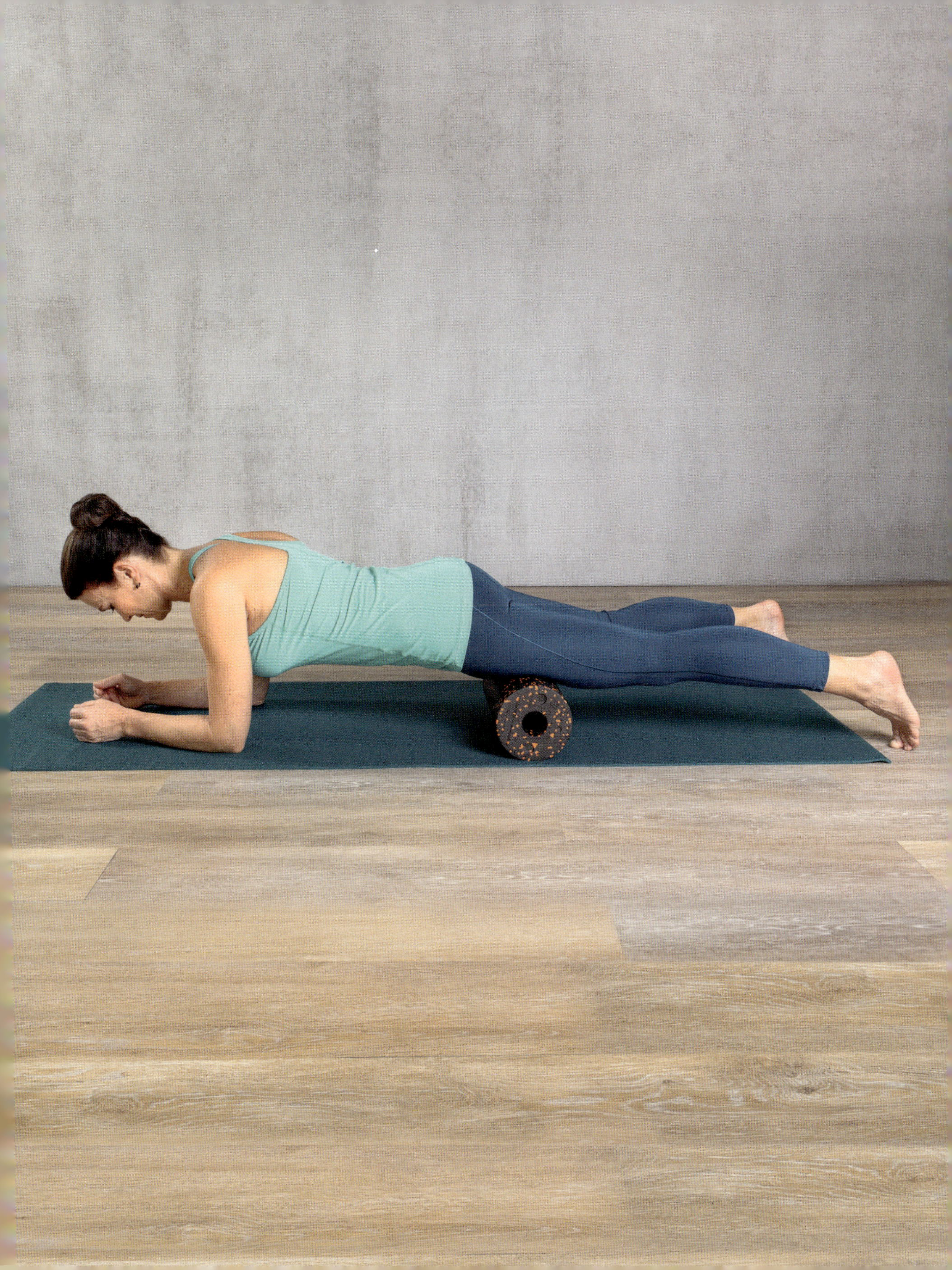

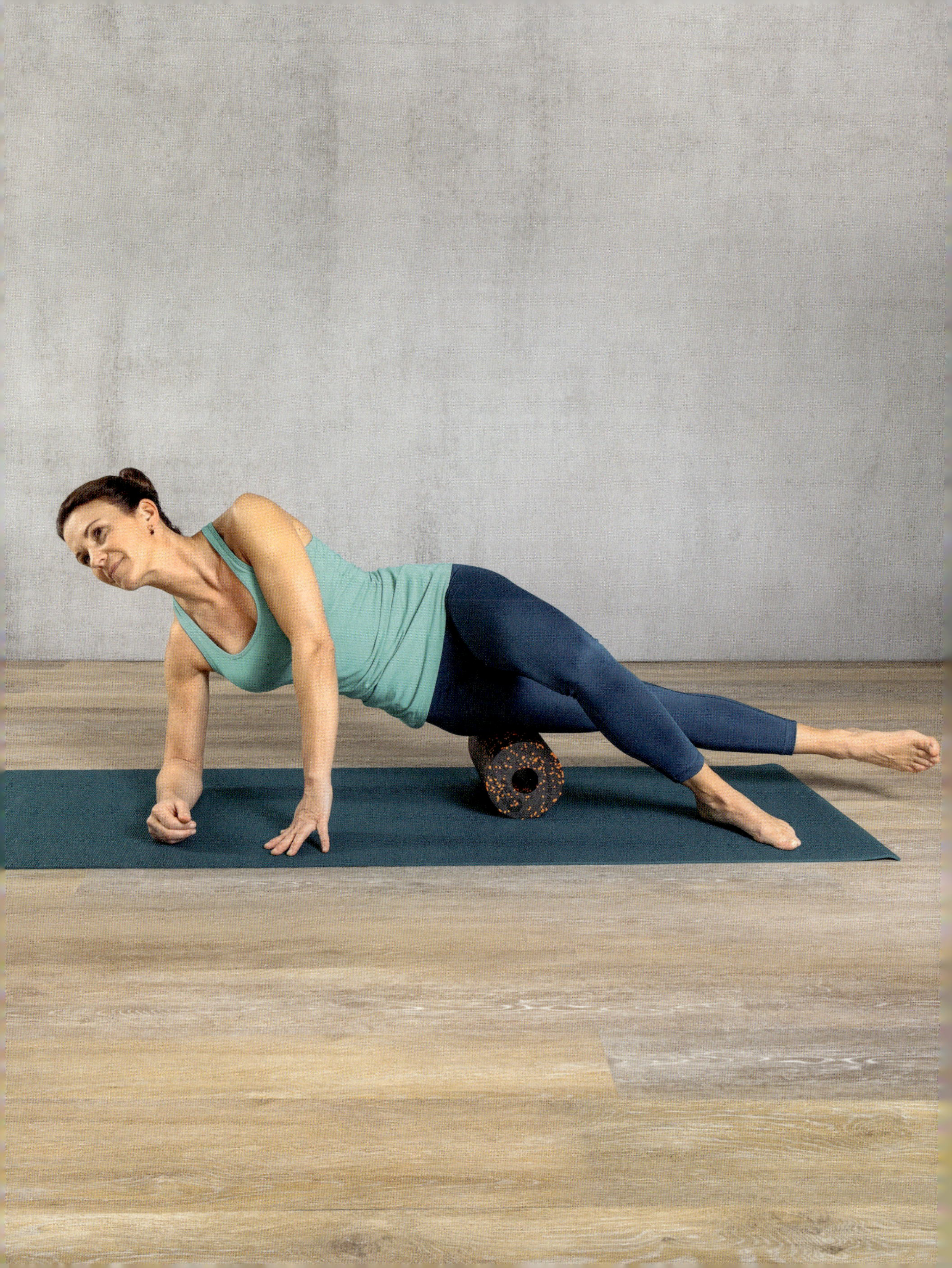

Seitlicher Oberschenkel

FASZIENTRAINING

Bei krankhaften Kniegelenken und beim Runner's Knee ist oft der *Tractus iliotibialis,* die seitliche Bindegewebsplatte am Oberschenkel, verklebt, verkürzt und schmerzhaft. Das lässt sich mit dieser Übung gut therapieren.

Sätze	Wiederholungen je Satz	Position
1	**15**	**Seitenwechsel**

Ausführung

Sie legen sich seitlich auf eine Sportmatte und stützen sich mit dem unten liegenden Unterarm ab. Nun legen Sie die Faszienrolle mittig unter den seitlichen Oberschenkel und stützen sich mit dem anderen Arm vorn ab. Dabei wird der gesamte Oberschenkel gleichmäßig von der Hüfte bis zum Knie mit leichtem Druck über die Rolle langsam vor und zurück gerollt.

Gesäß

FASZIENTRAINING

Sätze	Wiederholungen je Satz
1	**15**

Ausführung

Sie setzen sich auf eine Sportmatte und platzieren die Faszienrolle unter dem großen Gesäßmuskel *(Musculus gluteus maximus).* Mit den Armen stützen Sie sich hinten seitlich ab und die Füße stellen Sie bei rechtwinklig gebeugten Knien auf der Matte auf. Dann rollen Sie die Gesäßmuskulatur gleichmäßig über die gesamte Länge mit leichtem Druck über die Rolle langsam vor und zurück.

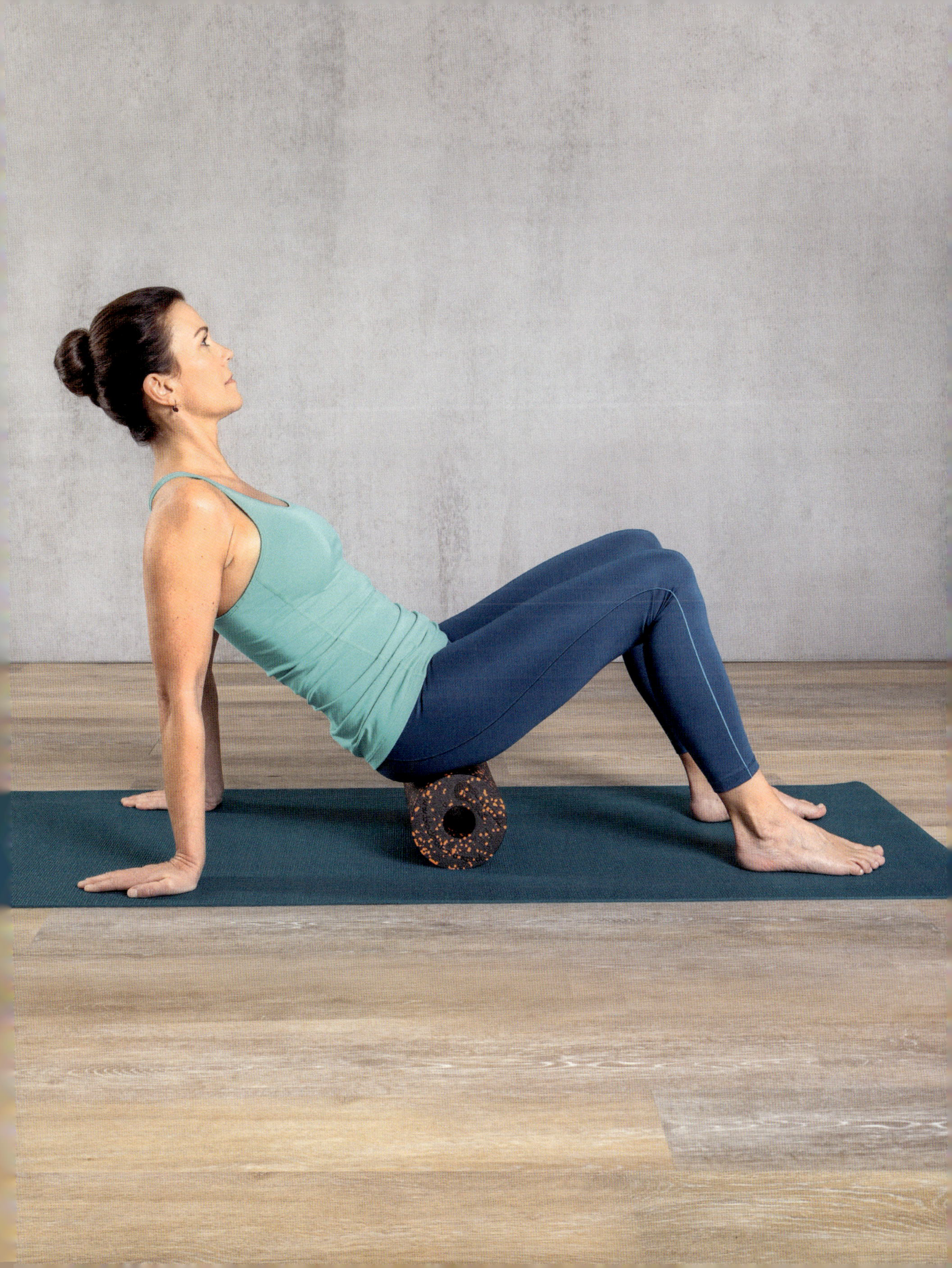

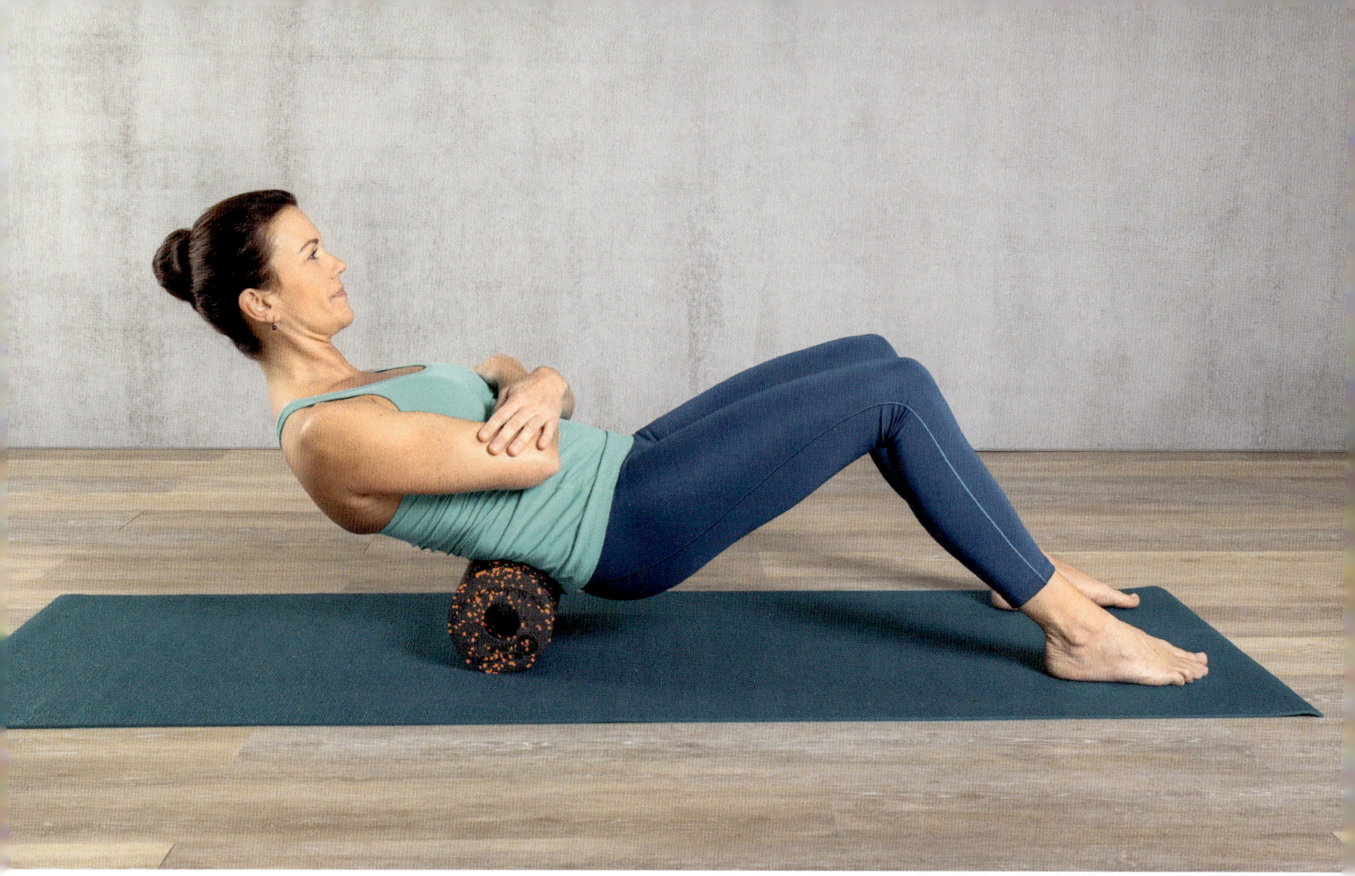

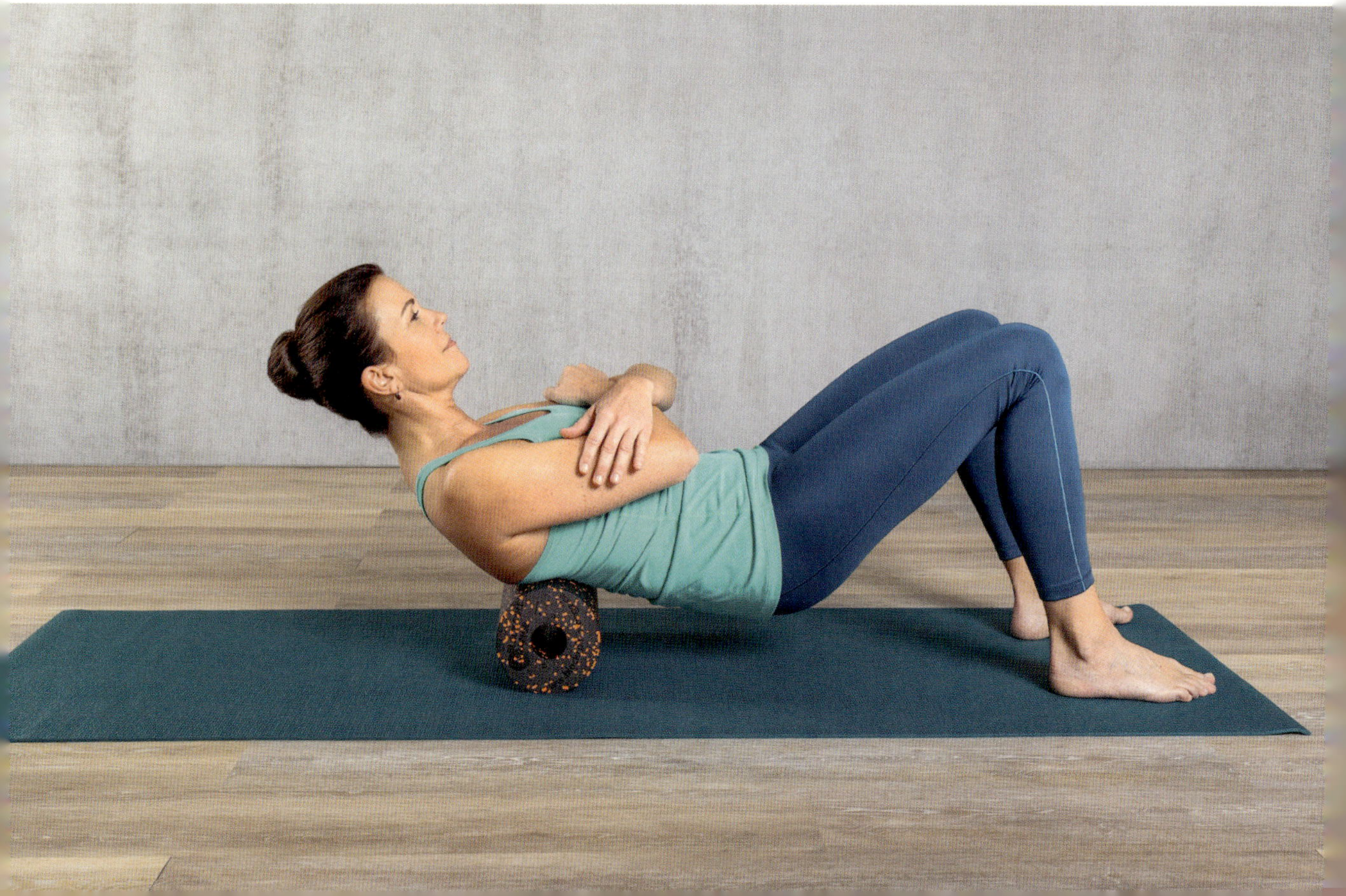

Unterer Rücken

FASZIENTRAINING

Sätze
1

Wiederholungen je Satz
15

Ausführung

Sie legen sich auf eine Sportmatte und legen die Faszienrolle unter Ihre Lendenwirbelsäule. Die Füße stellen Sie bei rechtwinklig gebeugten Knien auf der Matte auf und den Oberkörper stabilisieren Sie, indem Sie das Kinn zur Brust ziehen. Jetzt rollen Sie die Lendenwirbelsäule vom Gesäß bis zu den Rippen gleichmäßig über die gesamte Länge mit leichtem Druck über die Rolle langsam vor und zurück.

Wade

FASZIENTRAINING

Sätze	Wiederholungen je Satz	Position
1	**15**	**Seitenwechsel**

Ausführung

Sie setzen sich auf eine Sportmatte und platzieren die Faszienrolle mittig unter der zu trainierenden Wade. Dabei stützen Sie sich mit beiden Händen seitlich hinten am Boden ab und heben das Gesäß an. Der gegenseitige Fuß wird locker auf den Unterschenkel der Übungsseite gelegt. Nun wird der gesamte Unterschenkel gleichmäßig mit leichtem Druck über die Rolle langsam vor und zurück gerollt.

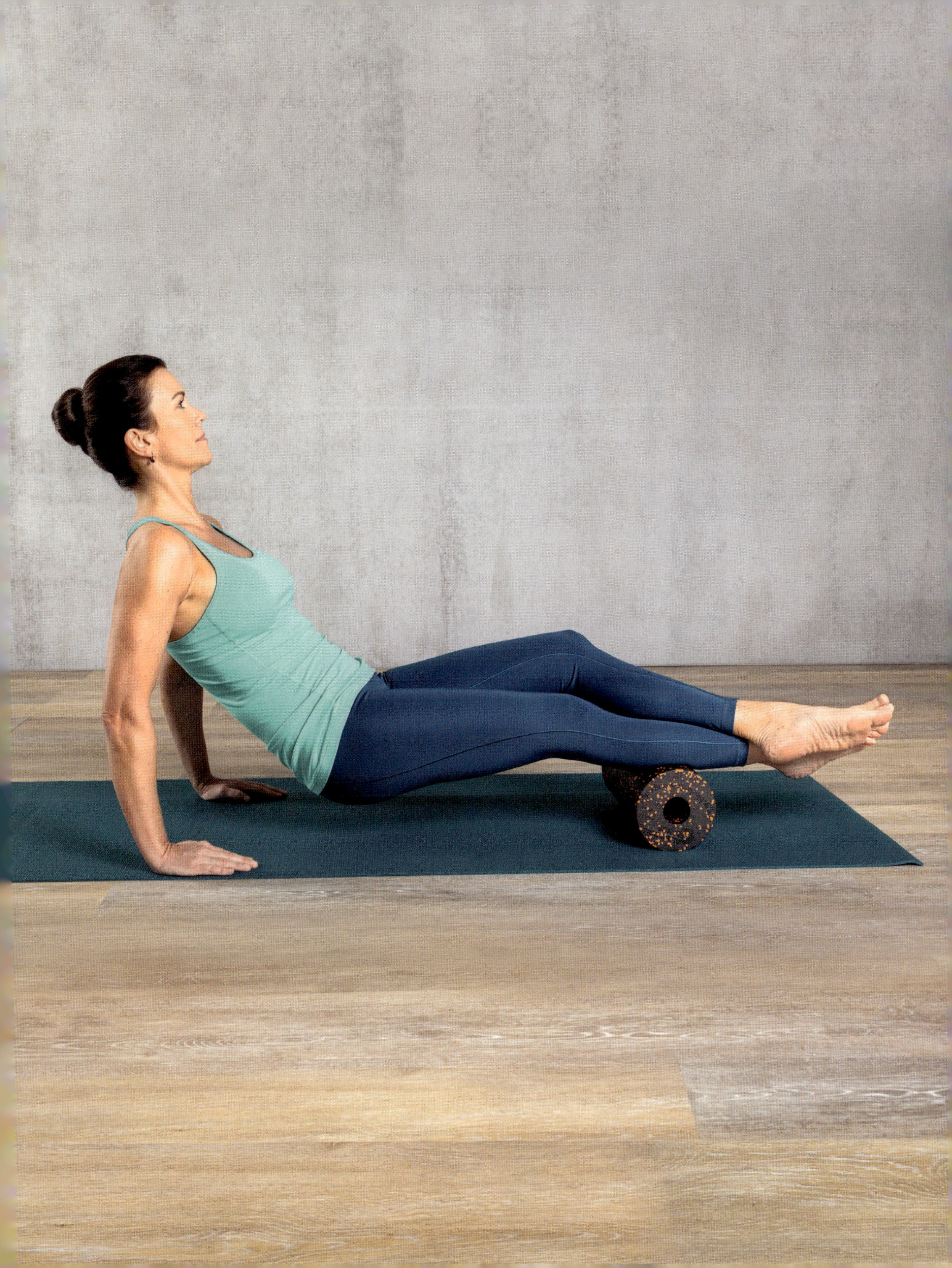

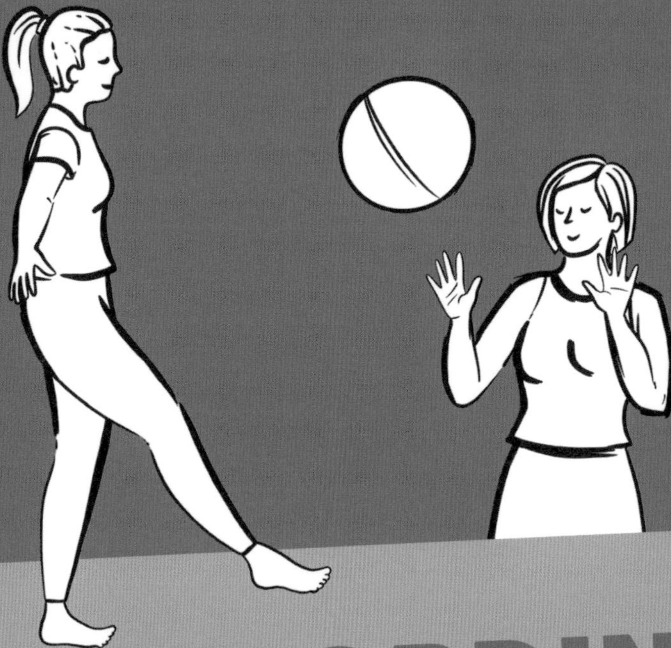

KOORDINATION

Koordination ist die Fähigkeit, schwierige Bewegungsabläufe zu erlernen und schnell situativ zu reagieren. Sie entsteht durch das Zusammenspiel aller Sinnesorgane und bezieht die Reaktions-, Gleichgewichts-, Rhythmisierungs- und Orientierungsfähigkeit mit ein. Bei einem Koordinationstraining müssen auch Faktoren wie Beobachtung, Konzentration sowie optische und akustische Wahrnehmung angesprochen werden. Hat man sich in seiner Kindheit und Jugend viel bewegt und Sport getrieben, ist der Bewegungsschatz, auf den man im Alter zurückgreifen kann, größer. Aber es ist nie zu spät, etwas für die Koordination zu tun.

Eine gute Koordination ist die beste Sturzprophylaxe im Alter und verhindert Schulter-, Handgelenk- und Schenkelhalsbrüche. Für eine Schulung der Koordination hilft es, gelegentlich über den eigenen Schatten zu springen, etwas verrückt und wieder wie ein Kind zu sein. Gehen Sie dafür einfach auf einen Spielplatz, balancieren, klettern, rutschen, werfen und springen Sie! Vielleicht haben Sie Lust auf Kästchenhüpfen oder Seilspringen mit den Kindern oder Enkeln? Fühlen, sehen, hören, verstehen und erfahren Sie Ihren Körper! Sie werden sehen, wie gut sich das anfühlt. Und nichts schult die Koordination besser, als wieder mal Kind zu sein.

Für das Koordinationstraining sind keine festen Zeitvorgaben nötig. Sie sollten es zur Entspannung einfach in das andere Training einfügen. Die folgenden Übungen sind Anregungen und Inspirationen – suchen Sie sich etwas Passendes aus.

Koordinationstraining:

- Vielseitiges Training
- Berücksichtigung aller Sinnesorgane
- Ballspiele, Seilspringen, Kästchenhüpfen, Trampolinspringen, Klettern, Balancieren

Ball

Ballspiele, in welcher Form auch immer, fördern spielerisch die Koordination. Reaktion, Sehen, Fühlen, Orientieren und Balance werden geschult. Im Gegensatz zu vielen Aktivitäten, die man aus gesundheitlichen Gründen durchführt, macht Ballspielen auch noch Spaß!

Ausführung

Schnappen Sie sich einen Ball und einen Partner und werfen Sie sich den Ball zu. Dabei ändern Sie den Abstand zueinander und werfen abwechselnd mit einer oder mit beiden Händen. Sie werden sehen, dass das mit jedem Wurf besser gelingt – und beim nächsten Stolpern fangen Sie sich gleich geschickter ab.

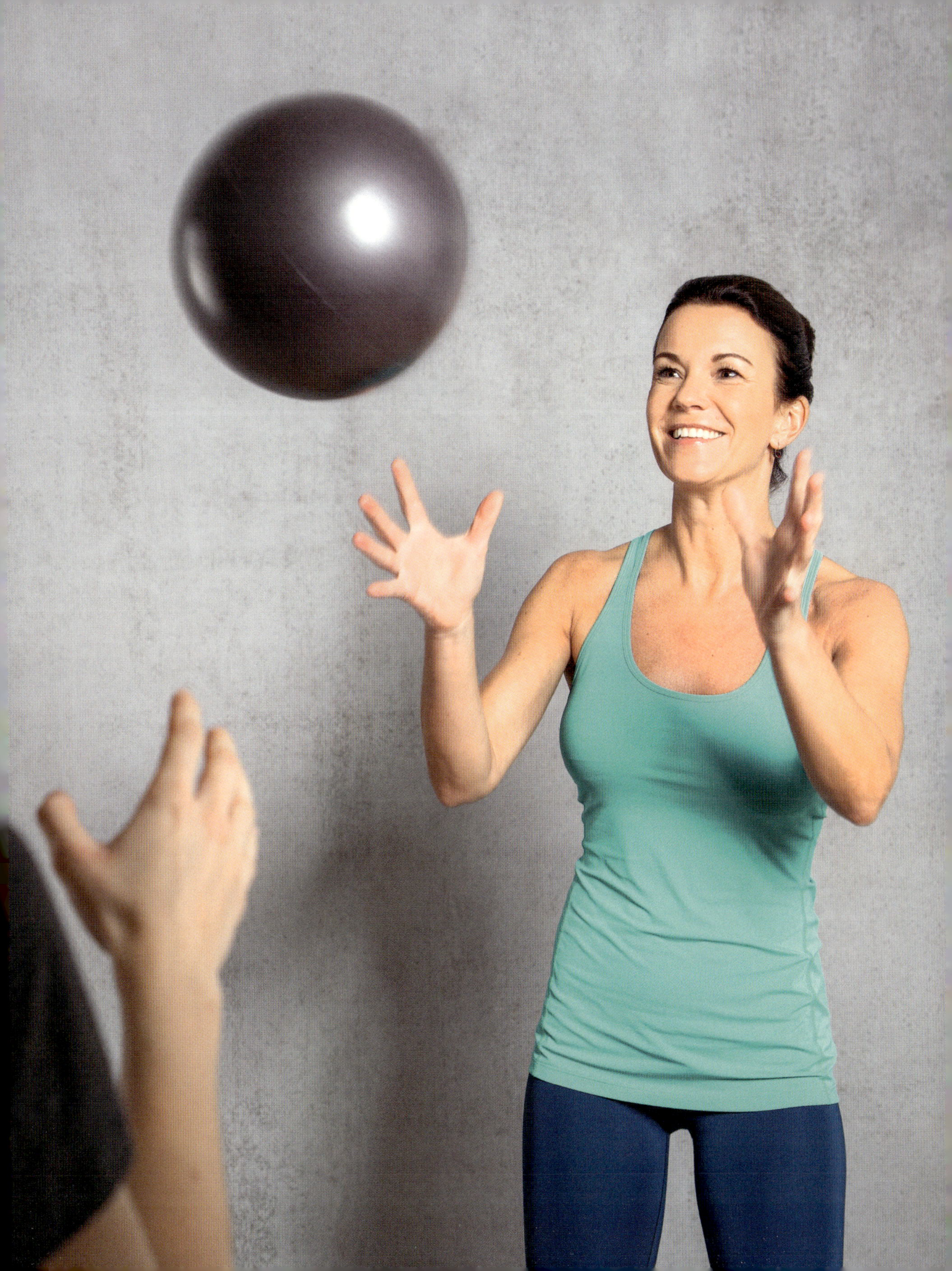

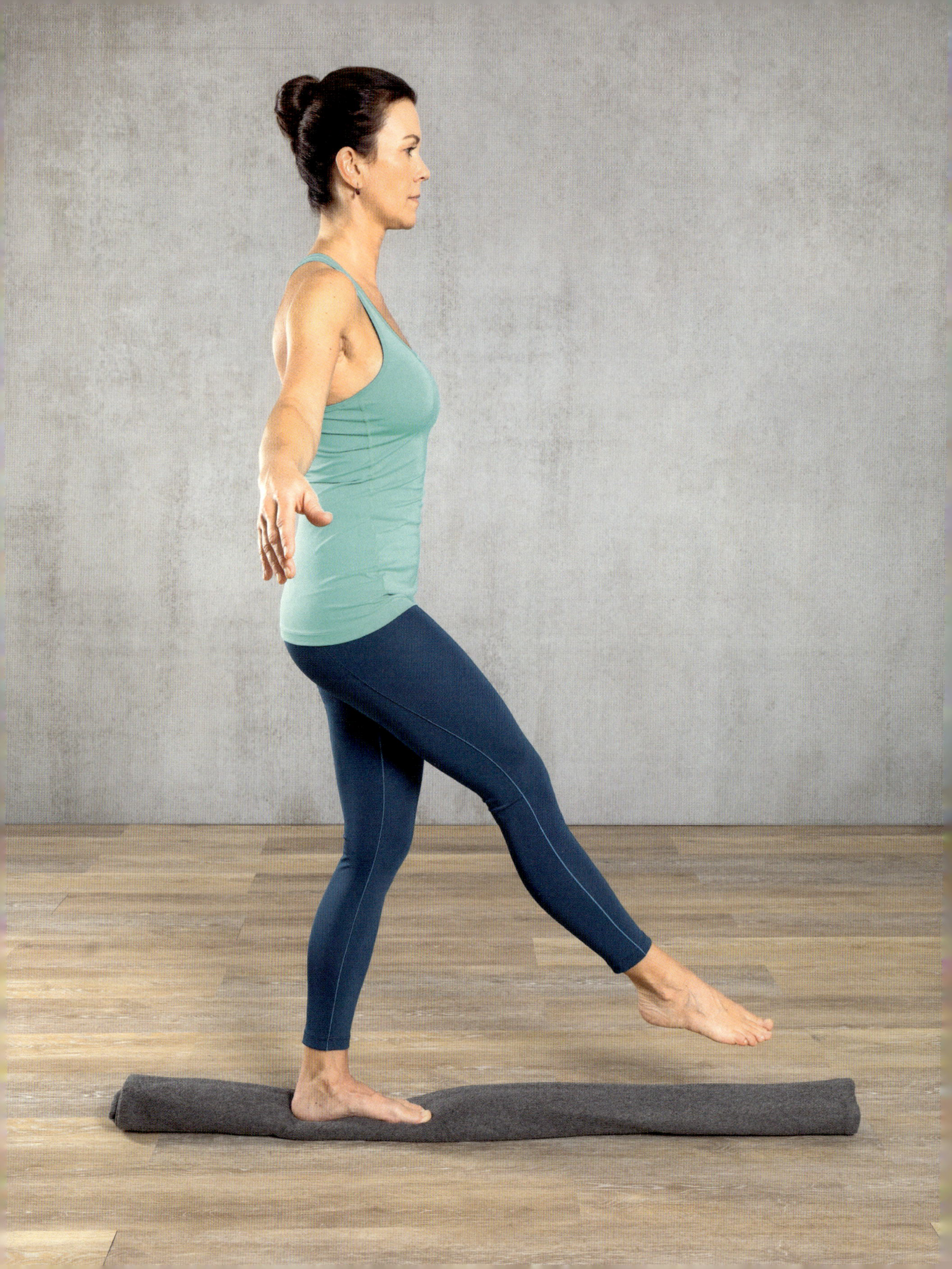

Balancieren

Das Balancieren – am besten auf einer kleinen Mauer oder auf einem Baumstamm, hilfsweise auch auf einem Strich oder Handtuch – ist eine ideale Übung für die Koordination. Auf einem Fitnessparcours an der Seine in Paris muss man eine Linie durch ein Labyrinth abgehen und testen, welche Spur zum Ziel führt. Das macht richtig Spaß!

Ausführung

Sie stellen sich auf eine Linie und strecken die Arme für eine bessere Balance seitlich aus. Dann setzen Sie einen Fuß vor den anderen und versuchen, die Linie nicht zu verlassen. Wenn Sie etwas geübter sind, können Sie das gern auch mal mit geschlossenen Augen ausprobieren.

Zahlen malen

Sie stehen auf einem Bein und malen mit dem anderen eine Acht in die Luft. Sie werden sehen, dass das gar nicht so einfach ist. Eine gute Einsteigerübung für eine verbesserte Koordination!

Ausführung

Sie stehen fest auf einem Bein, dem Standbein, und bewegen das andere Bein, das Spielbein, in Form einer Acht über den Boden. Anfangs schauen Sie dabei noch auf den Boden, mit etwas Übung geht der Blick geradeaus. Dabei stehen Sie in entspannter, aber aufrechter Haltung.

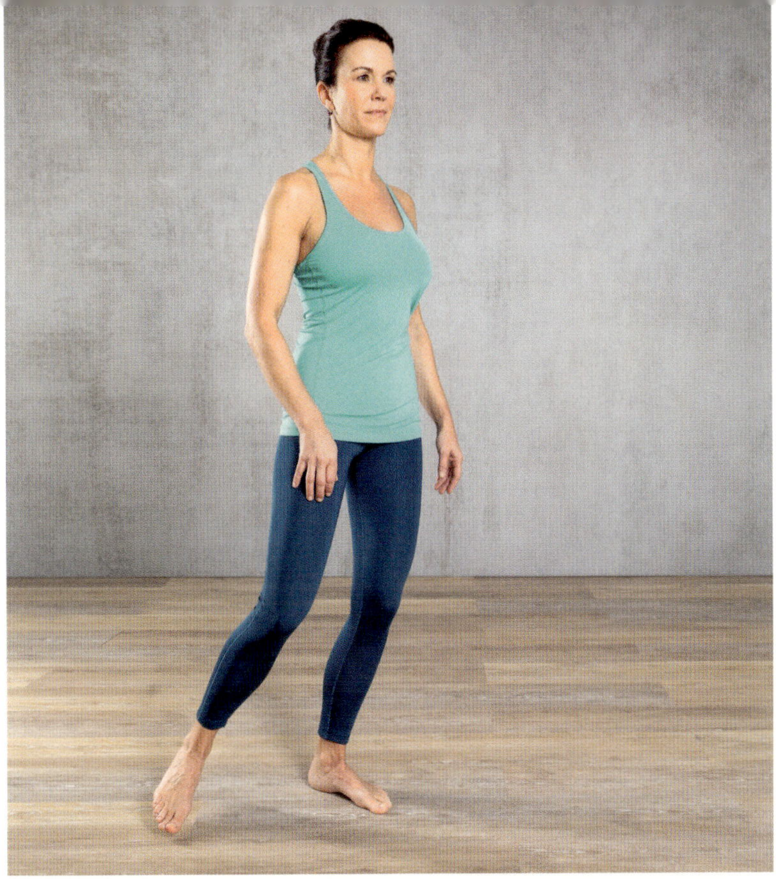

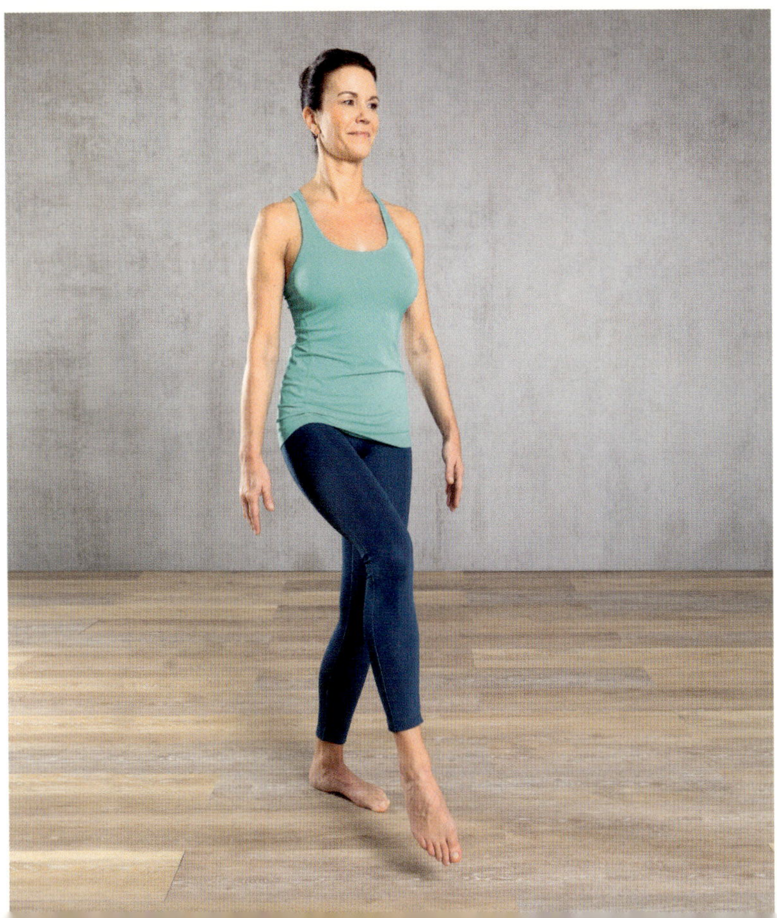

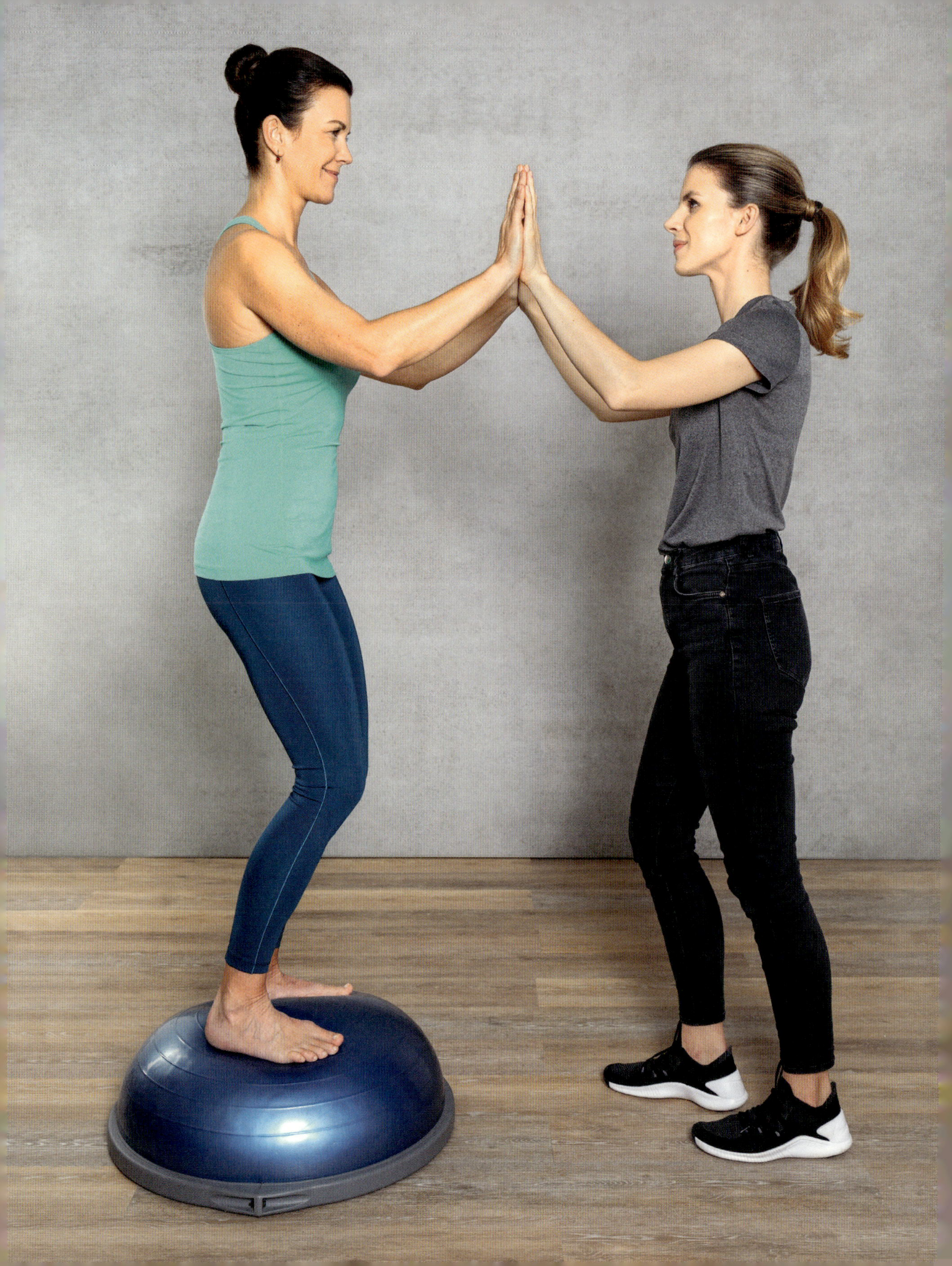

Propriozeption

Für Fortgeschrittene empfiehlt es sich, einen instabilen Untergrund wie eine dicke Schaumstoffmatte oder ein Handtuch zu benutzen. Diese Übung empfehle ich auch nach Bänderverletzungen am Sprung- oder Kniegelenk als **propriozeptives Training.** Die eigene Wahrnehmung der Gelenkstellung wird verbessert und ein künftiges Umknicken somit verhindert.

Ausführung

Am besten geht diese Übung zu zweit. Der Übende stellt sich auf einen instabilen Untergrund (Schaumstoffmatte, Handtuch). Der Übungspartner stellt sich davor, sodass sich beide an den Handflächen berühren können. Jetzt variiert der Partner den Druck an den Handflächen, sodass sich der Übende koordinativ darauf einstellen und sich ausrichten muss, um nicht die Balance zu verlieren.

PRÄHABILITATION

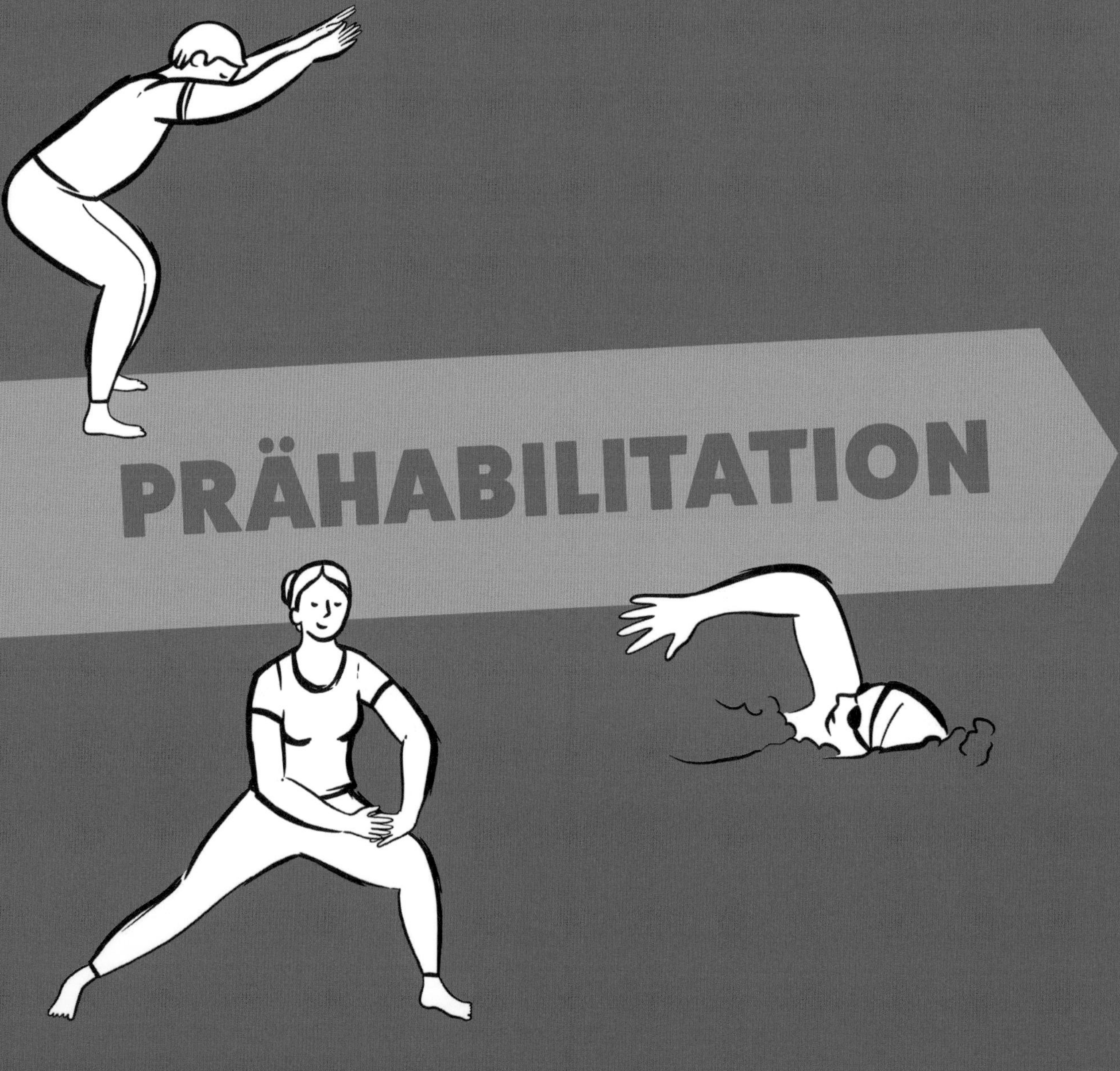

Prähabilitation: Better in, better out

Der innovative Begriff „Prähabilitation“ beschreibt die Vorbereitung und Betreuung eines Patienten vor einer größeren Operation, analog zum Begriff der Rehabilitation, der die Betreuung nach einer Operation bezeichnet.

In der Prähabilitation des Kniegelenks wird versucht, Muskelkraft, Beweglichkeit und Funktion des Gelenks sowie die allgemeine körperliche Verfassung vor einem Eingriff zu verbessern, um den postoperativen Verlauf zu optimieren.

Dieses Konzept wird pointiert als „Better in, better out“ bezeichnet. Studien konnten zeigen, dass ein präoperatives Training vor der Implantation eines künstlichen Kniegelenks zu einer verbesserten Gelenkfunktion und -kraft[6] sowie einem verringerten postoperativen Rehabilitationsbedarf[7] führt. Zudem betont das Prähabilitationskonzept die Wichtigkeit eines spezifischen Knietrainings, wie es hier beschrieben wird.

Die spezielle Trainingslehre für das Knie, die ich in diesem Buch vorstelle, entspricht mit ihren Aspekten „Kraft“, „Ausdauer“, „Beweglichkeit“ und „Koordination“ genau dem Konzept der Prähabilitation.

Besonders angesichts des zunehmenden Fachkräftemangels im Bereich der Physiotherapie und des Kostendrucks im Gesundheitssystem müssen Patienten sich immer mehr um Selbsthilfe bemühen.[8] Mit diesem Buch liefere ich Ihnen dafür fundierte Informationen und konkrete Anleitungen. Und „Better in, better out“ muss sich ja nicht nur auf eine Operation beziehen, sondern gilt genauso generell für das Training des Kniegelenks und für unsere allgemeine Gesundheit.

ABSPANN

Literaturverzeichnis

Bestandsaufnahme (ab Seite 8)

1 Knieprothesen – starker Anstieg und große regionale Unterschiede. Bertelsmann-Stiftung (2018)

Kapitel 1 (ab Seite 10)

1 Genial beweglich! Steckel, Droemer (2018)

2 Anatomie des Menschen. Band I, Bewegungsapparat. Rauber, Kopsch. Thieme (2003)

3 American College of Rheumatology (www.rheumatology.org)

4 Deutsche Arthrose-Hilfe e. V. (www.arthrose.de)

5 NDR-Mediathek (www.ndr.de/ratgeber/gesundheit/Elektronisches-Ohr-erkennt-Arthrose-im-Knie,arthrose296.html)

6 Trends in adult body-mass index in 200 countries from 1975 to 2014: a pooled analysis of 1698 population-based measurement studies with 19.2 million participants. NCD RISK Factor Colloboration. The Lancet (2017)

7 Health effects of overweight and obesity in 195 countries over 25 years. GBD Obesity Collaborators. N Engl J Med (2017)

8 Sex differences in osteoarthritis of the knee. Boyan, J Am Acad Orthop Surg (2012)

Kapitel 2 (ab Seite 36)

1 Am I the right surgeon, in the right hospital, with the right equipment and staff to do the operation? KSSTA (2019)

2 Get It Right First Time. GIRFT-Report (2012)

3 EndoCert-Initiative der Deutschen Gesellschaft für Orthopädie und Orthopädische Chirurgie (www.endocert.de)

4 Orthopädenkongress: Wenn die Prothese nicht mehr hält. Lenzen-Schulte, Dtsch Arztebl (2017)

5 Improvements in Sexual Activity After Total Knee Arthroplasty. Kazarian, J Arthroplasty (2017)

6 Life after Knee Replacement, Miles, CreateSpace Independent Publishing Platform (2016)

7 The double-bundle technique for anterior cruciate ligament reconstruction: a systematic review, Steckel, Sand J Med Sci Sports (2006)

8 Management of Knee Osteoarthritis in the Younger, Active Patient. Parker, Springer (2016)

9 Knieprothesen – starker Anstieg und große regionale Unterschiede. Bertelsmann-Stiftung (2018)

Kapitel 3 (ab Seite 48)

1 EndoCert-Initiative der Deutschen Gesellschaft für Orthopädie und Orthopädische Chirurgie (www.endocert.de)

2 Genial beweglich! Steckel, Droemer (2018)

3 Die schmerzhafte Knieprothese. Wörner, Orthopäde (2014)

4 Do you have an infection problem? Patel, Bone Joint J. (2015)

5 Periprothetische Infektionen beim Gelenkersatz. Otto-Lambertz, Dtsch Arztebl (2017)

6 The double-bundle technique for anterior cruciate ligament reconstruction: a systematic review. Steckel, Sand J Med Sci Sports (2006)

7 Arthroseentwicklung nach vorderer Kreuzbandruptur. Klinisch-radiologische Ergebnisse. Abermann, Arthroskopie (2015)

8 Operative versus konservative Therapie der vorderen Kreuzbandruptur. Krause, Dtsch Arztebl, (2018)

9 Fast jede vierte Meniskusnaht versagt innerhalb von fünf Jahren. CME, Springer (2013)

10 Save the meniscus again! Pujol, KSSTA (2019)

11 Knie-Totalendoprothesen: ein anspruchsvoller Gelenkersatz. Fath, Dtsch Arztebl (2018)

Kapitel 4 (ab Seite 62)

1 Stiftung Deutsche Depressionshilfe (www.deutsche-depressionhilfe.de)

2 BPtK-Studie zur Arbeitsunfähigkeit 2015 Psychische Erkrankungen und Krankengeldmanagement, PPtK (2015)

3 Therapie des Burnout-Syndroms. Korczak, DIMDI (2012)
4 Knieprothesen – starker Anstieg und große regionale Unterschiede. Bertelsmann-Stiftung (2018)

Kapitel 5 (ab Seite 70)

1 Patient satisfaction after total knee arthroplasty: a comparison between subjective and objective outcome assessments. Bullen, J Arthroplasty (2001)
2 The forgotten Joint Score (FJS) (www.forgotten-joint-score.info)
3 The operation of the century: total hip replacement. Learmonth, Lancet (2007)
4 Total knee replacement: the joint of the decade. A successful operation, for which there's a large unmet need. Moran, BMJ (2000)

Kapitel 6 (ab Seite 76)

1 Physical exercise and weight loss for hip and knee osteoarthritis in very old patients:a systematic review of the literature. Quintrec, Open Rheumatol J (2014)
2 Treatment of osteoarthritis of the knee: evidence-based guideline (AAOS), J Am Awad Orthop Surg (2013)
3 OARSI guidelines for the non-surgical management of knee osteoarthritis. McAlindon, Osteoarthritis Cartilage (2014)
4 S2k-Leitlinie Gonarthrose der Deutschen Gesellschaft für Orthopädie und Orthopädische Chirurgie (DGOOC) (www.awmf.org/uploads/tx_szleitlinien/033-004l_S2k_Gonarthrose_2018-01_1.pdf)
5 Chondroitin for osteoarthritis. Singh, Cochrane Database Syst Rev (2015)
6 Chondroprotection and the prevention of osteoarthritis of the knee: a systematic review of treatment agents. Gallagher, Am J Sports Med (2015)
7 Supplementary methods in the nonsurgical treatment of osteoarthritis. Percope de Andrade, Arthroscopy (2015)
8 NICE, National Institute for Health and Care Excellence, in Osteoarthritis: Care and Management in Adults. (2014)
9 American College of Rheumatology (ACR) 2012 recommendations for the use of nonpharmacologic and pharmacologic therapies in osteoarthritis of the hand, hip, and knee. Hochberg, Arthritis Care & Research (2012)
10 Effect of glucosamine and chondroitin sulfate in symptomatic knee osteoarthritis: A systematic review and meta-analysis of randomised placebo-controlled trials. Simental-Mendla, Rheum Int (2018)
11 Kurkuma – eine Pflanze für alle Fälle? (www.verbraucherzentrale.de)
12 Efficiacy of turmeric extracts and curcumin für alleviating the symptomsof joint arthritis: a systematic review and meta-analysis of randomized clinical trails. Jotnal of medicinal food (20016)
13 Muskelverletzungen im Sport, Müller-Wohlfahrt, Thieme (2014)
14 Designing an acupuncture study: II. The nationwide randomized, controlled German acupuncture trials on low-back pain and gonarthrosis. Molsberger, J Altern Complement Med (2006)
15 Updated systematic review and meta-analysis of acupuncture for chronic knee pain. Zhang, Acupunct Med (2017)
16 Acupuncture and other physical treatments for the relief of pain due to osteoarthritis of the knee: network meta analysis. Corbett, Osteoarthritis Cartilage (2013)
17 Deutscher Verband der Ergotherapeuten (www.dve.info)
18 Effectiveness of non-steroidal anti-inflammatory drugs for the treatment of pain in knee and hip

osteoarthritis: a network meta-analysis. Da Costa, Lancet (2017)
19 Efficacy and safety of paracetamol for spinal pain and osteoarthritis: a systematic review and meta-analysis of randomised placebo controlled trials. Macchado, BMJ (2015)
20 Konservative Therapie der symptomatischen Gonarthrose in Zeiten der Unterfinanzierung, Rompe. Orthopädische und unfallchirurgische Praxis (2019)
21 Konservative Therapie der Gonarthrose. Diehl, Orthopäde (2013)
22 Management of osteoarthritis of the knee. Bennell, BMJ (2012)
23 Is local viscosupplementation injection clinically superior to other therapies in the treatment of osteoarthritis of the knee:a systematic review of overlapping meta-analyses. Campbell, Arthroscopy (2015)
24 Viscosupplementation for the treatment of osteoarthritis of the knee. Bellamy, Cochrane Database Syst Rev (2015)
25 Viscosupplemetation for the treatment of osteoarthritis of the knee. Evaniew, CORR (2014)
26 Efficacy of platelet rich plasma injections in osteoarthritis of the knee: a systematic review and meta-analysis. Laudy, Br J Sports Med (2015)
27 Does intraarticular platelet-rich plasma injections provide clinically superior outcomes compared with other therapies in the treatment of knee osteoarthritis? A systematic review of overlapping meta-analyses. Campbell, Arthroscopy (2015)
28 Platelet-Rich Plasma for the Management of Hip and Knee Osteoarthritis. Bennell, Curr Rheumatol Rep (2017)
29 Current concepts: the role of mesenchymal stem cells in the management of knee osteoarthritis. Wolfstadt, Sports Health (2015)
30 Injective mesenchymal stem cell-based treatments for knee osteoarthritis: from mechanism of action to current clinical evidence. Lola, KSSTA (2019)
31 Arthroscopic debridement of the knee for osteoarthritis in patients fifty years of age or older: utilisation and outcomes in the Province of Ontario. Wai, JBJS-B (2002)
32 Trends in knee arthroscopy and subsequent arthroplasty in an Australian population: a retrospective cohort study. Harris, BMC Musculoskelet Disord (2013)
33 A randomized trial of arthroscopic surgery for osteoarthritis of the knee. Kirkley, N Engl J Med (2008)
34 Arthroscopic debridement for knee osteoarthritis. Laupattarakasem, Cochrane Database Syst Rev (2008)
35 Material properties and structure fiunction relationships in the menisci. Fithian, CORR (1990)
36 Microvasculature of the human meniscus. Arnoczyk, Am J Sports Med (2000)
37 The contact area and pressure distribution pattern of the knee. A study of normal and osteoarthritic knee joints. Fukubayashi, Acta Orthop Scand (1980)
38 The causes and mechanism of meniscal injuries in the sporting and non sporting environment in an unselected population. Drosos, Knee (2004)
39 Meniscal repair. Cooper, Clin Sports Med (1991)
40 Late results after meniscectomy. Tapper, JBJS-A (1969)
41 Principles and decision making in meniscal surgery. Newman, Arthroscopy (1993)
42 Indication and limitations of meniscus replacement. Stärke, Orthopäde (2017)
43 The role of meniscal tissue in joint protection

in early osteoarthritis. Verdonk, Knee Surg Sports Traumatol Arthrosc (2016)
44 All inside meniscal repair: a systematic review. Lozano, CORR (2006)
45 Anterior cruciate ligament rupture: differences between males and females. Sutton, J Am Acad Orthop Surg (2013)
46 Microfracture: surgical technique und rehabilitation to treat chondral defects. Steadman, CORR (2001)
47 Clinical efficacy of the micro fracture techniques for articular cartilage repair in the knee: an evidence-based systematic analysis. Mithoefer, Am J Sports Med (2009)
48 The use of osteochondral allografts in the management of cartilage defects. Demange, Curr Rev Musculuskelett Med (2012)
49 Treatment of deep cartilage defects in the knee with autologous chondrocyte transplantation. Brittberg, N Engl J Med (1994)
50 ACI and MACI. Kon, J Knee Surg (2012)
51 Failures, re-operations and complications after autologous chondrocyte implantation: a systematic review. Harris, Osteoarthritis Cartilage (2011)
52 Aktuelle Übersicht knorpelregenerativer Verfahren. Schenker, Orthopäde (2017)
53 Surgical versus conservative interventions for treating anterior cruciate ligament injuries. Monk, Cochrane Database Syst Rev. (2016)
54 Der präventive Effekt der Kreuzband-Plastik im Hinblick auf sekundäre Meniskus- und Knorpelschäden. Petersen, Sports Orthop Traumatol (2018)
55 Return to sport-specific performance after primary anterior cruciate ligament reconstruction: a systematic review. Mohtadi, Am J Sports Med (2017)
56 Anterior cruciate ligament injury and radiologic progression of knee osteoarthritis: a systematic review and meta-analysis. Ajuied, Am J Sports Med (2014)
57 Operative versus conservative treatment of anterior cruciate ligament rupture – a systematic review of functional improvement in adults. Krause, Dtsch Arztebl Int (2018)
58 Anatomy of the anterior cruciate ligament double bundle structure: a macroscopic evaluation. Steckel, Scand J Med Sci Sports (2007)
59 Does Double-Bundle Anterior Cruciate Ligament Reconstruction Improve Postoperative Knee Stability Compared With Single-Bundle Techniques? A Systematic Review of Overlapping Meta-Analysis. Mascarenhas, Arthroscopy (2015)
60 Operative treatment of anterior cruciate ligament ruptures with autologous hamstring tendons in children and adolescents. Drenck, Unfallchirurg (2016)
61 Anterior Cruciate Ligament Tears in Children and Adolescents: A Meta-Analysis of Nonoperative Versus Operative Treatment. Ramski, Am J Sports Med 2014
62 Patellar instability. Koh, Orthop Clin North Am (2015)
63 Epidemiology and natural history of acute patellar dislocation. Fithian, Am J Sports Med (2004)
64 Dysplasia of the femoral trochlea. Dejour, Rev Chir Orthop Reparatrice Appar Mot (1990)
65 Adolescent patellar instability: current concepts review. Clark, Bone Joint J (2017)
66 Medial Patellar Instability: A Systematic Review of the Literature of Outcomes After Surgical Treatment. Moatshe, Arthroscopy (2017)
67 Patellofemoral Instability in Active Adolescents. Ries, J Knee Surg (2015)
68 High tibia valgus osteotomy for medial gonarthrosis: a 10 to 21 year study. Aglietti, J Knee Surg (2003)

69 Progression of joint arthritis 10 to 15 years after high tibia osteotomy. Maxima, CORR (2000)
70 The outcome at ten years of lateral closing-wedge high tibial osteotomy: determinants survival and functional outcome. Howells, Bone Joint J (2014)
71 Long-term outcome after high tibial osteotomy. Gstöttner, Arch Orthop Trauma Surg (2008)
72 Fifteen to twenty-eight years follow-up results of high tibial valgus osteotomy for osteoarthritic knee. Koshino, Knee (2004)
73 Survivorship of the high tibial valgus osteotomy. A 10 to 22 year followup study. Nautik, CORR (1999)
74 The results of corrective osteotomy for valgus arthritic knees. Haviv, KSSTA (2013)
75 Osteotomies: the surgical treatment of the valgus knee. Pudu, Sports Med Arthrosc (2007)
76 Distal femoral varus osteotomy for lateral compartment osteoarthritis of the knee. Wang, Orthopedics (1998)
77 Unicompartmental knee arthroplasty in patients aged less than 65: combined data from the Australian and Swedish Knee Registries. W-Dahl, Acta Orthop (2010)
78 Survival and functional outcome after revision of a unicompartmental to a total knee replacement: the New Zealand National Joint Registry. Pearse, JBJS-B (2010)
79 Does body mass index affect the outcome of unicompartmental knee replacement? Murray, Knee (2012)
80 Unicompartmental knee arthroplasty in patients sixty years of age or younger. Pennington, JBJS-A (2003)
81 Causes of revision following Oxford phase 3 unicompartmental knee arthroplasty. Kim, KSSTA (2013)
82 Long-term clinical results of the medial Oxford unicompartmental knee arthroplasty. Price, CORR (2005)
83 Lateral unicompartmental replacement: a road less traveled. Scott, Orthopedics (2005)
84 Patellofemoral artrhroplasty in the treatment of patellofemoral arthritis: rationale and outcomes in younger patients. Leadbetter, Orthop Clan North Am (2008)
85 Return to sports and recreational activity after unicompartmental knee arthroplasty. Naal, Am J Sports Med (2007)
86 Initial experience of the journey-deuce bicompartmental knee prosthesis: a review of 36 cases. Palumbo, J Arthroplasty (2011)
87 Early adverse results with bicompartmental knee arthroplasty: a prospective cohort comparison to total knee arthroplasty. Morrison, J Artrhroplasty (2011)
88 Revision of unicompartmental knee arthroplasty versus primary total knee arthroplasty. Craik, J. Arthroplasty (2015)
89 Knieprothesen – starker Anstieg und große regionale Unterschiede. Bertelsmann-Stiftung (2018)
90 Why are total knee arthroplasty failing today? Sharkey, CORR (2002)
91 Why are total knee arthroplasty failing today – has anything changed after 10 years? Sharkey, J Arthroplasty (2014)
92 The epidemiology of revision total knee arthroplasty in the US. Bozic, CORR (2010)
93 Cemented, cementless or hybrid fixation options in total knee arthroplasty for osteoarthritis and other non-traumatic diseases. Nakama, Cochrane Database Syst Rev. (2010)
94 Is patellar resurfacing superior than non surfacing in TKA? A meta-analysis of randomised trials. He, Knee (2010)

95 Ten-Year Outcome Comparison of the Anatomical Graduated Component and Vanguard Total Knee Arthroplasty Systems. Faris, J Arthroplasty (2015)
96 Ten-year survival and clinical results of constrained components in primary total knee arthroplasty. Lachiewicz, J Arthroplasty. (2006)
97 Twenty-year survival analysis in total knee arthroplasty by a single surgeon. Bae, J Arthroplasty (2012)
98 Durability of a cruciate-retaining TKA with modular tibial trays at 20 years. Callaghan, Clin Orthop Relat Res (2013)
99 Long-term follow-up of anatomic graduated component total knee arthroplasty: a 15- to 20-year survival analysis. Huizinga, J Arthroplasty (2012)
100 Long-Term Clinical Results of Unicompartmental Knee Arthroplasty in Patients Younger than 60 Years of Age: Minimum 10-Year Follow-up. Kim, Knee Surg Relat Res (2018)
101 Long-term survival is similar between closed-wedge high tibial osteotomy and unicompartmental knee arthroplasty in patients with similar demographics. Song, Knee Surg Sports Traumatol Arthrosc (2019)
102 Patient outcomes after knee replacement. Nam, CORR (1998)
103 Patient insatisfaction following total knee replacement. A growing concern? Heck, Bone Joint J (2014)
104 Kneeling ability after total knee arthroplasty: perception and reality. Schai, CORR (1999)
105 No difference in mechanical alignment and femoral component placement between patient-specific instrumentation and conventional instrumentation in TKA. Fu, Knee Surg Sports Traumatol Arthrosc (2015)
106 No evidence of superiority in reducing outliers of component alignment for patient-specific instrumentation for total knee arthroplasty: a systematic review. Zhang, Orthop Surg (2015)
107 An Approach to Developing Customized Total Knee Replacement Implants. Li, J Healthc Eng (2017)
108 Improved radiographic outcomes with patient-specific total knee arthroplasty. Ive, J Arthroplasty (2014)
109 Surgical and functional outcomes in patients undergoing total knee replacement with patient-specific implants compared with "off-the-shelf" implants. Schwarzkopf, Orthop J Sports Med. (2015)
110 Comparison of adverse events rates and hospital cost between customized individually made implants and standard off-the-shelf implants for total knee arthroplasty. Culler, Arthroplast Today (2017)
111 DKG statement on the use of metal alloy discs for patch testing in suspected intolerance to metal implants. Thomas, J Dtsch Dermatol Ges. (2015)
112 Kontaktallergieraten gegen Metalle und Knochenzementbestandteile bei Patienten mit Endoprothesenunverträglichkeit. R. Eben, Deutsche Medizinische Wochenschrift (2010)
113 Metal implant allergy update. Thomas, Hautarzt (2016)
114 Metal implant sensitivity: clinical and histological presentation. Hartmann, Hautarzt (2016)
115 Nickel allergy: Surgeons Beware. Axe, Del Med J. (2015)
116 Revision total knee arthroplasty due to bone cement and metal hypersensitivity. Stathopoulos, Arch Orthop Trauma Surg. (2017)
117 Painful total knee arthroplasty. A treatment algorithm. Wörner, Orthopäde (2014)

118 Incidence and reasons for nonrevision reoperation after total knee arthroplasty. Zmistowski, Clin Orthop Relat Res (2011)
119 Wenn die Prothese nicht mehr hält. Lenzen-Schulte, Dtsch Arzteblatt (2017)
120 Outcome Assessment in Total Knee Arthroplasty: A Systematic Review and Critical Appraisal. Lange, J Arthroplasty (2017)
121 UniSpacer arthroplasty of the knee. Sisto, J Bone Joint Surg Am (2005)
122 The Unispacer knee implant: early clinical results. Bailie, J Bone Joint Surg Br (2008)
123 Use of the KineSpring system in the treatment of medial knee osteoarthritis: preliminary results. Madonna, Joints (2016)
124 The KineSpring(®) Knee Implant System: an implantable joint-unloading prosthesis for treatment of medial knee osteoarthritis. Clifford, Med Devices (Auckl) (2013)
125 Radiofrequency Procedures to Relieve Chronic Knee Pain: An Evidence-Based Narrative Review. Bhatia, Reg Anesth Pain Med (2016)
126 Comparative Effectiveness Review of Cooled Versus Pulsed Radiofrequency Ablation for the Treatment of Knee Osteoarthritis: A Systematic Review. Gupta, Pain Physician (2017)
127 Genial beweglich! Steckel, Droemer (2018)
128 Entwicklung der Resistenzsituation in Deutschland: Wo stehen wir wirklich? Gastmeier; Medizinische Klinik, Intensivmedizin und Notfallmedizin (2017)
129 New WHO recommendations on intraoperative and postoperative measures for surgical site infection prevention: an evidence-based global perspective. WHO Guidelines Development Group. Lancet Infectious Diseases (2016)

Kapitel 7 (ab Seite 150)

1 The evolving role of obesity in knee osteoarthritis. Sowers, Curr Opin Rheumatol (2010)
2 Accumulation of metabolic risk factors such as overweight, hypertension, dyslipidaemia, and impaired glucose tolerance raises the risk occurrence and progression of knee osteoarthritis: a 3-year follow-up of the ROAD study. Yoshimura, Osteoarthritis Cartilage (2012)
3 Genial beweglich! Steckel, Droemer (2018)
4 Die Bulletproof-Diät. Dave Asprey, Riva (2018)
5 Deutsche Gesellschaft für Ernährung (www.dge.de)

Übungen (ab Seite 160)

1 Effect of 7-minute workout on weight and body composition. Mattar, J Sports Med Phys Fitness (2017)
2 Deutsche Gesellschaft für Ernährung (DGE) (www.dge.de)
3 Faszien-Fitness. Schleip, Riva (2018)
4 Stretching to prevent or reduce muscle soreness after exercise. Herbert, Cochrane Database Syst Rev (2011)
5 Fitness-Gesundheitstraining: Die besten Übungen und Programme für das ganze Leben. Buskies, Rowohlt (2009)
6 The effect of prehabilitation exercise on strength and functioning after total knee arthroplasty. Topp, PM R (2009)
7 The effectiveness of prehabilitation or preoperative exercise for surgical patients: a systematic review. Cabilan, JBI Database System Rev Implement Rep (2015)
8 Über MeineReha® – Das Gesamtsystem für alltagsintegrierte Rehabilitation, Prävention und Nachsorge (www.meinereha.de)